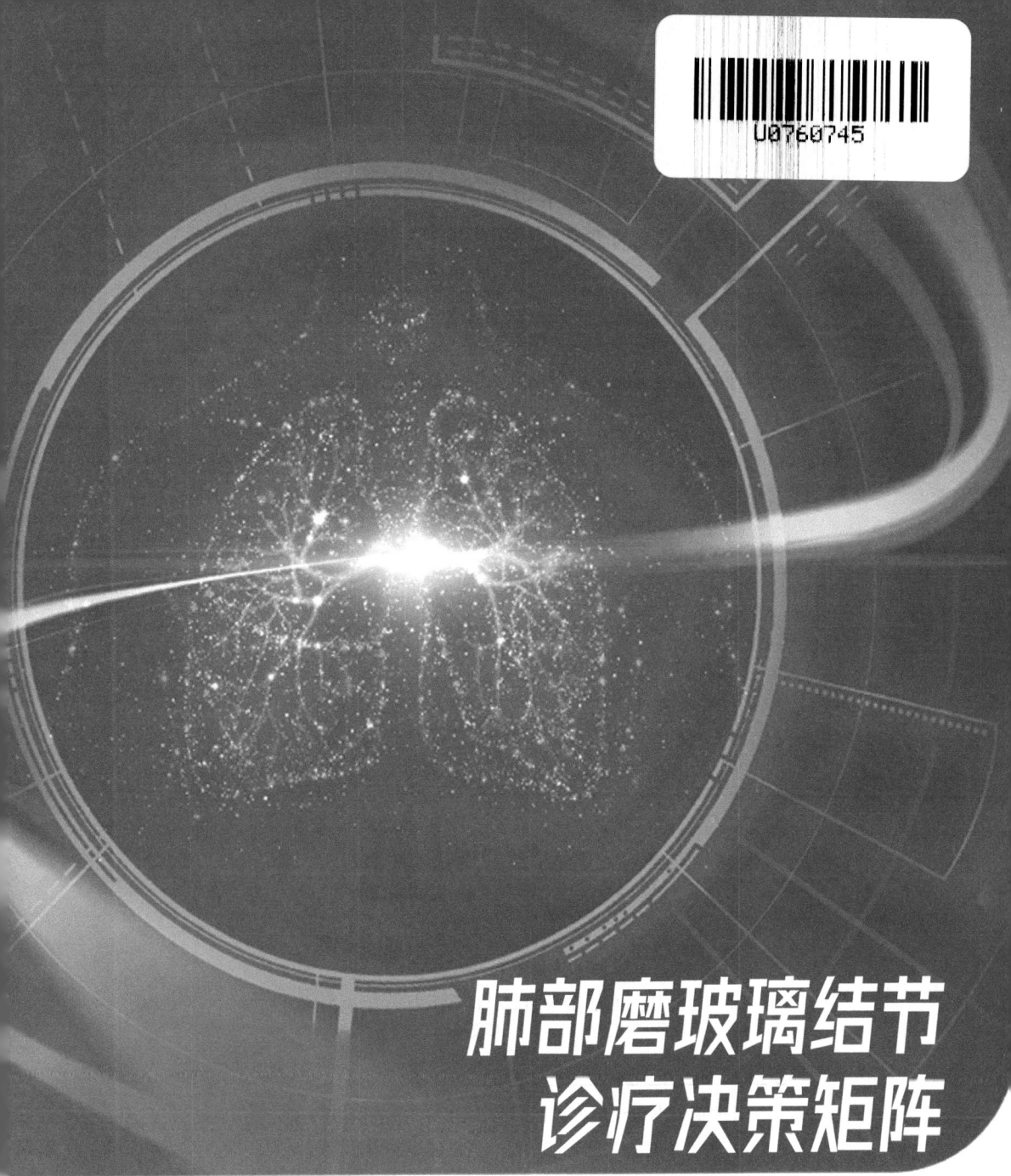

肺部磨玻璃结节诊疗决策矩阵

从影像特征到精准干预的临床路径

主审 陈 昶 王 晨
编著 赵晓刚 赵德平

上海科学普及出版社

图书在版编目(CIP)数据

肺部磨玻璃结节诊疗决策矩阵：从影像特征到精准干预的临床路径 / 赵晓刚，赵德平编著. -- 上海：上海科学普及出版社，2025.5. -- ISBN 978-7-5427-9019-4（2025.11重印）

Ⅰ．R563

中国国家版本馆 CIP 数据核字第 2025S97K30 号

责任编辑　陈星星　黄　鑫
封面设计　张　超
绘　　画　张　超

肺部磨玻璃结节诊疗决策矩阵：
从影像特征到精准干预的临床路径

陈　昶　王　晨　主审
赵晓刚　赵德平　编著

上海科学普及出版社出版发行
（上海中山北路 832 号　邮政编码 200070）
http://www.shpspress.com

各地新华书店经销　上海新华印刷有限公司印刷
开本 720×1000　1/16　印张 20.5　字数 345 000
2025 年 6 月第 1 版　2025 年 11 月第 2 次印刷

ISBN 978-7-5427-9019-4
定价：58.00 元
本书如有缺页、错装或坏损等严重质量问题
请向印刷厂联系调换
联系电话：021-56324200

编委会

主　　审　陈　昶　王　晨

编　　著　赵晓刚　赵德平

副 主 编　张国桢　朱余明　武春燕

编　　委（按拼音排序）

　　　　　　安　朝　蔡　杰　蔡剑桥
　　　　　　陈　健　陈炜洁　戴晨阳
　　　　　　顾　瞻　郭　亮　靳凯琪
　　　　　　李　昆　李　钊　王丽新
　　　　　　杨　咏　杨晓冬　杨玉伦
　　　　　　张坤鹏　郑　卉　郑慧禹

前　言

在精准医学时代,肺部磨玻璃结节(GGN)的诊疗已成为胸外科领域最具挑战性的课题之一。随着低剂量CT筛查的普及,越来越多的GGN被发现,这些"不速之客"给临床医生带来了前所未有的诊断困境和治疗抉择。

本书的创作源于一个深刻的临床现实:在GGN诊疗的十字路口,我们既需要严谨的循证医学指引,又需要灵活的临床思维导航。传统的线性诊疗模式已难以应对GGN的复杂性和多样性,我们需要一个全新的决策框架——这就是"诊疗决策矩阵"的由来。

本书有以下几个特色。

系统性文献回顾:①整合近5年重要文献,涵盖影像、病理、分子诊断等多个维度;②对比分析国际主流指南的异同与循证依据;③提炼关键循证证据,构建分级推荐体系。

创新性思维模式:①提出"四维决策矩阵",即影像特征、生物学行为、患者因素、技术条件;②建立"动态风险评估模型",实现个体化精准管理;③引入"决策树分析",优化临床路径选择。

临床实践指导:①提供详细的诊疗流程图和决策核查表;②分享典型病例的多学科讨论(MDT)实录;③总结常见临床困境的应对策略。

本书既是对现有知识的系统性总结,也是对未来发展的前瞻性思考。我们力求在科学与艺术之间找到平衡,在循证与经验之间架设桥梁,在标准化与个体化之间寻求共识。

特别值得一提的是,本书采用了独特的"双轨制"写作模式:一方面保持专业的学术深度,满足临床医生的学习需求;另一方面通过通俗的解读和形象的比喻,让AI背景下的读者也能理解复杂的医学概念。这种跨界融合的尝试,正是医学在人工智能时代发展的必然趋势。

谨以此书献给所有致力于GGN诊疗的同道们。愿这份"决策矩阵"能够成为你在临床实践中的得力助手,在精准医学的道路上,我们携手同行,共同探索,为患者带来更好的诊疗体验和健康福祉。

赵晓刚　赵德平
2025 年 2 月

目　录

第1章　阐明磨玻璃结节生长发展之惰性规律　　　　　　　　　　／001

第2章　探索磨玻璃结节必备神器之影像基础　　　　　　　　　　／008

　　第1节　在胸部影像诊断中医生应关注的要点与比较影像学　　／008

　　第2节　影像组学与人工智能的应用　　　　　　　　　　　　／015

　　第3节　肺癌的筛查　　　　　　　　　　　　　　　　　　　／018

第3章　揭秘磨玻璃结节生存世界之解剖构造　　　　　　　　　　／026

　　肺泡、肺血管、肺小叶的正常解剖结构　　　　　　　　　　　／026

第4章　判断磨玻璃结节样肺癌影像-病理之鉴别规律　　　　　　／034

　　第1节　微小肺癌的浸润前期病变　　　　　　　　　　　　　／034

　　第2节　微小肺癌的浸润期病变　　　　　　　　　　　　　　／042

　　第3节　酷似良性的磨玻璃结节微小肺癌　　　　　　　　　　／050

　　第4节　酷似恶性的肺小结节　　　　　　　　　　　　　　　／059

第5章　洞悉磨玻璃结节肺脏器官之呼吸大法　　　　　　　　　　／065

　　第1节　肺的生理功能　　　　　　　　　　　　　　　　　　／065

　　第2节　肺功能的常见检测方法及其指标解读　　　　　　　　／068

　　第3节　胸外科手术后肺功能改变　　　　　　　　　　　　　／076

　　第4节　肺康复　　　　　　　　　　　　　　　　　　　　　／078

第6章　随访观察磨玻璃结节变化之指南变迁　　　　　　　　　　／081

第7章　磨玻璃结节最佳的手术时机是转移成功之前　　　　　　　／092

第8章　肺部磨玻璃结节手术方法之楔、段、叶切　　　　　　　　／116

第9章　肺部磨玻璃结节精准切除必备之定位大法　　　　　　　　／132

第10章　亚肺叶切除核心秘密之受益最大化　　　　　　　　　　／146

第11章　肺部磨玻璃结节的盲切技术之精益求精　　　　　　　　／151

第12章　术中冰冻与术后常规病理之真实对照　　　　　　　　　／159

第1节　揭秘术中冰冻那些事　　　　　　　　　　　　／159
   第2节　术中冰冻结果的可靠性　　　　　　　　　　　／162
第13章　肺部磨玻璃密度影患者的快速术后康复　　　　　　　／167
第14章　肺癌非手术治疗方法之一——SBRT　　　　　　　　／176
第15章　肺癌非手术治疗方法之二——消融　　　　　　　　　／185
第16章　多发性肺结节的处理原则　　　　　　　　　　　　　／202
第17章　早筛肺癌、预测复发神器之液体活检　　　　　　　　／216
第18章　磨玻璃结节样腺癌复发、转移之际的必备策略　　　　／230

附录：上海市肺科医院 GGN 腺癌诊疗共识及其他指南

磨玻璃结节（GGN）早期肺腺癌的诊疗共识（第一版）
　　——同济大学附属上海市肺科医院　　　　　　　　／240
基于术中快速冰冻切片指导外周型直径≤2 cm 肺结节手术决策的胸外科专家
　　共识　　　　　　　　　　　　　　　　　　　　　／252
多发磨玻璃结节样肺癌多学科诊疗中国专家共识（2024 年版）／259
肺结节诊治中国专家共识（2024 年版）　　　　　　　　　　／273
The 2023 American Association for Thoracic Surgery（AATS）Expert
　　Consensus Document：Management of subsolid lung nodules　／291

参考文献　　　　　　　　　　　　　　　　　　　　　　　／318

第1章

阐明磨玻璃结节生长发展之惰性规律

随着低剂量螺旋 CT 和薄层 CT 作为常规体检手段普及以来,磨玻璃结节(ground-glass nodule,GGN)的检出率呈井喷式升高。不同于以往的实性结节(solid nodule,SN),GGN 的自然生长特点十分独特。首先,直径小于 1 cm 的纯磨玻璃结节(pure ground-glass nodule,pGGN)如果在随访过程中长期保持稳定,主要治疗策略为 CT 随访,通常不需要积极手术干预;其次,另一部分直径大于 1 cm 且含有实性成分的混合磨玻璃结节(mixed ground-glass nodule,mGGN)的病理恶性程度较高,且多为浸润性腺癌(invasive adenocarcinoma,IAC),往往需要进行积极的手术治疗。充分了解 GGN 的自然生长史,确认与结节进展高度相关的临床(既往肺癌史)、影像表现(大于 1 cm、实性成分)和基因突变的危险因素,能够为制订 GGN 的治疗策略提供有力依据,是临床诊疗中的重要一环。

一、磨玻璃结节的定义

费莱施纳(Fleischner)学会于 1996 年首次提出肺部磨玻璃结节这一概念。随着临床和基础研究的不断实践和迭代,GGN 的概念最终被确定为肺部薄层 CT 上薄雾状的高密度且不遮蔽其内部血管、支气管的小结节区域(小于 3 cm)。根据结节内部是否含有实性成分,GGN 可分为亚实性结节(sub-solid nodule,SSN)和 pGGN。GGN 仅仅是影像学表现,其组织病理学类型可表现为良性疾病,如纤维化病灶、炎症性病灶或出血灶等。若经过定期随访 GGN 消失,则大多是良性疾病;若 GGN 持续存在,则病理诊断多为 IAC、微浸润腺癌(minimally invasive adenocarcinoma,MIA)、原位腺癌(adenocarcinoma in situ,AIS)和不典型腺瘤样增生(atypical adenomatous hyperplasia,AAH)。随着胸部 CT 作为常规体检手段的普及,GGN 的人群检出率逐渐增高,部分筛查研究提示人群中的 GGN 检出率近 10%。相对于经典的实性结节,GGN 自然生长更缓慢。因此,其随访频率需要相应调整。通过归纳总结发现，不同 GGN 的生长史有显著差异，也反映出结节内部存在异质性差异。因此，识别出不同生长速度的 GGN，其随访策略和具体临床干预也需要针对性调整。

二、磨玻璃结节生长的评估标准

GGN 的动态直径测量是判断其是否进展最重要的评估标准。但受制于测量误差，判断 GGN 是否生长需要具体标准。已发表的研究发现，实性结节直径的人工测量误差为 1.73 mm，GGN 为 1.72 mm，而机器辅助半自动测量的错误最大，为 2.1 mm。因此基于以上结果，目前行业内判断 GGN 是否生长有两项标准：首先，GGN 的整体直径或其内部实性成分的直径增加超过 2 mm；其次，pGGN 中可以观察到新出现实性成分。

但在临床实践中，此评估方法的应用场景仍有一定的局限性，例如，部分 GGN 并不出现直径的增长，而仅表现为密度增加，即密度指标（平均 CT 值）出现增长。此时，直径未出现明显变化，按现有指南无需进行临床干预。所以有研究提出，增加结节质量的评估，可能能够更灵敏地反映 GGN 的生长。测量 GGN 的体积或质量需要手动或半自动在 CT 中勾勒出结节的边缘，因此不可避免存在测量误差。文献报道，对于大于 5 mm 的 GGN，体积测量的误差区间为 −17.3%～29.5%，质量测量的误差区间为 −17.7%～20.6%。所以，临床对于 GGN 的生长判断需时刻警惕假阳性出现的可能。有学者发表观点认为，建议将体积或质量增加 30% 作为切割值和标准，小于该标准可认为患者实施 CT 随访安全可靠。总之，纳入参考 GGN 的直径、质量、体积和密度，能够更加多维度、客观地评价 GGN 的生长情况。

三、磨玻璃结节的生长速率

体积倍增时间（VDT）和质量倍增时间（MDT）是 GGN 随访过程中最常使用描述结节生长速率的指标，定义为结节的体积或者质量增大一倍所需要的时间。有国外学者将所有 GGN 按照实占比分为三类：①pGGN 组。②实性成分小于 5 mm 的 mGGN 组。③实性成分大于 5 mm 的 mGGN 组。平均 VDT 分别为 1832 天、1228 天和 759 天，平均 MDT 分别为 1556 天、1199 天和 627 天。以上数据也说明实性成分大于 5 mm 的 mGGN 的生长速度最快。因此，对于该类 mGGN 需要缩短 CT 随访时间。

四、预测磨玻璃结节的增长

1. 既往有肺癌史和吸烟史

不少观察 GGN 随访增长的研究中均发现,患者存在既往有肺癌病史和吸烟史是结节进行性生长的高危因素。例如,日本学者 Nakagawa 的研究发现肺癌既往史是可以预测 GGN 生长的独立危险因素。进一步细分 mGGN 和 pGGN,韩国学者 Ken 发现,既往的个人肺癌病史是预测 mGGN 生长的独立危险因素,但数据不支持其为 pGGN 的危险因素。但是也另有研究证实,既往个人肺癌史亦为 pGGN 生长的预测因素。此外,吸烟与不少恶性肿瘤的预后均有相关性。有数据提示,吸烟史是 GGN 生长的独立危险因素。因此,以上数据提示,既往有肺癌病史和吸烟史的患者需增加随访频次。

2. 直径和实性成分

毫无疑问,结节的直径是其生长的危险因素,直径越大其生长速度越快。第一次胸部 CT 发现 GGN 的直径是预测结节生长的重要指标。大多数指南或研究将生长结节直径的截断值定义在 10 mm 或者 8 mm,是因为该截断值的直径数值与结节的恶性程度呈高度相关。GGN 生长率随着直径的增大而显著增加。具体而言,当 GGN 的直径大于 10 mm 时,42.9% 的结节出现了增长;当 GGN 的直径小于 5 mm 时,仅有 7.7% 的结节可以观察到生长。pGGN 与 mGGN 之分以及其实性成分的大小是另一预估结节生长的独立危险因素。在一项国外的长期研究中,3 年内稳定的 mGGN 的生长概率是 pGGN 的 16 倍。也有一些研究提示,影像学中的支气管充气征也可以预测 GGN 是否会出现生长。

3. CT 值

密度指标即平均 CT 值是另一预测 GGN 生长的常用指标,在各种 CT 报告中也会罗列展示。和直径一样,GGN 的 CT 值可以分类定量判定结节的恶性程度。日本学者探索了 CT 值与 GGN 生长之间的具体相关性。他将所有结节分为两组,包括结

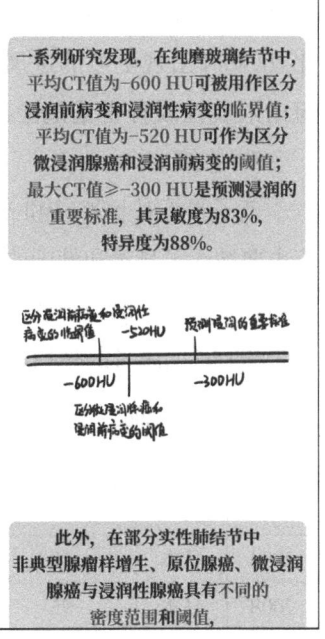

图 1-1 平均 CT 值

节进展组和结节稳定组。在结节进展组中,平均 CT 值为 -634 HU,而稳定组平均 CT 值是 -712 HU。同时,另一项研究也发现了类似的结果,如果将 CT 值以 -670 HU 定义为截断值,大于 -670 HU 结节的生长敏感预测值为 78.1%,而特异度更高达 80.0%。一系列研究发现,在 pGGN 中,平均 CT 值为 -600 HU 可被用作区分浸润前病变和浸润性病变的临界值;平均 CT 值为 -520 HU 可被作为区分 MIA 和浸润前病变的阈值;最大 CT 值 ≥ -300 HU 是预测 IAC 的重要标准,其灵敏度为 83%,特异度为 88%。

不少医院会对结节进行三维重建,并进行定量分析,不少研究也发现,三维定量特征可提示结节的浸润程度。例如,结节的 97.5 百分位数,和第 2.5 百分位数到 97.5 百分位数的斜率可用来预测 pGGN 的生长倾向。但由于计算复杂,有一定软硬件要求,临床上使用并不普及。

4. 纵隔窗定义的 mGGN

mGGN 中的实性成分一般是肺窗中的实性成分,有学者将实性成分定义为纵隔窗中可观察到的实性成分,而非肺窗。Kakinuma 前瞻性地纳入了 8 个医学中心来自 795 名患者的 1238 个 GGN,并分为 pGGN、SN 和混杂成分的异质性 GGN(heterogeneous ground-glass nodule, hGGN,即纵隔窗中不可观察到实性成分,而仅能在肺窗中观察到)。通过长达 4.3 年的随访,结果提示,与 pGGN 相比,hGGN 出现更多的进展,因此提示即使无法从纵隔窗中观察到实性成分,肺窗内的实性成分也是危险因素,也需要加强随诊。

5. 总结

范子文等对 pGGN 和 mGGN 的结节生长概率进行了归纳(表 1-1、表 1-2)。研究主要纳入了日本和韩国的随访结果,研究时间为 2002—2014 年。结果显示,pGGN 的随访生长率一般为 10%~20%,mGGN 的生长率为 35%~60%。同时,我们发现,GGN 的直径、患者的吸烟史和肺癌史是随访过程中出现进展最主要的危险因素。

表 1-1 2002—2014 年日本、韩国和意大利 pGGN 例数进展情况及独立危险因素

年份(年)	国家	pGGN 例数(例)	进展例数(例)	进展率	独立危险因素
2002	日本	19	11	57.89%	既往肺癌病史
2008	日本	95	14	14.74%	直径大于 10 mm;既往肺癌病史
2012	意大利	48	8	16.67%	—

(续表)

年份（年）	国家	pGGN例数（例）	进展例数（例）	进展率	独立危险因素
2013	日本	98	14	14.29%	直径大于10 mm，既往肺癌病史
2013	韩国	122	12	9.84%	直径大于10 mm
2013	日本	91	15	16.48%	既往吸烟史，直径大于10 mm
2014	日本	124	64	51.61%	－670 HU
2014	韩国	63	12	19.05%	—

表1-2　2008—2014年日本、韩国和意大利mGGN例数进展情况及独立危险因素

年份（年）	国家	mGGN例数（例）	进展例数（例）	进展率	独立危险因素
2008	日本	30	12	40.00%	直径大于10 mm；既往肺癌病史
2012	意大利	26	12	46.15%	—
2013	日本	76	27	35.53%	直径大于10 mm；既往肺癌病史
2013	日本	29	19	65.52%	吸烟史；直径大于10 mm
2014	韩国	34	20	58.82%	—

五、多发磨玻璃结节自然生长史的特点

在临床诊治过程中，20%～30%患者除了主病灶GGN，仍有肺内多发的、更小的GGN。可见，多发GGN是临床上常见的问题。从基因层面，多发GGN的病灶之间是相互独立的，也就是说为多原发肿瘤，而非转移病灶。从外科治疗角度，当多个结节位于同一肺叶中时，进行完整的肺叶切除术是可行的方式。但当多发结节不在同一肺叶时，手术切除所有病灶则受限于肺功能和切除范围过大的影响，部分结节不得不采用随访观察，而放弃同期手术切除。因此，知晓多发GGN的自然生长史可以为后续随访策略的制订提供有力的理论依据。日本学者佐藤回顾了一组连续GGN的自然生长史，其中78例患者是多发GGN。结果提示，多发GGN在3年后有25例出现生长。对比同研究中心单发GGN的自然生长史发现，两者并没有统计学差异；此外，进一步分析观察到一个结节生长的多发结节患病人群中，还有41%的其他结节也发生了生长。以上结果，提示多发GGN的多个GGN

会同时出现进展。统计分析发现,与单发 GGN 一样,既往肺癌史和结节直径大于 10 mm 是多发 GGN 生长的危险临床因素。

六、残留磨玻璃结节和新发磨玻璃结节的自然生长特点

有不少顾虑是关于手术是否会激惹剩余 GGN 出现进展(图 1-1)。韩国学者 Kim 分析了 92 例切除主病灶后残留的新发和多发 GGN 患者。这些患者一共有 139 个 GGN,经过随访有 23 个(16.5%)结节出现了体积明显增加。同样的,这些结节和既往无肺癌病史的 GGN 的生长史并没有统计学差异。结果发现,GGN 中的实性成分是唯一可以用于预测的生长因素。另外,该研究认为,既往恶性肿瘤病史、吸烟和初始 GGN 直径大于 10 mm 等因素可能与偏倚有关,应该放在次要地位。

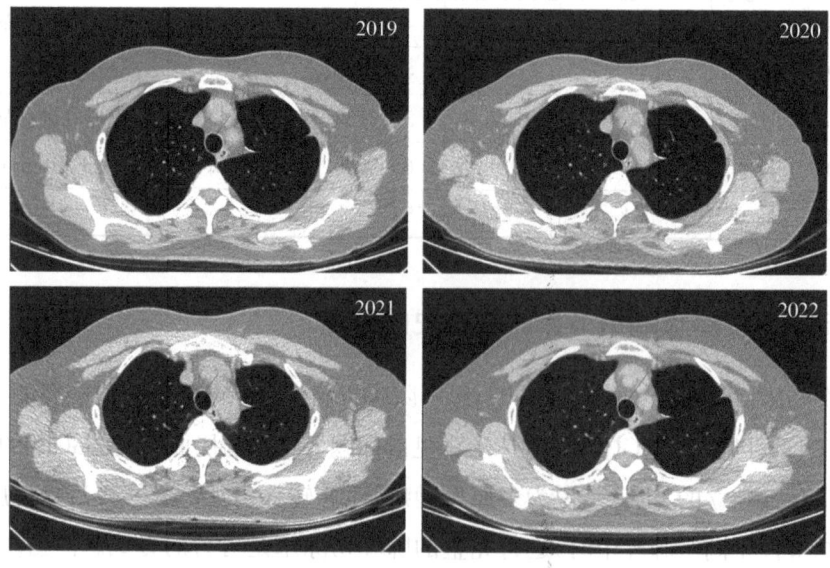

图 1-1 2017 年左侧固有段术后,术后病理左肺上叶 MIA,术后随访左肺上叶 GGN 出现进展,随访明显增大

七、磨玻璃结节的基因学特点

毫无疑问,生长中的 GGN 与稳定的 GGN 有着不一样的内部异质性,基因学是探索 GGN 是否会出现生长的重要方向,有可能成为未来预测 GGN 生长的可行途径。日本学者小林在研究结果中发现,吸烟和初始直径大于 10 mm 是 GGN 生

长因素的基础上，进一步检测了 104 例 GGN 标本的 *EGFR*、*KRAS*、*ALK*、*HER* 2 的突变情况。基因检测的结果均提示，EGFR 突变阳性与结节远期进展存在明确相关。而无突变的结节保持长期稳定，病理结果显示，常见于 AAH 和 AIS。因此，我们可以认为进行驱动基因检测是预测 GGN 生长的重要指标。但事实上，目前的技术还无法满足以上需求，因为通常早期 GGN 直径较小，无法进行活检取材，外周血液体活检也无法满足检测精度，难以在诊疗过程中获得突变信息。展望未来，影像数据预测驱动基因突变和液体活检将是进一步攻坚的技术难题。

八、高级别影像组学技术对磨玻璃结节的分析

近 5 年来，采用影像组学技术应用于 GGN 的研究是本领域的一大热点。具体是指从医学影像中，尤其是胸部 CT 中，提取、分析大量高级定量影像特征，从而对 GGN 进行诊疗。荷兰学者 Lambin 是本领域的开创者。影像组学通常采用自动和半自动分析方法从胸部 CT 中提取大量、多维度的定量数据，并转化为可使用的三维数据空间。肺癌的影像组学特征包含宏观的影像学统计数据，用于提示肿瘤分子基因和蛋白质水平的改变，已经被用于肺癌的组织学亚型预测、纵隔淋巴结转移的鉴别、肺癌放疗疗效评估等研究领域，而影像组学技术也已应用于 GGN 的良恶性鉴别、突变特征、病理亚型分型、GGN 随访生长及远期疗效预测等多个领域。假以时日，将其运用于临床会为患者和临床医生带来更多益处。

九、总结与展望

总结以上的内容，我们可以得到多个有用的信息。①mGGN 随访中发生进展的概率相当高，而 pGGN 的生长速率缓慢。②多项不同研究一致发现，初始直径大于 10 mm、个人肺癌史和吸烟史是 GGN 进展的重要危险因素。因此，对于此类人群不仅要采用更密集的随访，还需要结合其他影像学方式进行多维度评估。③探索中的影像组学技术能更加精准地评估结节的体积和质量变化，具有重要的临床应用潜力。随着人工智能和大数据的探索进展，技术的突破将改变 GGN 的随访策略。也就是说，未来结合临床和影像学特征数据进行 GGN 进展的评估，将为制订 GGN 临床诊疗策略提供最有力的参考依据。

第2章

探索磨玻璃结节必备神器之影像基础

想要对 GGN 的性质做出综合性判断，取得更完善的结论，对影像学基础知识的掌握就成为了必备神器。CT 扫描中最为关键的技术要领是"切薄层、做增强、测数据、用软件"，这样就能够获得更丰富、全面、大量的信息，让临床医生对影像信息的解读有更深层次的认识。但在 CT 报告解读时，基层医院的医生应特别关注第 1 节的 3 个特性和 5 个要点；立志要读懂 GGN 影像学改变的广大患者也可以把这些基础知识作为参考，了解一二。

第1节 在胸部影像诊断中医生应关注的要点与比较影像学

1. 胸部影像信息的直观性——可视化、切薄层

直观性即图像的可视化，要求寻找出可视化的证据，应用此可信的证据，可为临床解决疑难困惑的问题。例如，在现代 CT 中可采用 0.625 mm 或 1.0 mm 的层厚，做三维多方位成像的多方面图像重组（3D multiplanar reformation，3D MPR），可以将图像进行多角度、多方位旋转，这种后处理方法完全能够发现或找到隐蔽在支气管腔内的 2 mm 的微小病灶。这种直观性是一个可靠的证据，为临床解决了手术部位和方案的确定问题。

GGN 需要切至少 1.0 mm 的薄层的方法去呈现直观性、可视化的图像，才可以不遗漏微小的病灶，做到精准预判。影像学在临床医学中承担着病灶识别、病程评估和治疗引导三重核心职能：①诊断层面，提供客观影像学证据，辅助临床决策；②治疗层面，实现精准影像引导下的介入操作；③预后层面，动态监测治疗效果，修正诊疗方案。因此，在医学影像诊断与鉴别诊断实践中，都应以客观的科学依据、结果为证据,对磨玻璃病灶的同病异影/异病同影都要进行逻辑推理,细致分析,结合临床,完善结论。

病例1 男性,45岁,吸烟22年。在痰液中已找到恶性细胞。常规CT横断扫描、纤维支气管镜、正电子发射断层显像/电子计算机X射线断层扫描技术(positron emission tomography/computed tomography,PET/CT)均未发现病灶。A:横断面图像,在右肺上叶后段支气管管壁有增厚(箭头);B:冠状面图像重组,显示右肺上叶后段支气管管腔内粟粒型结节(箭头);C:矢状面图像重组,显示右肺上叶后段支气管管腔内粟粒型结节(箭头);D:CT仿真内镜3D图像,右肺上叶后段支气管管腔明显狭窄。术后病理:肺小细胞癌。(图2-1)

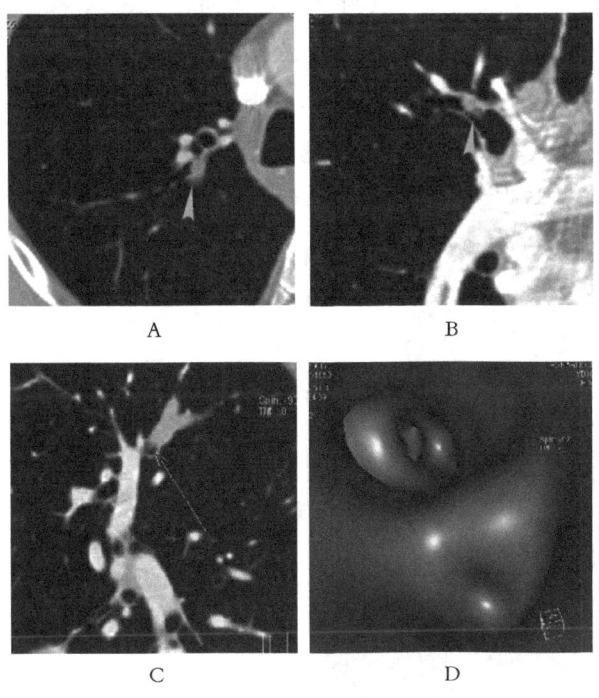

图2-1 隐匿性肺癌(Tx期)

2. 胸部影像信息的多元性——多样化、相互补充

许多新的检查技术的出现使胸部疾病的诊断准确率和诊断水平有了极大提高,以往单一的诊断模式已经不能满足现在影像诊断的需要。由于在一个病例中经过多种检查可能会得出不同的结论,临床医生在解读CT、磁共振成像(magnetic resonance imagine,MRI)、数字减影血管造影(digital subtraction angiography,

DSA)、PET/CT等多元性影像征象时要学会在这些变化多端的多元性影像征象中,对同病异影或异病同影都要由表及里、去粗取精、去伪存真、细致分析、审慎鉴别、结合临床、找出规律、扬长避短、互相验证、互相补充、综合判断、完善结论。绝不能采取"单打一"的检查方法,仅凭一种检查结果来作出病灶的定性诊断。

病例2 男性,35岁。咳血就诊,CT发现右肺上叶尖后段胸膜缘有一个实性伴空洞的病灶。CT诊断拟肺癌可能性大(图2-2A)。临床医生认为肺内病灶可能为良性,和CT诊断结果不一致,此时选择PET/CT检查是有指征的。如果是肺癌,手术前做PET/CT以了解全身脏器与纵隔淋巴结情况,对TNM分期也是很有帮助的。PET/CT显像结果:右肺上叶病灶有异常放射性摄取增高,SUV最高值5.90,平均值3.77,延迟扫描后SUV值继续升高,最高达10.07,平均值6.53,诊断为结核可能性较大(图2-2B)。由于患者愿意接受手术治疗,最后经术后病理证实是空洞型肺结核。

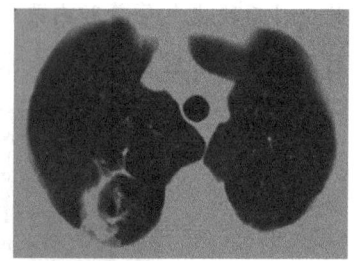

A

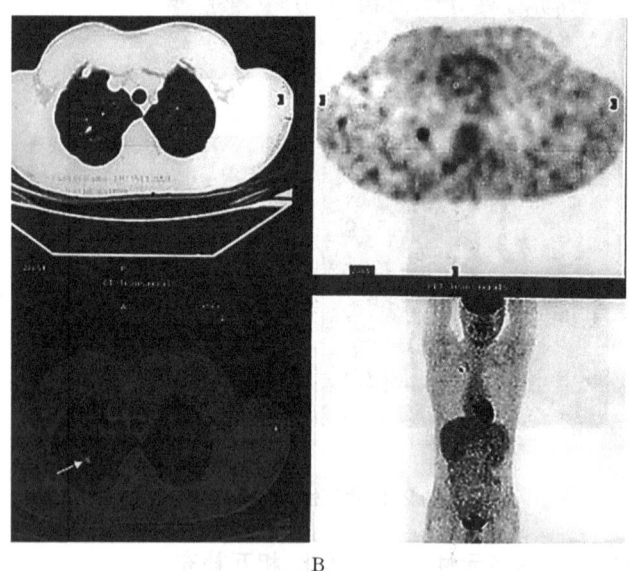

B

图2-2 空洞性病灶,肺癌与结核的鉴别

3. 胸部影像诊断的专一性——逻辑推理

医学影像诊断思维属于逻辑推理学范畴,看图说话,无法做到百分百准确。如果获得的影像学信息和临床资料越多,平时所掌握的病种越多,对解剖知识及正常

第 2 章
探索磨玻璃结节必备神器之影像基础

变异了解的越多,推理就越符合逻辑,诊断就越完善准确。请看以下一个诊断专一性的病例。

病例 3 男性,42 岁。CT 体检发现右肺上叶有一个结节,实性,直径 18 mm,边缘有小毛刺,性质待定。遂行 PET/CT 检查以明确性质。在外地做 PET/CT 显像结果:右肺上叶结节,正电子显像剂 FDG(氟代脱氧葡萄糖)代谢异常,SUV 最高值 4.82,平均 3.28。延迟后 SUV 升高,最高值 5.60。诊断意见:右肺上叶结节以肺癌可能性较大(图 2-3A、B)。

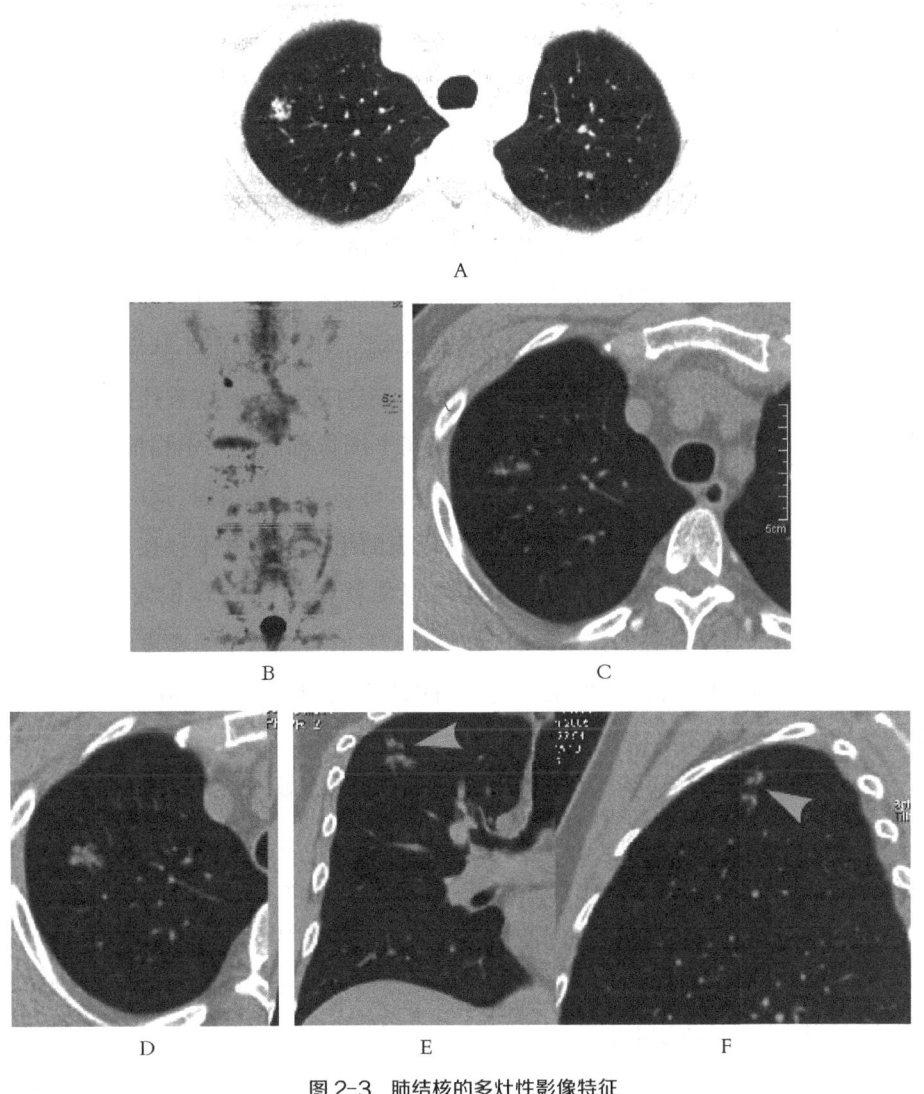

图 2-3 肺结核的多灶性影像特征

由于患者无吸烟史,体检中血液肿瘤标志物检查均无阳性表现,PET/CT 中 FDG-SUV 标准摄取值过高,经专家会诊认为结核感染应予排除,建议做结核感染 T 细胞斑点试验(T-SPOT)与薄层 CT 的图像后处理。在薄层的冠状位、矢状位 CT 图像重组及增强扫描中,能发现更多的信息来显示并明确病灶的影像诊断。因为都是上百层的叠层重塑,所以比单层的横断面的信息量更为丰富,如病灶边缘(即肺-瘤交界面)、病灶的内部结构,可以清楚显示分叶征、毛刺征、肿瘤血管征和胸膜凹陷征等。特别是本例经图像重组后出现的病变并非一个完整的小结节,在冠状面、矢状面 CT 图像中是呈分层状的、数个散在的小片与小颗粒结构,互不融合。这是肺结核典型的多灶性特征(图 2-3C、D、E、F),经抗结核治疗半年后结节明显缩小。证实患者所患是结核,不是小肺癌。这就是诊断的专一性。精确的诊断做到了"刀下留情",否则患者会白挨一刀,平添损伤。

4. 胸部 CT 影像阅读需注重 5 个要点

(1) 在观察肺内病变时:①应将不大于 1.0 mm 薄层的横断面病灶图像在监视器上用连续的、层层堆塑的方法做动态观察,明确病灶是结节性还是非结节性。②要注意结节的外形、密度、钙化情况及周围结构。对于早期微小肺癌中的 GGN,其外形不会出现分叶、毛刺、胸膜凹陷等征象。③对肺内单发结节灶而言,需考虑部分容积效应这一因素的影响。由于每一幅 CT 图像都源自一定扫描厚度的身体组织,在单位体积(即像素面积)的扫描范围内,可包括多种组织,这时 CT 值即为这几种组织 CT 值的平均数,这种 CT 值所代表的组织密度并不存在,如水与气体叠加在一起的 CT 值类似脂肪成分,这种现象就称为部分容积效应。而小于 10 mm 的钙化灶与气体叠加在一起时,其绝对 CT 值类似软组织密度,不能表示出真正的钙化密度;只有经过工作站重建获得的层厚小于等于 1 mm 薄层图像或增强前后的相对 CT 值,才对病变有诊断参考价值。

(2) 在观察纵隔病变时,需首先明确结节或病灶来源于前、中、后纵隔,以助定性。其次要注意结节或病灶的外形、密度、钙化情况及周围结构。再次要测量病灶的 CT 值以明确是囊性、实性还是脂肪性,有时囊性病灶会由于其蛋白质成分多,CT 值增高而近似实性密度。采用增强扫描可以明确病变是否为血管性。

(3) 纵隔内的淋巴结:按照第七版美国癌症联合会/国际抗癌联盟(AJCC/UICC)分组方法可分成 14 组淋巴结,1～9 组为纵隔内淋巴结,10～14 组为纵隔外的肺内淋巴结。CT 能够发现 5 mm 以下的淋巴结,在一般情况下,单个淋巴结短径大于15 mm，或多个淋巴结短径大于10 mm时才有病理意义。炎症、结核、肺癌、结节病、恶性淋巴瘤等均可导致纵隔淋巴结肿大。因此，应先做定位，然后再定量，最后还需结合PET/CT的有关资料或穿刺活检才能明确定性。

（4）对于肺癌的纵隔淋巴结定位和转移定级，CT观察要点如下：①在肺尖至膈上各层面中，肺内可见11R/L、12R/L、13R/L、14R/L组，由于都位于纵隔胸膜外，因此同侧属N_1，对侧属N_3。②1组锁骨上淋巴结与2组淋巴结的分界线是胸骨上切迹。③2R、4R与2L、4L的分界线是气管左侧缘。新的概念是，左侧肺癌处于中线的淋巴结由原来的N_2划入N_3的范畴。右侧肺癌越过中线的淋巴由原来的N_3归入N_2的范畴。④5组淋巴结缩小划定范围。下界是在左肺动脉的上缘。10L组淋巴结的划定范围扩至左肺动脉处归属N_2。⑤7组的下界在右侧扩至中间段支气管的下缘，在左侧则扩至左下叶支气管的上缘。

（5）观察胸膜和胸壁病变时，要注意少量的胸腔积液在CT上的征象有时与胸膜增厚非常相似，但积液具有重力坠积效应，位置可随着体位的变换而改变，而且积液的形态多为新月形。增强扫描亦有助于两者的鉴别，增厚的胸膜可显著强化，而积液则无增强。对胸腔积液的精准测量必须使用专用软件，粗略估算在成年人则以主动脉弓层面为界，胸腔积液达到此层面时，其胸腔积液量估计为450～500 mL。对于增厚的胸膜有时需借助胸膜外脂肪层（通常厚1～4 mm）来辨识，后者将胸膜与胸壁组织，如肋骨、肋间最内肌、肋间静脉或肋下肌等分开。在脂肪层的衬托下可以发现轻微增厚的胸膜，呈一孤立的线形影。胸膜增厚见到的脂肪层可以是正常存在的胸膜外脂肪垫的反映，亦可以是胸膜炎症的结果，这主要见于结核性胸膜增厚患者。因此，在胸膜增厚的同时胸膜外脂肪层增厚，有助于对胸膜病变的诊断。而胸膜外脂肪层的消失则表示病变已侵犯到壁胸膜和胸壁。脏胸膜、壁胸膜增厚若同时有胸腔积液时，很容易在CT上发现，这种表现称为"胸膜分离征"（pleur separation sign）。

二、肺部磨玻璃结节的比较影像学

（1）胸部X线片及常规CT扫描。胸部X线正位片、侧位片是诊断肺癌最基础的筛查方法，在早期肺癌筛查中虽有一定的价值，但由于X线片的密度分辨率低，前后结构重叠，亚厘米、密度低、处于重叠部位的微小GGN不易被发现，甚至在CT和手术证实后回顾性阅片时也较难判断。因此，对经济条件允许的人群用低剂量螺旋CT扫描后做薄层及图像重组，在提高早期肺癌的诊断率上有着重要作用。CT在诊断中显著优于X线片，CT获取横断位、高分辨率图像无重叠，特别是通过扫描后薄层冠状位、矢状位图像重组及增强扫描，能发现更多的X线片无法显示的GGN影像诊断信息，如GGN边缘、肺-瘤交界面、GGN内部结构的显示及其对周围邻近结构侵犯的显示均优于X线片和MRI，可以清楚显示分叶征、毛刺征、肿瘤血管征和胸膜凹陷征等征象。此外，在对GGN随访观察病变的动态变化时，定期健康的体检和对暂时不能定性的GGN，CT扫描的动态观察有助于对GGN做出正确诊断，可大幅度提高0期微小肺癌的诊断准确率。CT无疑是早期肺癌的最重要的影像检查手段。

（2）MRI在肺结节的检出方面，敏感性低于CT，主要是由于肺部质子密度低、磁敏感性不均匀、空间分辨率低。MRI应用常规T1W1或者T2W1很难显示5 mm以下的结节。对于GGN，尤其是pGGN，MRI不能显示。因此，对于GGN，目前不推荐使用MRI检查和诊断。在肺部病变良性或恶性的鉴别、肿瘤分级、疗效预测及评估、预后判断、检测肿瘤病灶的复发等方面，由于近年来动态增强磁共振成像（dynamic contrast-enhanced MRI，DCE-MRI）的应用，MRI是有一定的参考价值及实用意义的。DCE-MRI的定量分析可以应用于肿瘤的疗效预测及评估中，包括放疗、化疗、抗血管生成治疗、内分泌治疗等。利用DCE-MRI技术也可以显示出肿瘤微血管渗透性和血流分布，因而可直观地应用于肿瘤新生血管的显示并评估抗血管生成治疗的疗效、调整药物剂量。此外，DCE-MRI还能反映出组织的含氧状态，进而指导放疗剂量的选用。但该技术也有一些局限性，例如成像参数和分析方法的差异、最佳模型和方案的难确定性。因此，在肺癌结节的肿瘤血供、血管生成、增殖特性和反映肿瘤的侵袭能力上，DCE-MRI的研究和应用并未有突破性的进展，还存在很多机遇和挑战。

（3）PET/CT是无创性探测发射正电子放射性核素在机体内分布的断层显像技术，是反映活体内生化反应的最新技术，在肿瘤的诊断、分期及治疗决策、疗效观察方面具有重要的临床价值与实用意义。PET/CT对肺部结节定性的灵敏度及准确性优于增强CT。因为CT与PET可互相补充，PET/CT显像时CT部分在常规采集中多采用无屏气状态下低剂量扫描，可为肺部病变提供丰富的形态学信息，弥补了既往PET显像仅仅提示能量代谢、解剖信息不丰富的缺点。它能显示大多数无FDG摄取但有形态学改变的良性病变和FDG摄取阴性的肿瘤，进而为患者健康情况以及临床医生下一步临床决策的制订提供帮助。所以，PET/CT较PET对肺癌的诊断有明显的优势。

肿瘤分化越好的,FDG 摄取量越少,故 PET/CT 对有些低级别肿瘤(如 AIS、黏液癌、前列腺癌、肾癌、肝癌、脑转移瘤等)就不敏感,阳性率低,对 pGGN 的假阴性率为 100%,因此对 pGGN 定性价值有限;在标准摄取值(standard uptake value,SUV)诊断良(恶)性的特异性方面,要注意高 FDG 摄取不一定是肿瘤,低 FDG 摄取也不能排除肿瘤。但最大标准摄取值(SUVmax)对已肯定为肿瘤的预后是有一定预测价值的,高摄取提示预后较差,低摄取提示预后较好。因此,建议 SUVmax 联合观察 CT 形态学来对检查结果进行定性和预后判断。

PET/CT 在肺结节中的适应证:①对肺癌进行 TNM 分期、决定治疗方案;②通过 SUV 对肺癌进行预后分析;③手术、放疗、化疗的疗效评估;④发现肺部转移时帮助寻找原发病灶;⑤有助于对 PSN 与 SN 的定性。

参考美国胸内科医师学会(American college of chest physicians,ACCP)临床指南中(2013 版)对疑似肺癌结节使用 PET/CT 检查的意见,兹建议如下:① pGGN,不推荐 PET/CT 检查;② 混杂密度 GGN,实性成分小于 5 mm 的,不推荐做 PET/CT 检查;③ 对直径 10 mm 以上的 pSN,实性成分大于 5 mm 的,如果定性困难,可推荐做 PET/CT 检查;④ 高度怀疑恶性的混合性磨玻璃密度影(mixed ground-glass opacity,mGGO)、实性成分大于 5 mm 的,做全身 PET/CT 检查进行术前分期的可以推荐;⑤ 伴有肺内其他实性结节,或者有肺外肿瘤病史的 GGN 患者,建议做 PET/CT 检查。

第 2 节 影像组学与人工智能的应用

一、影像组学

影像组学是数字影像学与各种现代组学技术手段相结合的产物,旨在全面定量分析肿瘤在活体状态下的组织、细胞和亚细胞层面的信息。利用海量影像(CT、MRI、PET/CT 等)信息和病理信息通过感兴趣区(region of interest,ROI)分割方式将病变轮廓逐层勾画出来,然后将二维 ROI 进行三维容积重组生成三维感兴趣体积(volume of interest,VOI),进而高通量的提取和分析相关特征数据。通常提取两类影像信息特征：语义特征和不可视特征。前者包括感兴趣区域大小、形状、血管生成、毛刺等用于病变定性描述的参数；后者则包括纹理、组织直方图、分形维等近百个变量，用于定量描述病灶图像的特征。在此基础上建立预测肿瘤临床表型的模型，构建不同定量图像特征和临床表型之间的相关性，对肿瘤/肺癌的病理类型、肿瘤/肺癌的临床分期、肺结节的良恶性鉴别进行预测和判断，从而为肺结节的临床诊断提供参考。由于影像组学是一类基于影像大数据的分析诊断方法，其对数据的标准化、算法的可重复性和可靠性均有严格要求，因此其研究结果往往需要进行多中心验证。

此外，影像图像特征与人类肿瘤基因组表达的关联，即影像基因组学，亦为肿瘤的非侵入性诊断和预后判断提供了新的思路。有研究显示，肺气肿、气道异常、磨玻璃成分所占比例、肿瘤边缘的类型等4个变量可用于预测非小细胞肺癌（non-small cell lung cancer，NSCLC）中表皮生长因子受体（epidermal growth factor receptor，EGFR）有无突变，其中肺气肿、气道异常与EGFR野生型相关，而磨玻璃成分的高比例提示与EGFR突变型有关。进一步的研究表明，肺癌病灶内实性成分最大径大于2 cm、磨玻璃病变面积较小且PET/CT SUV大于6时，EGFR突变率低，而KRAS突变和ALK易位重排融合的发生率均较高，这种情况多见于实体性腺癌。在侵袭性黏液腺癌中很少发生EGFR突变，KRAS突变相对发生率较高；ALK融合阳性多见于微乳头型肺腺癌，在AIS和MIA中较少。肺癌实性病灶最大径小于1 cm、磨玻璃病变面积较大且PET/CT SUV小于6时，EGFR突变率高而KRAS突变和ALK易位重排融合的发生率均较低，这种情况多见于棉球状磨玻璃型腺癌（以AIS和MIA为主）和伏壁型生长的肺腺癌。影像组学与影像基因组学目前都尚处于研究、探索阶段，但应用前景广阔，可以用无创的方式提供肿瘤的生物学信息，借助图像分析监测肿瘤的发生、发展、治疗反应及其预后。

二、人工智能在肺结节筛查中的应用

人工智能（artificial intelligence，AI）在影像数据分析方面主要有两种方法。第一种是影像组学（radiomics），通过提取人工定义的工程学特征，如统计学特征（均值、范围、方差等）、形态学特征（粗糙度、硬度、体积、质量等）、纹理特征（灰度共生矩阵、游长矩阵等）、直方图特征、图像强度特征以及小波特征等。这些特征被认为能够反映肿瘤内部的异质性，并且与肿瘤的基因表型以及一些临床事件的发生发展存在一定的关联。AI在影像图像分析中的另一种方法就是深度学习（deep learning，DL）。DL是目前AI广泛应用的手段。DL无须专家预先定义特征便能够自动学习图像里具有代表性的多层次特征以及高阶特征，这些特征信息量更加丰富且泛化。一方面，DL能够减少数据预处理过程所需的人工工作量，比如感兴趣区的分割。另一方面，DL能够学习非常复杂而且多维的数据特征，并模仿医生识别图像重要的影像学征象，从而做出临床决策。

AI对肺结节的检测：早在十几年前，临床上就有计算机辅助检测（computer-aided detection，CAD）肺结节的相关研究。但因传统的CAD出现假阳性和假阴性的概率比较高，在临床上实际使用较少。假阳性会增加医生再次审核的工作量，假阴性会造成漏诊，在临床上都应该尽量避免。近年来，随着DL技术的飞速发展，CAD在肺结节的检出方面取得了突破性的进展。

AI对肺结节的定性：在日常影像诊断过程中，放射科医生只能依靠少量的定性以及定量特征来对图像进行评估，比如分叶、毛刺、胸膜牵拉、磨玻璃成分、CT值、最大径等。但同病异影和异病同影的情况给鉴别诊断带来很多困难。而AI对肺结节定性（良性或恶性，浸润前病变或浸润性病变）或分类（实性或半实性或GGN）是通过定量分析（影像组学）或DL进行的。CT图像上的肺结节分为肉眼可见的特征（大小、分叶、毛刺等）以及肉眼不可见的特征（如内部纹理特征、未知高维特征等），AI要寻找图像之间存在的相似点和不同点，从而对结节进行分类。通过提取这些大量的影像组学特征，然后进行相关统计学分析，可以对肺结节进行定性。DL的一个很大的优势是能够将以上的肺结节检出、分割、诊断融合到一个多任务的网络中同时进行。这种多任务的特点也可以在肺结节诊断的同时进行全身评估。例如，可以自动评估原发肿瘤的大小、邻近淋巴结转移以及远处转移，进行TMN分期。目前的DL方法在对病灶进行定性诊断时，有的并不需要准确病灶的分割，只需要得到肺结节的中心位置便可对其进行定性，这要归功于DL强大的学习功能，包括迁移学习、增强学习、注意力学习模型、数据增强等。

有研究报道，对1 mm层厚的相同验证集CT片进行读片，AI与人工读片对于肺结节和阴性对照读片的检测率相似，两者之间比较无显著差异。在5 mm层厚的相同验证集CT片比较中，AI对肺癌结节的检出数多于人工读片，敏感性更高，但误报数增多，特异度稍差。AI可以达到较高的早期肺癌识别的敏感性及特异度，即可以预测肺结节的癌症风险，帮助医生进行诊断工作。

AI面临的挑战：尽管AI在影像领域初放异彩，但真正将AI软件无缝应用到临床还需要解决以下面临的问题。首先，如何获取高质量及大批量的数据。数据是AI的命脉与核心，从训练、试验到验证，每一步都需要高质量的数据。提供给模型的数据越精准、越全、越多、越符合日常场景，建立的模型也就越准确、越泛化、越稳定。其次，AI的可解释性、AI数据的安全性、隐私性与法律效应。但是随着肺部CT数据量的增加，数据质量的提高，AI计算出肺结节的微观特征，无缝覆盖到肺结节的筛查、诊断、治疗的各个阶段，届时以上的问题都能迎刃而解，AI将成为影像科医生的最佳帮手，成为辅助筛查的有力工具。

第3节 肺癌的筛查

一、自然界放射线的辐射

放射线的辐射在自然界是一个相当普遍的现象，很多食物含有天然放射性物质，因为含量甚微，实际上对人体是无害的。此外，因为医疗、交通和日常生活，我们也会多多少少受到各种辐射。有趣的是，因为理论上所有的香蕉都含有天然放射性物质 ^{40}钾，所以科学上有个名词叫"香蕉等效剂量"，用等同于"吃了多少香蕉"来衡量所受到的辐射量（表2-1）。

表2-1 人体在医疗、交通和日常生活中所接受的放射线辐射剂量

辐射源	剂量/mSv
吃一个香蕉(150 g)	0.0001
每年每天看2 h电视	0.001
在核电站周围生活1年	0.001~0.02
坐1 h飞机	0.005
1次X正位胸部X线片	0.02
正常环境下每年所受的本底辐射	2.4
产生放射性疾病(短时照射折合到年)	2000~4000
死亡(短时照射折合到年)	>4000

从表2-1中可见，如果短时间内受到2000 mSv以上的辐射，致癌的风险很高。但是对辐射的耐受性因人而异，各不相同。如果遗传物质DNA受到损伤且未获

得良好修复,在 10～20 年后或可诱发癌症。在全球范围内,天然辐射源对成年人造成的平均有效剂量约为 2.4 mSv/y,中国大陆范围内约为 2.3 mSv/y。

二、低剂量 CT 的定义

随着低剂量 CT(low dose CT,LDCT)筛查早期肺癌扫描方案的不断完善及对大量随机对照试验结果的经验积累,LDCT 在早期筛查方面一定会得到广泛的应用,对肺癌的早期发现、早期诊断及治疗具有极大的临床意义和实用价值。

根据最新发布的美国国家综合癌症网络(National Comprehensive Cancer Network,NCCN)肺癌筛查指南,LDCT 的辐射剂量相当于常规扫描时的 10%～30%。

三、低剂量 CT 扫描的应用范围

综合以上的多项研究可以认为,胸部 LDCT 扫描于当前确实是在检出早期肺癌方面最佳的、也是最有效的影像学检查方法,具有最高的肺癌检出敏感度和准确度,而被检查者受到的辐射剂量仍可控制在较低水平。因此,对以下 6 个方面建议使用低剂量 CT 扫描:①高危人群肺癌的筛查,即年龄 55～74 岁;至少有 30 包·年(即每天吸烟包数乘以吸烟年数)的吸烟史;正在吸烟或戒烟少于 15 年的人群。但是 45 岁以上非吸烟的女性也应该纳入 LDCT 肺癌筛查人群。②胸片发现肺内单发或多发微小结节病变后,可先作 LDCT 检查。如果对肺内结节的定性缺乏特异征象,难以确诊时,可再行定期复查或做 CT 增强扫描。③肺癌术后监控肿瘤的复发或转移及放疗、化疗后随访动态观察。④CT 引导下肺穿刺活检。⑤婴幼儿、儿童体部 CT 检查应常规采用 LDCT 扫描。⑥对于肺以外的自然对比度好的受检部位,如鼻窦、乳突、骨骼等,也适合使用 LDCT 扫描。

四、低剂量 CT 扫描在肺癌筛查上的应用

肺癌筛查的目的在于发现尚未引起临床症状的早期病变,通常这些病变较小,治疗的效果也较佳,对于保证患者的预期寿命和生活质量都非常有益。相较于胸片,LDCT 具备无创、简便、易行、价廉、分辨率高、可重复的特点,对小病灶更为敏感,是用于大规模肺癌筛查的首选。但不容忽视的是采用 LDCT 筛查导致的过度诊断和假阳性率。为了避免过度诊断,筛查后可采用 CT 增强扫描方法进行鉴别。微小肺癌(AIS、MIA)在 CT 影像上的特征是在 GGN 的周边出现微细血管移动或

进入其内,同时在其内部还可与微血管互相联通,形成肿瘤微血管CT成像征。如再加用多平面图像重组(multiplanar reformation, MPR)、最大密度投影(maximal intensity projection, MIP)、曲面重建(curved projection reformation, CPR)等图像后处理技术更可提高其显示率,这是它与AAH和其他良性结节最为关键的鉴别要点。因此,只要把握好微小肺癌的正确诊断,就可以降低CT的假阳性率,避免误诊、漏诊和过诊。(图2-4)

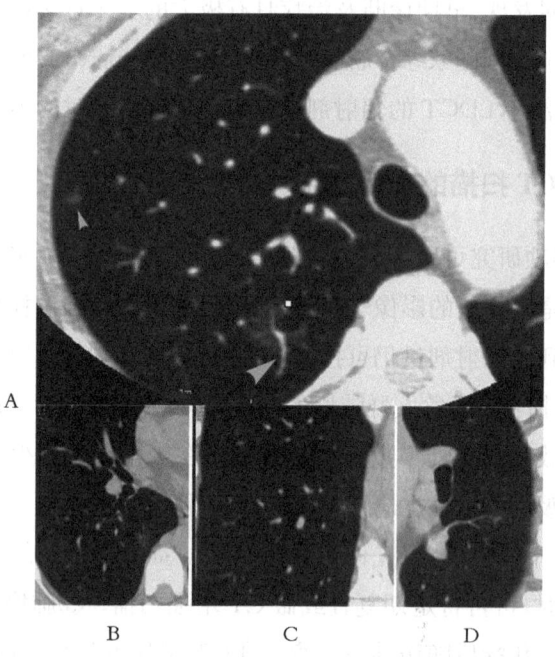

A. 右肺上叶有2个病灶,小的在前,位于胸膜旁,3 mm磨玻璃微结节,周围未见细小血管,属AAH;大的在后,位于脊柱旁,10 mm磨玻璃结节,有外周血管移动进入,符合MIA(箭头)。经电视胸腔镜外科手术(video-assisted thoracic surgery, VATS)及病理证实。B～D. CT增强扫描见右下肺背段脊柱旁6 mm GGN,其前缘可见微血管进入结节内(B),MPR图像示A肿瘤微血管CT成像(C,D)。该病例经VATS切除,病理证实为MIA。

图2-4 LDCT诊断微小肺癌

随着LDCT筛查早期肺癌扫描方案的不断完善以及对大量随机对照实验结果的经验积累,LDCT在早期筛查方面一定会得到广泛的应用,对肺癌的早期发现、早期诊断及治疗具有极大的临床意义和实用价值。

不可否认的是,尽管LDCT的图像质量在改善,但比对常规CT图像,仍存在差距,特别是在细节显示方面。在肺内结节检查方面,低剂量对于小于3 mm、4～5 mm、6～10 mm和大于10 mm结节的检查敏感度分别为67%、89%、100%、

100%。因此,在选择 LDCT 扫描时需要特别考虑到上述问题。理论上任何电离辐射都存在致癌的风险,尽管大量的研究数据已经证实,医用诊断范围的辐射剂量致癌的概率非常低,接近于零(图 2-5)。但剂量并非越低越好,剂量过低将不可避免地导致图像质量下降,造成误诊甚至无法用于诊断而需要重新扫描。如果重复扫描,患者的实际接受剂量反而更高。因此,一定要把握好剂量与图像质量的平衡,不宜盲目、过度追求低剂量而牺牲了图像质量,以致不能做出正确诊断;而应该根据检查的目的,使 CT 检查在发挥诊断作用的同时,尽可能减少受检者所受照射剂量,最大限度地加强对患者的保护。

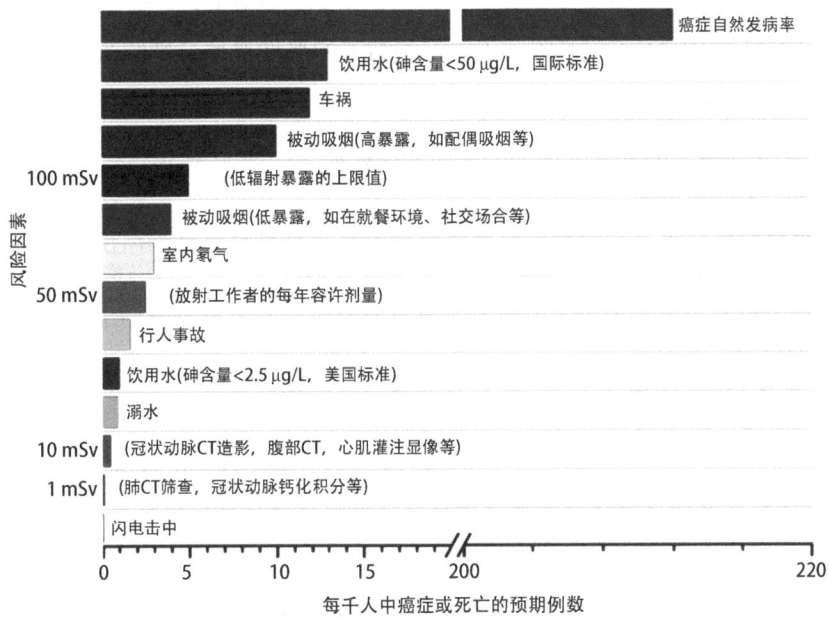

图 2-5　每千人中由于电离辐射发生恶性肿瘤的风险与日常活动意外死亡发生概率的对比

五、肺癌筛查的可能结果

肺癌是中国乃至全球死亡率位居首位的恶性肿瘤。我国每年新确诊肺癌 82.8 万例,死亡 72 万例。上海市疾病预防控制中心在 2012 年报道的各癌症死亡率中,肺癌死亡率在男女两性中均为首位。由于大多数肺癌患者在确诊时肿瘤已经处于中晚期,因此我国肺癌的总体 5 年生存率仅为 19.7%,远低于乳腺癌(82.0%)与前列腺癌(66.4%)。

如今低剂量CT肺癌筛查已经逐步代替正侧位胸片，其直接的结果就是微小结节（包括微小肺癌）的检出率呈显著上升趋势。

2017年，Fleischner学会将最大径为6～10 mm的结节定义调整为微结节。对于直径不大于5 mm的结节则通称为粟粒型结节；小结节的大小则介于11～20 mm。这一修订的指南将常规随访的实性结节的大小阈值提高到6 mm，这一变化是基于一些筛查试验的支持数据。这些试验表明，即使在高危患者中，结节小于6 mm者患癌症的风险低于1%。对于稳定结节者推荐可减少CT随访检查的次数。由此，LDCT筛查所见的肺内非钙化性结节按大小可分为不大于5 mm的粟粒型结节、6～10 mm的微结节、11～20 mm的小结节；按密度也可以分为三类，即pGGN、mGGN和SN（图2-6）。这些结节的恶性概率分别约为59%、48%和11%。部分pGGN可以自行消失，但长期持续存在的pGGN的恶性概率更高，可达75%。病理上pGGN通常为AIS或MIA，这些病灶手术切除后患者的5年生存率为100%；恶性mGGN和SN通常为浸润性癌。

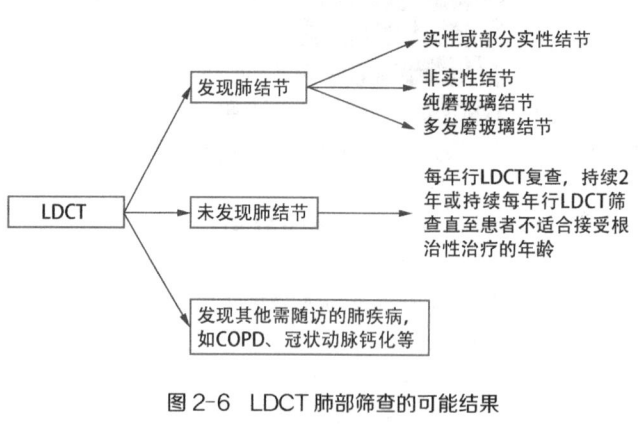

图2-6 LDCT肺部筛查的可能结果

六、肺癌筛查指南中临床与诊断医生必须知晓的注意事项

（1）评估必须建立在对结节恶性概率估算的基础上，而概率大小因患者的年龄、吸烟史、结节体积、生长速度及CT影像的形态差异而有所不同。当评估结节的恶性可能性较小时，应使用CT检查对结节作随访。结节倍增时间小于1个月或稳定时间大于24个月，可以认为良性的可能性较大。在2013年10月国际肺癌研究学会（International Association for the Study of Lung Cancer，IASLC）组织的第15届世界肺癌大会上，荷兰学者对欧洲最大规模肺癌筛查试验（NELSON试验）的数据进行了分析。分析涉及7155名研究对象的近1万个LDCT检测到的肺部非钙化结节，定量评估其直径、体积和体积倍增时间（volume doubling time，VDT），并随访2年。

研究评估了上述三大特征与肺癌发生可能性之间的关系,对美国胸科学会(ACCP)肺结节诊疗决策路径作了修改,产生了新的筛查结果判读流程:结节直径小于 5 mm(结节体积小于 100 mm³)与无结节无显著差异,肺癌概率为 0.6%;结节直径 6～10 mm(结节体积 100～300 mm³),肺癌概率为 0.9%～5.8%,需要随访 CT;结节直径不小于 10 mm(结节体积不小于 300 mm³),肺癌概率为 11.1%～26.2%,需即刻采取进一步措施。VDT>600 日,肺癌概率为 0%～0.9%;VDT 在 400～600 日,肺癌概率为 4.0%;VDT<400 日,肺癌概率为 6.7%～25.0%。

(2) 由于 GGN 生长非常缓慢,应仔细阅读影像。根据结节的生长速度,要调整或延长随访间隔时间和总时间,结节成分的变实与生长速度的加快提示为恶性征象,吸烟患者的恶性结节生长速度明显较非吸烟患者为快。小于 4 mm 的结节有 1%的可能出现恶性征象,变为恶性肿瘤;而大于 8 mm 的结节有 25%的可能出现恶性征象,变为恶性肿瘤。

(3) 观察结节的形态比观察结节的大小更为重要。对于早期微小肺癌中的 GGN,其外形不会出现分叶、毛刺、胸膜凹陷证等征象,而是对检出的非实性结节特别要仔细观察其内有无实性的成分。高危患者的混合性(部分实性)结节不应认为是陈旧感染或非特异性,需积极对待。对偶然发现的肺粟粒型结节的 3 年随访观察其动态变化中发现,有 15%发展成 AAH—AIS,15%可以消失,30%能够缩小,40%可以没有变化(大小稳定不变)。对于筛查出的肺结节形态与大小,建议参考美国放射学院现有的肺部影像报告和数据系统(Lung imagining reporting and data system,Lung-RADS)指南。

(4) 在 2013 年 10 月 IASLC 组织的第 15 届世界肺癌大会上提出,将 ACCP 推荐的结节大小界值从 4 mm 提高至 5 mm、8 mm 提高至 10 mm,可以在保持敏感度 94.4%的情况下,减少 CT 随访但又不漏诊,并达到目前公认的弗莱施纳标准的水平。

针对随访发现的肺内微小结节,Fleischner 学会于 2017 年及 NCCN 于 2019 年分别发布了各自的处理原则。前者更注重于影像学方面的评估和处理,后者从多学科的角度对微小结节的处置意见则更为系统和详细。此外,中华医学会放射学分会心胸学组也于 2015 年 5 月在《中华放射学杂志》上发布了中国版的"肺亚实性结节影像处理专家共识",中华医学会肿瘤学分会于 2022 年 6 月在《中华医学杂志》上发布的"肺癌临床诊疗指南(2022 版)"处理思路基本与 NCCN 的推荐指南一致。

(5) 有的筛查及随访 CT 均需采用低剂量技术,即扫描电压 100～120 kVp,电流 40～60 mAs，或更低的条件。但如果需同时评估纵隔内淋巴结，则需采用常规扫描条件，必要时还需使用对比剂。

新发结节指平均直径不小于 3 mm 的结节病灶，平均直径 =（结节的最长径 + 与其垂直的经线长度）/2。

结节增大的标准：对于直径小于 15 mm 的结节或多发结节或半实性结节，任何一个结节或实性区平均直径增加不小于 2 mm 即可认为增大；对于不小于 15 mm 的结节灶，平均直径增加 15% 即认为增大。若结节增大迅速，应怀疑炎性原因或 NSCLC 以外的其他恶性病变可能。

(6) 对于磨玻璃影 (ground-glass opacity，GGO) 或非实性病灶，必须在薄层（层厚小于 1.5 mm）CT 影像上加以评估，以排除任何实性成分存在的可能。若存在实性成分则应按半实性结节策略进行相应处理。

PET 或 PET/CT 影像上发现的病灶通常不小于 8 mm。如果病灶相对于肺实质呈高摄取，不管 SUV 值的高低，都应怀疑存在恶性病变的可能。

(7) 对于 SSN 的随访时间，建议在首次随访前延长随访时间，随访时间可延长至 5 年。上述随访或评估结节不包括含有典型影像特征提示良性的结节，如良性钙化，含脂肪成分的错构瘤，或特征明确的炎性病灶。如果存在多发结节或炎症性结节可能不能除外，可以进行一个疗程的广谱抗菌消炎治疗，需覆盖厌氧菌，1～2 个月后再行 LDCT 复查。

(8) CT 值的测量与应用：CT 值是从人体组织密度的定量分析中得到的数值。空气为 -1000 HU，水为 -10～10 HU，软组织为 30～70 HU，钙化为 80～200 HU，骨骼为 200～1000 HU。

通常认为 pGGN 的平均 CT 值对良恶性的判断是有一定参考价值的。病理上 pGGN 从 AAH 演变、转化、发展至 AIS、MIA 的过程中，由于其肿瘤细胞的增殖能力逐渐增大，排列密度逐渐增加，侵袭能力逐渐增强，因而 pGGN 的 CT 密度值随之会有较大的升高。一般可以用 -500～-400 HU 或以上范围的平均 CT 值作为浸润前期病变（AAH/AIS）与浸润期的 MIA 的临界密度值，也即鉴别的阈值范围。换言之，在肺微小结节的动态随访过程中 pGGN 平均 CT 值在 -500～-400 HU 或以上的范围且有进行性增高的趋势时，提示恶性概率逐渐加大，属于高恶性风险肺结节；若在 -600～-500 HU，提示恶性概率较低，属于低恶性风险肺结节；在 -700～-600 HU 或以下的范围，提示是良性结节或良性阶段病变。有研究指出，GGN

CT值的增加与体积存在相关性,即每增加100 HU时,肿瘤的体积可增加10%。结合这些信息,可以帮助判断由AAH转化为AIS,或进而发展到MIA的可能性。当然这些量化数据必须结合CT形态学与周围血管变化才能做出综合性判断。

在ACCP、NCCN、Fleischner学会和亚洲共识四大指南中,它们筛选随访结节的直径阈值各不相同,对于GGN,ACCP、NCCN、Fleischner学会指南均建议直径小于5 mm的结节不需随访,而亚洲共识指南建议每年复查一次CT。

我国肺癌发病的危险因素更为复杂,使得我国人群的肺癌特征具有差异性,因此前述的各大指南对于我国肺结节患者并不一定完全适用,根据我国的具体情况,周清华等结合国内外肺结节的处理指南,并参照我国人群低剂量螺旋CT肺癌筛查特征,首次制定了针对我国肺部结节的处理指南。中华医学会呼吸病分会肺癌学组与中国肺癌防治联盟参照Fleischner学会2017年的指南,在2018年发表了"肺结节诊治中国专家共识"。对肺结节的内部特征作了进一步补充,提出pGGN的平均CT值的测量对于鉴别诊断具有重要的价值,CT密度值逐年增高则恶性概率增大。同时也指出,为了明确pGGN与周围血管的关系,应通过CT增强扫描,将不大于1 mm层厚的CT图像经过图像处理后制成3D图像,观察肿瘤血管征的出现,有助于结节的定性。现将上述诸指南中有关肺结节影像学评估与处置流程部分总结于图2-7,供大家使用时参考。

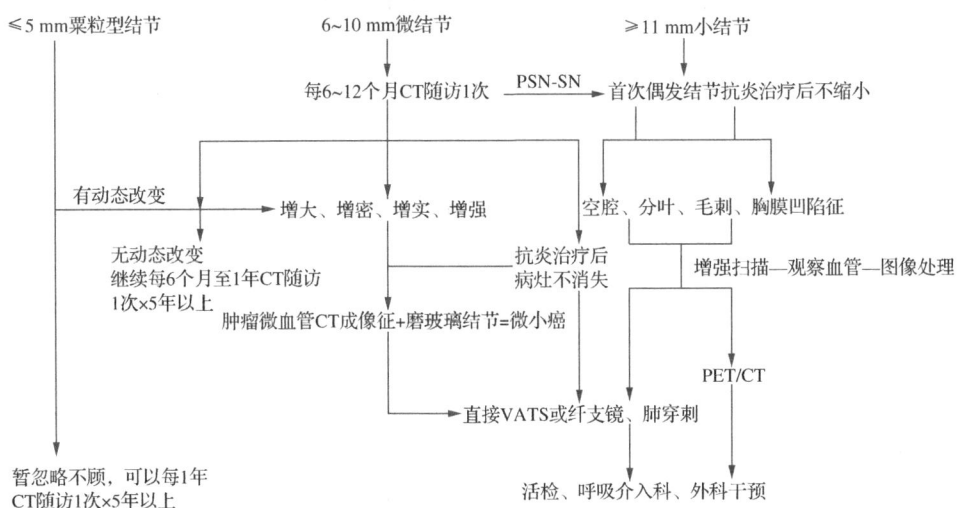

图2-7 肺部微小结节影像评估与处置流程简表

第3章

揭秘磨玻璃结节生存世界之解剖构造

肺小叶内的肺泡是肺部 GGN 微小腺癌的起源地,肺血管则是肿瘤的供血系统,是肺微小腺癌发生转化、演变过程中的重要支柱。对肺部 GGN 腺癌病灶的影像分析要点可概括为"五定",即定位、定量、定形、定性、定级。其中,定位置、定数量、定有无转移的级别都必须是在对肺的分叶、分段及纵隔淋巴结分组正常的、细微的解剖结构熟知的基础上才能判断无误。

我们在前面讲解 GGN 的影像改变章节,以及之后讲解病理鉴别章节,想要对这些规律了然于胸,做到与影像医生一样的诊疗水准,应该做到对 GGN 腺癌生存的解剖构造剖析明了。

肺泡、肺血管、肺小叶的正常解剖结构

一、肺泡

外界的空气通过气管进入肺叶支气管,肺叶支气管再经多次分支,形成由无数细支气管组成的支气管树,肺泡是支气管树的终末部分。每一个最细小的支气管通到一个肺小叶(即次级肺小叶),称为小叶细支气管(lobular bronchiole),直径小于 1.0 mm。进入小叶后再分支成呼吸性细支气管(respiratory bronchiole),直径约 0.5 mm。终于盲端的肺泡小管及其膨出的囊状结构,形成肺泡(pulmonary alveolus)。

肺泡是肺实质组织的最末一级(24级)分支,亦是外呼吸的气体交换场所。成年人肺中的肺泡数目为 3 亿~4 亿个,其平均直径大小约为 0.2 μm,总面积近 100 m²,比人的皮肤表面积还要大几倍。许多肺泡共同开口于肺泡囊内。肺泡是

肺部气体交换的主要部位,也是肺的功能单位。

肺泡的组成:肺泡是由单层上皮细胞构成的半球状囊泡。组织结构上肺泡包括以下 6 个主要部分。

(1) 扁平上皮细胞(小肺泡细胞),又称 I 型肺泡细胞(type I alveolar cell),厚约 0.1 μm,基底部为基底膜,无增殖能力。肺泡表面大部分为此种细胞,核扁椭圆形,细胞很薄。电镜下,可见肺泡上皮下方及肺泡毛细血管内皮外方各有一基膜,肺泡与血液间气体交换至少要经过肺泡上皮细胞、上皮基膜、血管内皮基膜及内皮细胞 4 层结构,有些部位还可见到在上皮基膜和内皮基膜之间有少量结缔组织存在。肺泡腔内的氧气与肺泡隔毛细血管内血液携带的二氧化碳之间进行气体交换,所通过的这些结构称为血-气屏障。血-气屏障很薄,总厚度为 0.2~0.5 μm。间质性肺炎时,肺泡隔内结缔组织水肿、炎症细胞浸润,可导致肺换气功能发生障碍。电镜下,还可见 I 型肺泡细胞细胞器较少,胞质内有较多的吞噬小泡,小泡内含有表面活性物质和微小的尘粒,细胞可将这些物质转运到肺泡外的间质内,以便清除。

(2) 分泌上皮细胞(大肺泡细胞),又称 II 型肺泡细胞(type II alveolar cell)。II 型肺泡细胞位于 I 型肺泡细胞之间,数量较 I 型肺泡细胞多,但覆盖面积比 I 型肺泡细胞小。细胞呈立方形或圆形,顶端突入肺泡腔。细胞核为圆形,胞质着色浅、呈泡沫状。电镜下,细胞游离而有少量微绒毛,胞质内富含线粒体和溶酶体,有较发达的粗面内质网和高尔基复合体。核上方有较多的分泌颗粒,高电子密度、大小不等,直径 0.1~1.0 μm,颗粒内含有平行排列的板层状结构,称为嗜锇性板层小体。小体内的主要成分为磷脂,以二棕榈酰卵磷脂为主,此外还有糖胺多糖及蛋白质等。颗粒内物质释放出来后,在肺泡表面形成一层黏液层,称为表面活性物质。表面活性物质有降低肺泡表面张力、稳定肺泡大小的作用。呼气时肺泡缩小,表面活性物质密度增加,表面张力降低,防止肺泡过度塌陷;吸气时肺泡扩张,表面活性物质密度减小,肺泡回缩力加大,可防止肺泡过度膨胀。表面活性物质的缺乏或变性均可引起肺不张,过度通气可造成表面活性物质缺乏,吸入毒气可直接破坏表面活性物质。II 型肺泡细胞有分裂、增殖、分化为 I 型肺泡细胞的潜能,故具有修复受损伤上皮的作用。根据目前的研究,鉴别癌细胞来自 I 型肺泡细胞还是 II 型肺泡细胞无实际临床意义。

(3) 克拉拉细胞是一种无纤毛上皮细胞,主要分布于终末细支气管和呼吸性细支气管。在光镜下细胞呈柱状，游离面向管腔内凸出呈圆顶状，胞质染色浅。在电镜下细胞顶部胞质内有较多的低电子密度分泌颗粒。克拉拉细胞具有活跃的增殖分化特性及分泌功能，参与支气管上皮损伤的修复过程。克拉拉细胞分泌蛋白是克拉拉细胞最主要的分泌产物，具有抗炎、抗纤维化及抗肿瘤侵袭等多种生物活性，与多种肺部疾病关系密切。另外，在器官保护、气道上皮更新和损伤修复、外源性化学物质的生物转化及远端气道液体平衡调节等方面，它也发挥着重要的生理作用。

（4）肺泡巨噬细胞（alveolar macrophage）。来自血液单核细胞，吞噬了较多尘粒的肺泡巨噬细胞称为尘细胞，而心衰细胞则是心力衰竭患者肺内出现的吞噬了血红蛋白（Hb）分解产物的巨噬细胞。

（5）肺泡囊、肺泡管、肺泡孔。肺泡囊是由许多肺泡共同开口而成的囊腔，并与肺泡管连续，每个肺泡管分支形成2～3个肺泡囊。肺泡与肺泡间以肺泡孔（alveolar pore，也称Kohn孔）相互沟通，肺泡与末梢细支气管以Lambert孔连通（图3-1）。通常每个肺泡有1～6个肺泡孔，这些肺泡孔连接相邻肺泡，并在肺泡扩张时完全张开，呈卵圆形或圆形，为沟通相邻肺泡内气体的孔道。当某支气管受到阻塞时可通过肺泡孔建立侧支通气，进行有限的气体交换。

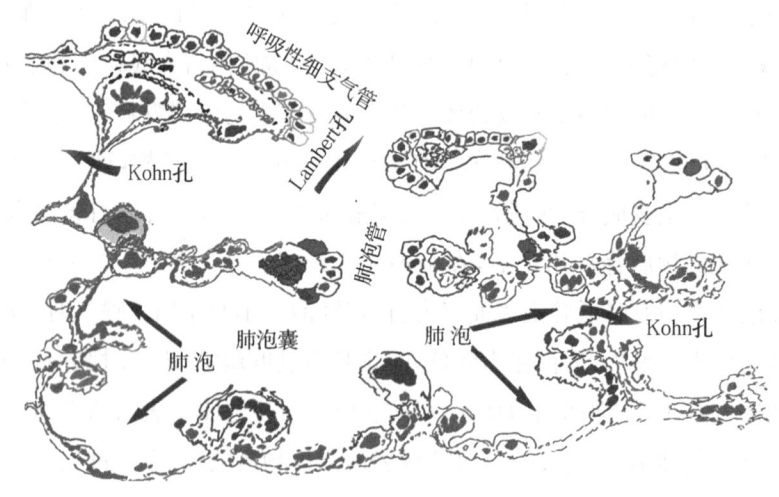

图3-1 Kohn孔和Lambert孔

（6）肺泡隔（alveolar septum）。相邻肺泡之间的薄层结缔组织为肺泡隔，肺泡一面开口于肺泡囊、肺泡管、呼吸性细支气管，另一面与肺泡隔的结缔组织和血管密接。肺泡隔内含丰富的毛细血管网、弹性纤维、网状纤维和胶原纤维等组成的肺泡间质。其中的网状纤维、弹性纤维及少量的胶原纤维构成肺泡毛细血管的支架,弹性纤维使肺泡具有良好的弹性。慢性支气管炎或支气管哮喘时,肺泡长期处于过度膨胀状态,会使肺泡的弹性纤维遭到破坏,失去弹性,形成肺气肿,影响呼吸机能。肺泡隔内还有成纤维细胞、巨噬细胞、浆细胞和肥大细胞,此外还有淋巴管和神经纤维等。由于毛细血管内皮对液体的通透性比肺泡细胞内皮高,心力衰竭患者体液会渗入结缔组织中,造成间质性肺水肿。

二、肺血管

肺共有两套相对独立的血液循环系统,一套为由肺动脉和肺静脉组成的肺循环(小循环),属于肺的功能性血管系统;另一套由发自体循环(大循环)的支气管动脉和支气管静脉组成,为肺的营养性血管系统。

肺动脉起自右心室的肺动脉圆锥,经肺门入肺后随支气管树走行,逐级分支,最后形成包绕在肺泡壁上的毛细血管网;肺小静脉起于肺泡壁毛细血管网,在向心性回流过程中越汇越粗,逐步形成上、下肺静脉进入左心房。在肺内,肺动脉分支紧密伴行于同名支气管,并有一致的分布区域,多位于支气管的前、外侧。肺静脉的属支较动脉多,与支气管的关系不密切,分支分布与支气管多不一致,常见于同名支气管的后、内侧。在肺段内,肺段动脉分支与肺段支气管一致,而肺段静脉可分为段内支和段间支。前者位于肺段内,收纳相应肺段的部分回心血,较细小;后者行于相邻肺段之间,不与支气管和动脉伴行,接受相邻两肺段的静脉回流,属支较粗大,可视为肺段静脉的主支。肺段内支气管、动脉和静脉三者之间的相对位置关系在影像诊断和外科手术中有重要意义(图3-2)。

支气管动脉是肺的营养血管,供应支气管、肺、胸膜和支气管淋巴

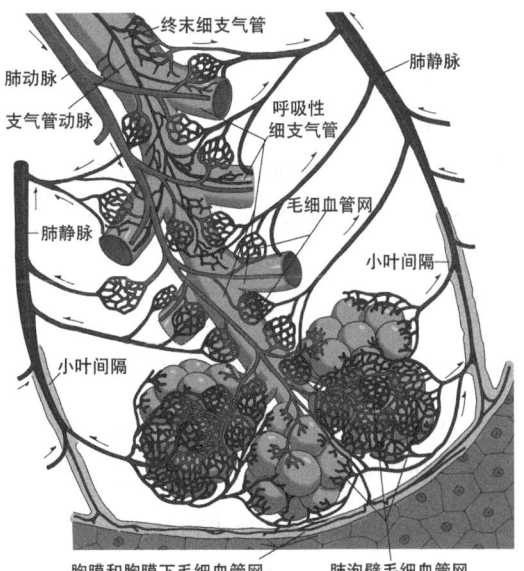

图 3-2 肺段内结构及肺段间血管

结等,支气管动脉与肺动脉的终末支存在生理性的吻合,吻合支主要在支气管入肺后第4~8级分支处,共同分布于肺泡壁。支气管动脉与肺动脉的吻合使体循环和肺循环相交通。实验证实结扎叶以下层次的支气管动脉不会引起支气管肺组织的损伤。

支气管动脉系统来自体循环,其数目和起源变化较大,比较多见的是右侧1支、左侧2支,少数人左右共有4~5支。支气管动脉通常从降主动脉发出,单独或与肋间动脉共干,少数从锁骨下动脉、无名动脉、胸廓内动脉甚至肋间动脉发出。左主支气管动脉单独开口于第5~6胸椎水平的降主动脉,相当于左右支气管与降主动脉交叉的上方,直径1.1~1.5 mm。右主支气管动脉常呈直角开口于降主动脉的右侧壁,直径约2.0 mm。

支气管动脉与支气管伴行,经过纵隔间隙分支到气管、支气管、食管中段、肺、胸膜和支气管淋巴结,可与肺动脉、肋间动脉、亚当凯维奇(Adamkiewicz)动脉交通并参与脊髓供血(图3-3)。支气管动脉在支气管壁外膜组织中形成的动脉丛称支气管动脉丛(bronchial arterial plexus),并由此发出分支穿透肌层进入黏膜下层,形成纤细的毛细血管丛营养支气管黏膜,肺动、静脉壁和脏胸膜;支气管动脉分布于肺泡壁,营养肺泡壁。2/3的支气管动脉血液最后经支气管静脉流入肺静脉的属支,1/3的血液则流入奇静脉(右侧)和半奇静脉(左侧),回流至上腔静脉系统。熟悉支气管动脉的解剖变异对提高选择性支气管动脉介入治疗的疗效以及减少手术并发症具有重要的意义。

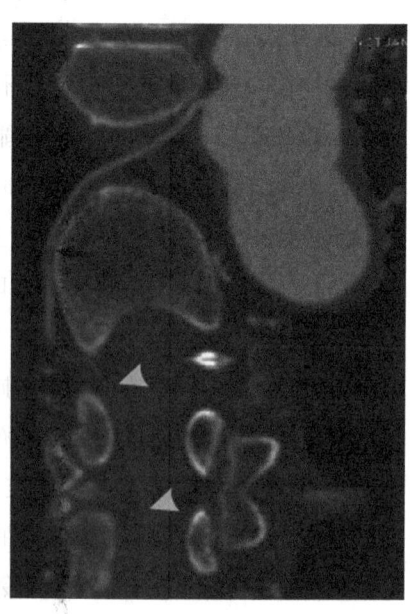

图3-3 右主支气管动脉(箭)发自降主动脉并与亚当凯维奇(Adamkiewicz)动脉(箭头)交通

肺的体循环主要来自支气管动脉和支气管静脉,也可来自肋间、膈下动脉。体循环为肺实质提供了主要的血流量,虽然在健康人群中支气管血液循环仅占总血流量很小一部分,但其在维持气道及肺功能方面发挥着关键作用。特别在许多病理条件下,支气管循环的可塑性更强,发挥的作用更重要,如肺癌主要由支气管动脉供血。病理状态下供血系统的血流动力学将发生异常变化。肺CT灌注成像

(CT perfusion imaging,CTPI)可反映肺微循环的血流动力学改变,通过分析灌注成像特征可评估相应病理状态。因此能够同时测量这两套循环系统的CT灌注成像技术对于疾病的诊断和治疗都是非常有意义的,但是常规的CT灌注技术不能从根本上区分两套血供系统。

长期以来,对于两套循环系统在肺部疾病的血供所占比例上一直存在争议。虽然二十世纪六七十年代就有尸检报道肺癌组织中存在双套血供系统,并在后续研究得到证实,但仍有部分研究者认为肺癌仅由支气管动脉供血。明确肺部病变血供起源及构成百分比对认识疾病的发生、发展及明确诊断和制订治疗计划、改善预后有重要的作用。

肺癌主要由支气管动脉供血,支气管动脉始终参与肺癌病灶发生发展的全过程,并发生相应的功能、形态的变化。肺动脉有时也参与供血,肿瘤越靠近胸膜缘,肺动脉供血的比例越大。还有少数肺癌病例接受双侧支气管动脉供血或其他体循环血管的供血。位于上叶的病灶接受锁骨下动脉分支的供血,位于下叶的病灶接受食管固有动脉或膈动脉的供血,而在肺门附近的病灶常接受纵隔内其他体循环血管分支的供血。由于支气管动脉和肺动脉可以同时参与肺癌供血,因此临床上对部分肺癌病例仅做支气管动脉灌注化疗是不够的,应该同时加做肺动脉的灌注介入治疗。

另外,结核病灶与肺癌病灶一样也可同时存在两套血供系统,两个供血系统间存在多途径的相互交通。当结核病灶或肿瘤病灶发生坏死时,两套血供的血管床有可能招致破坏,进而相通,由于肺动脉血流明显高于支气管动脉血流,在压差的驱使下发生支气管动脉-肺动脉瘘,从而为结核或肺癌患者的咯血症状提供了一种解释。此外,病灶血供的强弱还可用来判断结核或肺癌病灶的活跃程度,通过观察治疗前后的血供变化(病灶在CT影像上的增强程度)评估治疗疗效及进行预后分析。

肺内血管的CT表现与支气管相同之处在于其影像特征主要取决于管径的大小和走行方向;与支气管不同的是,支气管内一般含空气,呈低密度影,而血管内充盈血液,显示高密度影,两者形成鲜明对比。但在通常情况下,肺动脉和肺静脉无密度差异,两者间的鉴别有一定的困难,需依据与相应支气管的位置关系或连续层面观察加以区别;靠近肺门的大血管一般较易识别,而肺内血管特别是越靠近外周的血管识别较为困难,往往需借连续层面追踪观察到肺门血管干处,才能判定是肺动脉或是肺静脉。一般来说，肺动脉与同级同名的肺叶支气管伴行于肺叶、肺段、亚段及小叶中心，而肺静脉及其属支独自分布在肺段、亚段及小叶的边缘。图3-4显示了细支气管及其动脉、肺动脉和肺静脉与肺泡的相对位置关系。

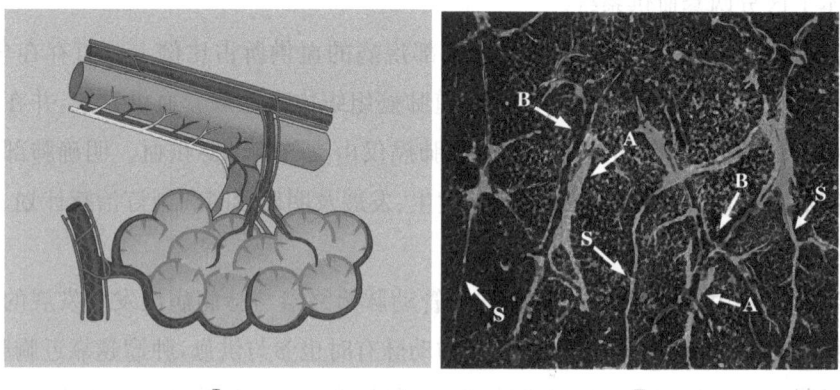

Ⅰ. 模式图。图中标注：A. 肺泡；AD. 肺泡囊；RB. 呼吸性细支气管；TB. 终末细支气管。
Ⅱ. 肺小叶1 mm薄层标本图，可见小叶间隔(S)、细支气管(B)及伴行的肺动脉(A)，与走行于小叶间隔边缘的肺静脉(V)。

图3-4　肺小叶结构中细支气管、肺动脉、支气管动脉和肺静脉与肺泡的相对位置关系

三、肺小叶

当小支气管分支到直径1.0 mm以下时，称为细支气管。细支气管继续分支到直径0.5 mm时，称为终末细支气管。每一个细支气管（或3～5个终末细支气管）连同它的各级分支以及分支末端的肺泡构成一个肺小叶，或称次级肺小叶。肺小叶是肺基础的结构和功能单位，也是小叶性肺炎的病理单位，每叶肺有50～80个肺小叶。

每一个肺小叶呈容积不等的锥体形，其尖朝肺门，底大多向着肺表面，状似多边形，小叶边长约20 mm，在胸膜面上隐约可见其底部的轮廓。肺小叶的构造可分为小叶间隔、小叶核心结构和小叶实质3部分。小叶间隔构成肺小叶的边界，主要由结缔组织组成，这些结缔组织主要来自胸膜基质。小叶间隔在肺的各个部分发育程度不等，主要沿肺肋面、纵隔面和横膈面的发育较好，胸膜下小叶间隔厚度可达0.1 mm；靠近肺中心区的小叶间隔发育较差，以致很少见到肺小叶的完整轮廓。肺小叶下静脉和大的淋巴管位于小叶间隔内，静脉的直径约为0.5 mm。小叶核心结构由支配小叶的细支气管（或终末细支气管）、小动脉以及一些起支持作用的结

缔组织构成。肺小叶及肺泡的结构详见图3-4及图3-5。

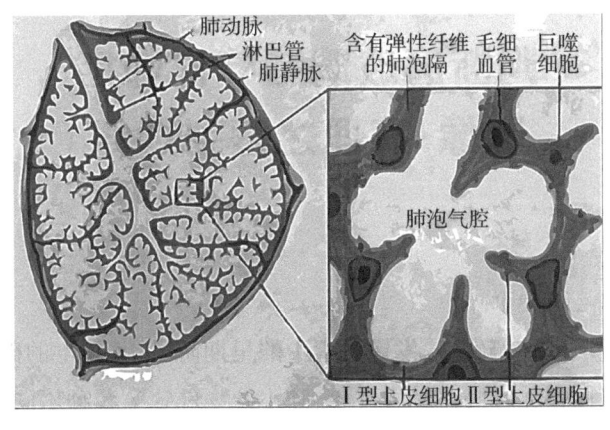

图3-5 正常的次级肺小叶(或称肺小叶)及肺泡中Ⅰ型、Ⅱ型上皮细胞和间质结构的模式图

薄层CT扫描因为受容积效应的影响较少,故可更细致地显示支气管血管束。总的说来,CT图像上的血管外形比较光滑规则,从肺门向肺周围逐渐变细;有时较大血管的外缘可呈三角形,代表着血管的分支处。肺血管的断面影接近肺门及纵隔方向较粗也较多见,越近肺外周越少和越细,在薄层扫描时血管断面显示的概率亦增加。

CT图像上如何鉴别血管与肺内细小结节,下述方法可供参考:①血管断面往往与伴行的支气管断面紧邻,大小也相仿。②与邻近的条状血管影直径比较,粗于相邻血管的为微小结节,否则为血管断面。③在小于1 mm的上下横断层面作连续动态追踪观察,如连续出现者为血管,否则为微小结节。④改变患者体位后扫描,因血管方向改变,断面影随之消失,而微小结节形态和位置不变。⑤冠状位MPR在电脑屏幕上做动态连续观察,血管是在连续层面上连接,呈一条由粗渐细的平滑曲线影;微小结节则完全不同,可表现为一个独立于非血管结构的点状影。

第4章

判断磨玻璃结节样肺癌影像-病理之鉴别规律

在磨玻璃结节样肺癌发生、发展过程中的早期阶段,其发生的部位可以是在肺泡、肺泡管,也可以是在呼吸性细支气管、肺小叶支气管等各种不同的部位,这就可造成肿瘤有各不相同的影像形态。又由于肿瘤在不同区域的发展往往是不同步的,同一肿瘤在某些区域可以表现出停滞不前的状态,在另外区域则表现出退缩状态,又在有些区域还可表现出很活跃的状态,这同样也可以造成肿瘤有各不相同的影像形态。这两个病理基础就造成早期微小肺癌在 CT 影像上可以呈多形态的改变,从而也就形成多种类型的形态学分型。

第1节 微小肺癌的浸润前期病变

一、偶发性肺结节的影像学命名与肺癌病理的新分类

(1) Fleischner 学会胸部影像学词汇与国际早期肺癌行动计划提出的结节分类法,对偶发性肺结节的命名已达成共识。对单发肺结节进一步细分为:GGO 指在薄层 CT 上病变边界清楚或不清的肺内密度增高影,但病变密度又不足以掩盖其中的细小血管和细支气管影;如果病变局限,则称为局灶性磨玻璃密度影(focal ground-glass opacity, fGGO)。GGO 的成因多样,包括液体、细胞和(或)纤维化所致的间质增厚,部分肺泡萎陷,毛细血管容量增加或上述诸因素的综合作用,造成气腔的空气部分被置换。GGO 较实变密度低,后者内部的支气管血管边缘往往被掩盖。根据 GGO 的内部密度,如 GGO 病灶内不含有实性成分,称为 pGGO;如含有实性成分,则称为 mGGO;如果病灶边界清楚,形态类圆形,表现为结节状,则称

为 GGN；根据结节内有无实性成分再分为 pGGN 和 PSN，后者又称 mGGN、SSN、半实性结节(semi-solid nodule)。

（2）结节直径的大小做了相应的调整：微结节是指散在的、微小的、圆形局限性致密影。对于微结节，过去曾使用过多种大小阈值，如 5 mm、7 mm 等，2017 年，Fleischer 学会调整为将最大径为 6～10 mm 的结节定义为微结节。对于直径不大于 5 mm 的结节则通称为粟粒型结节；小结节的大小则为 11～20 mm。

（3）病理的新分类：根据 2011 版的肺腺癌的国际多学科分类新标准，肺腺癌可分为四类：原位腺癌(AIS)；微浸润腺癌(MIA)；浸润性腺癌(IAC)；浸润性腺癌变异型(VIA)。

在新分类标准中，不再使用细支气管肺泡癌(BAC)和混合型肺腺癌的名称，而代之以 AIS 和 MIA。据此，大多数以前诊断的含有细支气管肺泡癌成分的肺腺癌，现在应划归为 MIA，故而肺微小腺癌的影像诊断亦应同步更新以契合现行的国际标准。鉴于影像学在早期肺癌诊断中发挥的作用日益增大，新分类标准中特别强调了影像学的应用和整合（表 4-1）。

表 4-1　国际分类与野口病理分类的对照及相应的 CT 特征

1995 野口病理分类	2011 国际新分类 IASLC/ATS/ERS*	CT 特征	
	不典型腺瘤样增生(AAH)	GGN（无血管期）	贴壁生长
A 型：局限性肺泡癌(BAC)，非黏液型	原位腺癌(AIS)	GGN（少血管期）	
B 型：BAC 伴有灶性肺泡结构塌陷	原位腺癌(AIS)	GGN（外源性血管生成期）	间质浸润
C 型：BAC 伴弹性纤维重度增生、网状结构	微浸润腺癌(MIA)	GGN/pSN（内源性血管生成期）	
	浸润性腺癌(IAC)	pSN/SN，实性(＋＋＋)	演化转变
D 型：分化差的腺癌黏液型 BAC	浸润性腺癌变异型(VIA)	pSN/SN，实性(＋＋＋＋)	
E 型：管状腺癌			
F 型：乳头状腺癌伴有侵袭性生长			

＊ERS，欧洲呼吸协会(European Rspiratory Society)。

二、微小肺癌的浸润前期病变

早期肺癌是指瘤体不大于 3 cm 的ⅠA 期肺癌,其中重点是不大于 10 mm 的 0 期 AIS 与ⅠA1 期的 MIA,因瘤体仅在不大于 10 mm 的范围内,故又称微小肺癌,它们的 10 年术后生存率可达 95%～100%。当早期肺癌处在微小阶段时,瘤体仅在不大于 10 mm 的范围内,但是却经历了其自然生长史上很长的时间。在肿瘤由正常细胞—AAH—AIS—MIA 转化、演变的过程中,从单个癌细胞开始,通过血管的进入倍增发育到直径 10 mm、重量 1 g 的 AIS、MIA,需 5～10 年时间。此期间是早期微小的、不发病的阶段(cancer without disease),所以可以称它是无症状的、无伤害的、处于休眠期的、发展很慢的惰性癌。在组织学上因为 0 期的 AIS 不具有侵袭能力,所以将它与 AAH 一并归入浸润前病变,也即良性(伴有潜在恶性)阶段的范畴。

(1) 不典型腺瘤样增生(AAH)。最初在切除的肺癌手术标本中偶然发现 AAH,后来在肺癌的早期筛查人群中也观察到了它的存在。其与早期肺癌的形态学特征及分子生物学检测结果具有某些相似性,因此 AAH 被认为是最早期的一种癌前病变或称浸润前病变。在正常人群中 AAH 的发病率为 2.8%,在 60 岁以上人群中的发病率为 6.6%。在肺腺癌患者中的检出频率更高,可达 10%～23.2%。AAH 手术后患者的 10 年生存率为 100%。在 CT 上表现为无实性成分的、5～10 mm 的 pGGN,CT 值为 -700～-600 HU,边缘清晰,周围无血管走行。病理上异形的肺泡上皮细胞单纯地沿肺泡壁呈伏壁式生长,排列稀疏。而 AIS 通常也在 5～10 mm,癌细胞单纯地沿肺泡壁呈伏壁式生长,但是排列很密集,形态又多样,可呈柱立方状、钉状、圆顶状,虽无间质、血管或胸膜受累,但有时可见肿瘤血管移动旁行,也可以有很细的微血管进入 pGGN 内(图 4-1、图 4-2),这是 AIS 与 AAH 的不同之处。

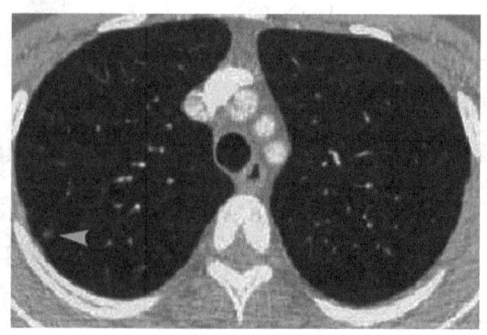
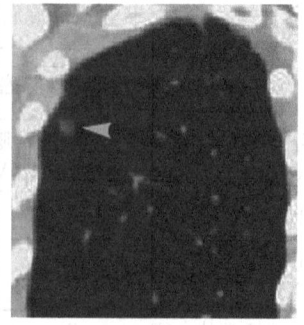

A　　　　　　　　　　B

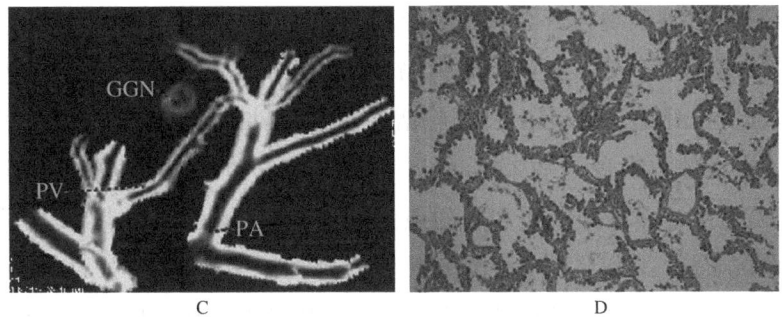

A. 横断面图像,右上肺尖后段胸膜旁见一直径约 4.3 mm pGGN(箭头);B. 冠状面图像,病灶(箭头)较为孤立,无血管进入;C. 虚拟现实(virtual reality, VR)图像,此病灶结节与周围的肺血管无关联;D. 手术病理证实为 AAH(HE×100 倍)。镜下示:肺泡结构存在,被覆较一致的立方状非黏液性上皮,上皮细胞之间有间隔。PV,肺静脉;PA,肺动脉;GGN,磨玻璃结节。

图 4-1　不典型腺瘤样增生的 CT 与病理

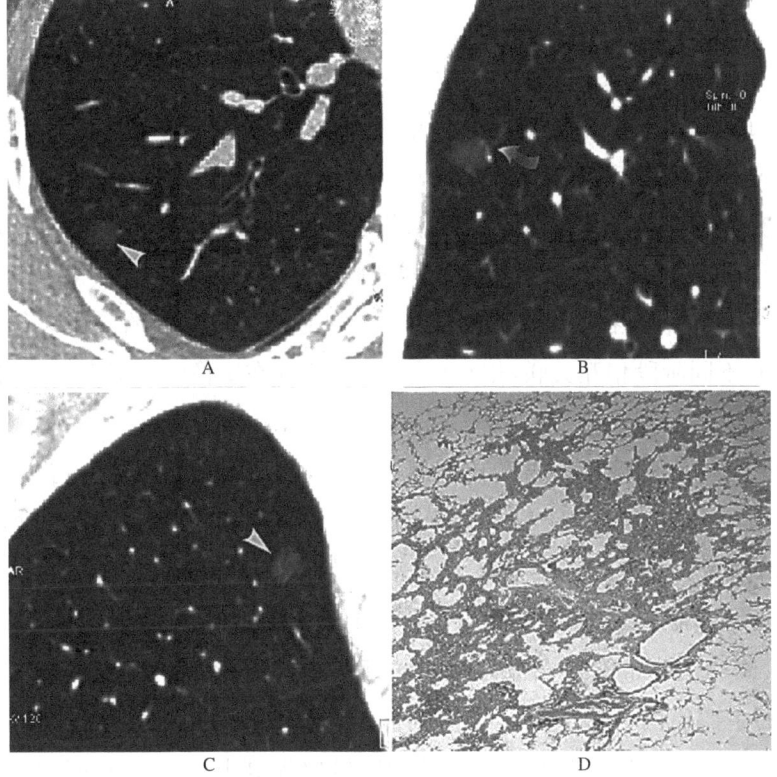

A. 右肺上叶后段 8 mm pGGN(箭头);B. 冠状面图像,3 年后病灶增大至 7 mm,无毛刺,边缘可见微血管(箭头);C. 矢状面图像,结节(箭头)内部无血管进入,这是与 AIS 不同之处,可资鉴别;D. 镜下显示为 AAH。

图 4-2　不典型腺瘤样增生的 CT 与病理

pGGO在肺窗表现为云雾状密度影,病灶内有时偶见清晰的细小血管与数量不等的空泡或支气管充气影。在纵隔窗病灶多不能显示。凡是肺泡内气体减少、细胞数量相对增多、肺泡上皮细胞增生、肺泡隔增厚及终末细支气管部分填充者均可在影像上表现为pGGN,所以pGGN是一种非特异性的影像学表现。由于GGO可见于多种肺实质和肺间质性病变,如过敏性肺泡炎、间质性肺炎、肺泡蛋白沉着症、类脂质肺炎、结节病、卡氏肺孢子菌肺炎、特发性肺间质纤维化、闭塞性毛细支气管炎伴机化性肺炎等,所以需要认真加以鉴别。体检时发现的偶发性pGGN,如果经过抗炎或较长时期的观察不消失(即持续性GGN),应高度警惕;对于微小肺癌中的GGN,在早期其外形不会出现分叶、毛刺、胸膜凹陷征等征象,而是出现肿瘤微血管CT成像征时,才考虑肺AIS或MIA的可能。

(2)原位腺癌(AIS)的发生、发展是一个多基因参与、多步骤渐进的过程。由于细支气管肺泡干细胞(bronchioalveolar stem cell,BASC)位于细支气管和肺泡交界处,有修复细支气管和肺泡损伤、自我更新和分化的能力,可传代分化出Ⅰ型和Ⅱ型肺泡细胞及细支气管细胞,BASC在细支气管和肺泡损伤修复及内环境稳定中起重要的作用。在外环境诱导及某些特定基因突变(如K-ras突变)的内外因素作用下,易发生转化、扩增或增殖成为肿瘤干细胞,进而发展成AAH、AIS和腺癌。这一系列过程是在基因与微环境的调控下逐步演变进展的。在这个发生、发展过程中,不同阶段相互关联,相互交错,导致AIS在影像学与形态学上的多样化表现,但在主体上仍呈现为pGGN。

目前,AIS在肺癌中所占的比例逐年升高,由20世纪80年代占NSCLC的5%上升至现在的30%,且50%以上的患者为女性,62%的患者无吸烟史。局灶性AIS最常见,约占50%。患者通常无临床症状,仅在CT时偶然发现,与其他类型的肺腺癌相比预后较好,术后10年的生存率达100%。临床上对AIS的诊断和治疗常常存在极大的差异,而诊断错误和治疗不当是造成患者预后不良的主要原因。鉴于对AIS的临床-影像-病理等综合诊断的逻辑思维、诊断要点尚缺乏一致、完整、全面的认识,尽快提高业界的认知能力和诊断水平至关重要。

影像学上,AIS与AAH相似,绝大多数的AIS在CT影像上同样表现为局灶性pGGN,云雾状,边缘光整,直径不大于3 cm,特征性的表现是在云雾状GGN周边常见横径不大于 2 mm 微细血管旁行或仅一小段细小血管进入病灶。这是它与 AAH 最为关键的鉴别要点(图 4-3 和图 4-4)。

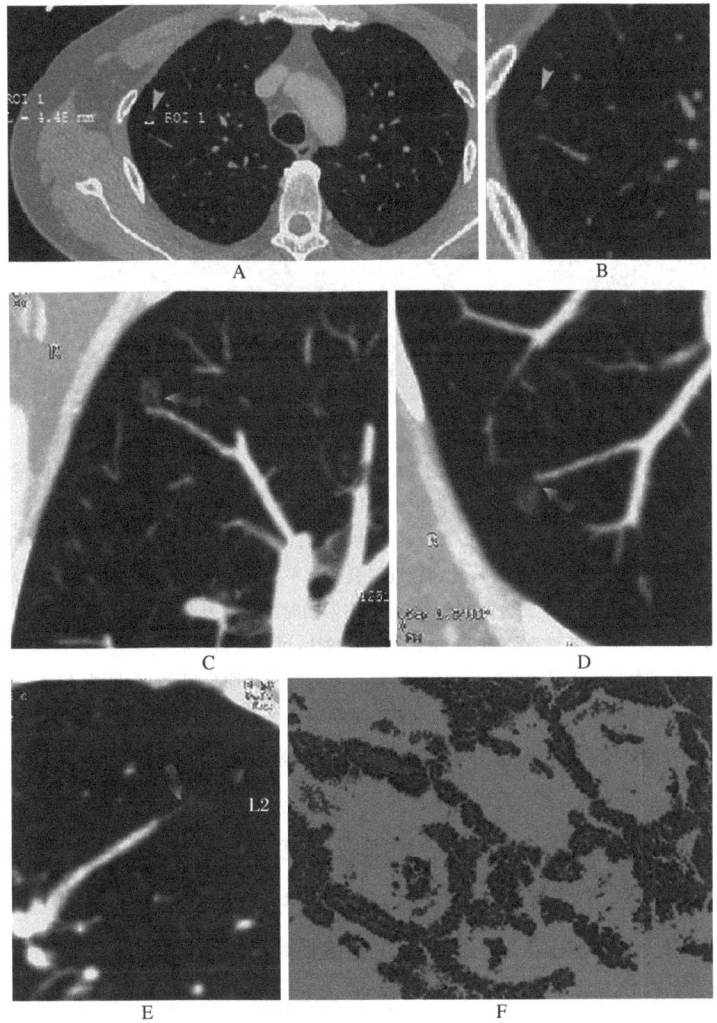

男,59 岁,右肺上叶 GGN 4.4 mm,在横断面薄层图像上是无法观察到周边有无微细血管的,无法区分 AAH、AIS 或其他病变(A,B 箭头)。经图像后处理(C、D. MIP;E. CPR)可观察到有横径不大于 2 mm 的微血管分支(箭头)移动进入病灶,同时在其内部还可见横径不大于 2 mm 的微血管分支断面出现,可与不形成肿瘤微血管 CT 成像征的 AAH 鉴别。F. 手术病理(HE×200 倍)为 AIS(4.4 mm),肺泡结构存在,非黏液型肿瘤细胞沿肺泡贴壁生长,细胞间相互粘连。

图 4-3　原位腺癌与不典型腺瘤样增生的鉴别要点

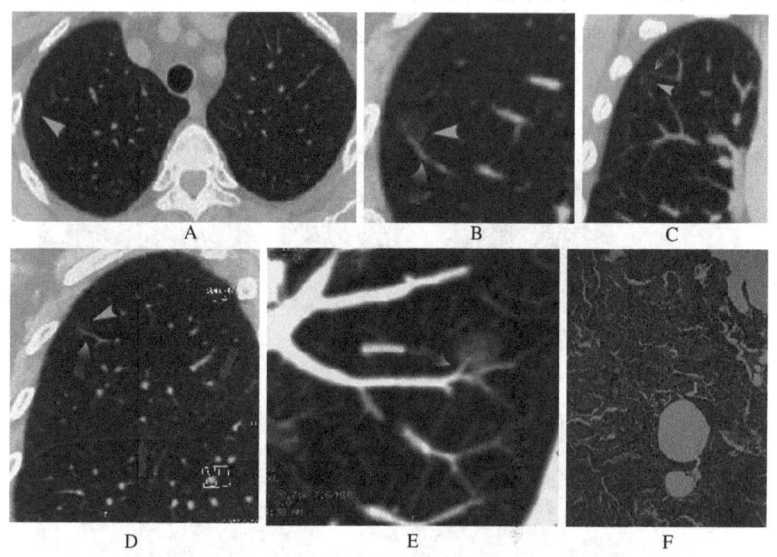

A~D：女，40岁。右上肺前段发现直径约 7 mm 的 GGN 病灶（箭头），在横断面薄层图像上无法观察周边有无微细血管。在 MIP(C) 和 MPR(D) 的图像中可以观察到有管径不大于 2 mm 的微血管分支移动进入病灶内部，增强扫描病灶内部强化不明显。影像诊断为 AIS，经手术病理证实。在该患者的同肺叶内还可见两枚直径均约 5 mm 的 GGN 病灶（箭头），分别靠近斜裂和水平裂，病灶周围未见肿瘤血管(D)。此两枚病灶与 AIS 病灶一并切除，术后病理证实为 AAH。此例可称为同时性多原发肺癌。

E~F：男，58岁，左肺下叶见直径约 9 mm 的 GGN 病灶，可见较粗的肿瘤血管（箭头）进入病灶，管径不小于 2 mm，肿瘤内存在互相联通的新生微血管，增强扫描病灶强化明显(E)。诊断为 MIA，术后病理证实。F 为显微病理(HE×100 倍)：于微浸润区域内可见不规则腺体形成，间质纤维化，肿瘤周围贴壁生长。

图 4-4　原位腺癌、不典型腺瘤样增生、微浸润腺癌三者的鉴别要点

此外，在病理上 AIS 病灶内的肿瘤细胞单纯地沿肺泡壁呈伏壁(贴壁)式生长，形态多样，可呈柱立方状、钉状、圆顶状，而无对间质、血管或胸膜的侵袭，可出现大量残存气腔，但无肺泡塌陷，属于非浸润性的腺癌。癌细胞紧密、连续、叠层排列（图 4-5），与 AAH 病灶内的细胞呈不连续、疏散的排列不同。由于 AAH 与 AIS 两者是一个替代、演变、转化的连续过程，所以在同一个患者或同一肺叶及不同肺叶上可以先后出现或同时存在。因此，对 CT 常规查体中发现的、无任何症状的 6~10 mm pGGN 应引起重视。由于肺内发生 AIS 后往往可以持续一段很长的时间，手术切除后的病理证实肿瘤并未发生浸润性改变者，术后也无需任何后续治疗，在 TNM 分期上它属于 $TisN_0M_0$，0 期。基于第七版 TNM 病理分期标准的 ⅠA、ⅠB、ⅡA、ⅡB、Ⅲ和Ⅳ期肺癌的 5 年生存率分别为 73%、58%、46%、36%、20% 和

13%,而 0 期 AIS 的 5～10 年生存率为 100%或接近 100%。因此,把握好 AIS 的诊断,提高 0 期肺腺癌的检出率,影像诊断是关键,这对于肺癌的早发现、早诊断、早治疗及预后都有着很重要的临床价值和现实意义。当前全球肺癌的 5 年总体生存率仅为 30%左右,主要原因在于 2/3 的肺癌在发现时已为晚期。因此,极需要把握好对 AIS 的诊断,提高 0 期肺腺癌的检出率,及早启动干预,以改善肺癌患者的生存率,从而保证患者的生活质量和预期寿命,这将会产生极高的社会和经济效益。

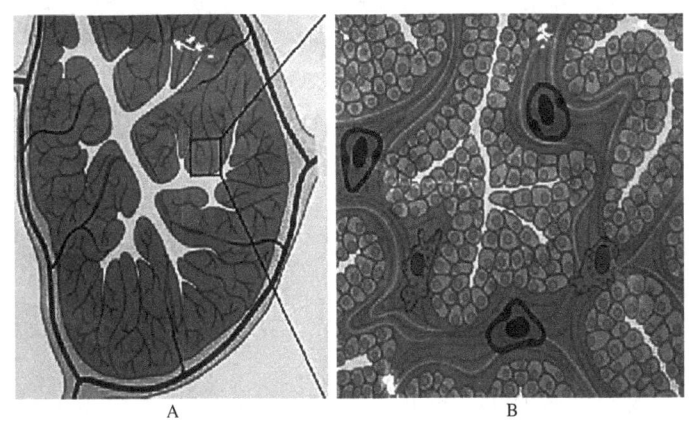

A. 肿瘤细胞沿肺泡壁从单层伏壁式发展至叠层式生长,无间质的侵犯;B. 局部放大图示细胞叠层排列紧密、连续。

图 4-5　原位腺癌发展模式图

根据 2011 年肺腺癌的 IASLC/ATS/ERS 新的病理分类,肺黏液性腺癌(mucin-producing adenocarcinoma of the lung, MPA)可见于各期腺癌之中,不再将其单列一类。MPA 是一组临床上少见的肺部原发性恶性肿瘤,属于肺腺癌的一种特殊类型,其组织学特点是肿瘤内含有丰富的黏液,具有独特的临床病理特征和免疫表型。MPA 的临床症状和影像学表现与肺腺癌的其他亚型相似,缺乏特异性表现。总体预后也较普通型肺腺癌差。MPA 多见于中老年患者,早期无特异症状和体征,容易误诊,患者确诊时大多已属中晚期,其中一部分患者已错过手术治疗最佳时机。MPA 主要的 CT 影像学表现有 GGN、肺实变、多囊腔、空洞、空泡样透亮影、支气管充气征、小叶间隙增宽等多种形态表现,其中约 75%的病灶中心区域内可见低密度影,内含有丰富的胶质黏液物质,形成独特的"中央空泡征"CT 征象(图 4-6)。MPA 的确诊主要依靠病理学检查,争取手术完全切除是关键。

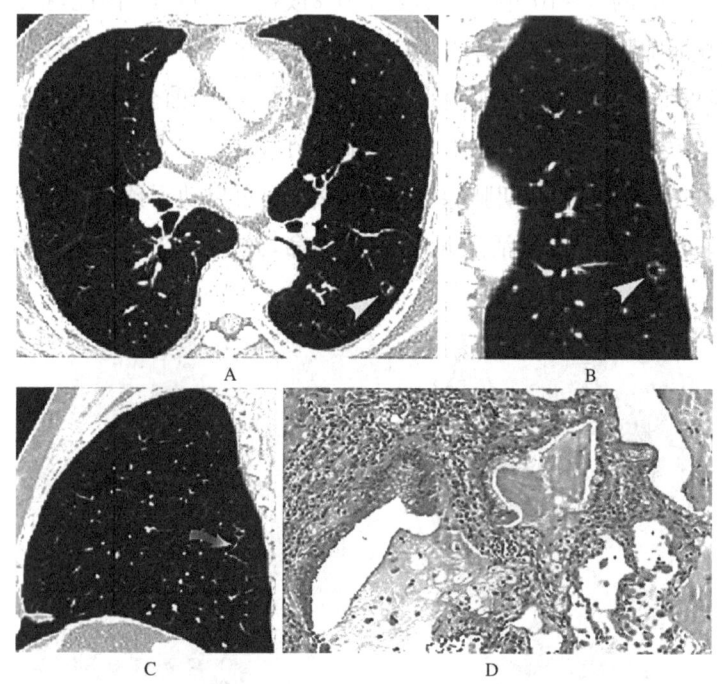

A. 男,74岁,左肺下叶外侧基底段见含"中央空腔征"的9 mm小病灶(箭头);B. CT随访10年,病灶形态、大小、密度、位置始终无动态改变(箭头);C. CT增强扫描,在矢状面重组图像上可见肿瘤血管进入病灶边缘,具恶性征象(箭头);D. 手术病理(HE×100倍):黏液型MIA(1 cm×0.6 cm),伴间质肺炎,间质内见炎症细胞浸润,肺泡结构存在,肺泡腔扩张、内含黏液,被覆单层分化较好的黏液性肿瘤性上皮,无纤毛分化。

图4-6　黏液型原位腺癌

第2节　微小肺癌的浸润期病变

一、微浸润腺癌混合密度的磨玻璃结节

由0期的AIS转化、演变成MIA之后,由于肿瘤血管增多、癌细胞增殖,它即进入一个较快的生长期,从每1 mm³的癌组织含有100万个癌细胞开始,在1~3年内肿瘤可以从1 cm增大至2~3 cm,重量由1 g增加到100~300 g。肿瘤最大径每增加1 cm患者预后会更差,一旦进入浸润期,转移的概率明显增加,因此肿瘤血管生成是肿瘤演化、发展和转移的重要环节(图4-7)。

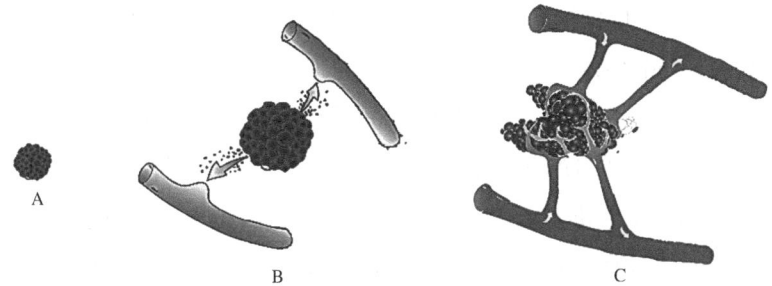

A. 少(乏)血管生长期,肿瘤体积小,无直接血供;B. 外源性血管生成期,癌细胞释放血管生成因子刺激周围的血管发出毛细血管芽,移动进入肿瘤(血管"移动");C. 内源性血管生成期,移动血管进入肿瘤,在肿瘤内部分支形成毛细血管网,互相联通(血管"联通")。肿瘤可经新生血管进入血液系统,形成远处转移。

图 4-7 肿瘤血管生成是肿瘤演化、发展和转移的重要环节

肿瘤血管生成的来源之一是肺癌细胞会释放血管生成因子,特别是其中的血管内皮生长因子(vascular endothelial growth factor,VEGF),刺激肿瘤周围邻近的微细血管及其分支,长出毛细血管芽后形成迁移性的、新生的微血管,移动进入肿瘤,可直接供应肿瘤细胞所需要的营养物质,使肿瘤内的代谢得以进行,即外源性肿瘤血管生成学说。肿瘤的血管生成来源之二是 VEGF 进一步促使病灶区原有宿主血管加快增殖,形成并建立肿瘤内部的新生微血管,逐渐互相联通成网,促使肿瘤进一步生长,即内源性肿瘤血管生成学说。肺癌的肿瘤血管形成过程极为复杂,多数肿瘤细胞可以穿透血管,内渗入血液形成远处转移,另外也可以浸润或外渗至周围间质。因此,即便是早期(IA_1期)肿瘤,同样也存在癌转移的风险。这就是肿瘤供血系统由少血管生成状态—外源性血管生成状态—内源性血管生成状态发展的全过程(图 4-7、图 4-8)。

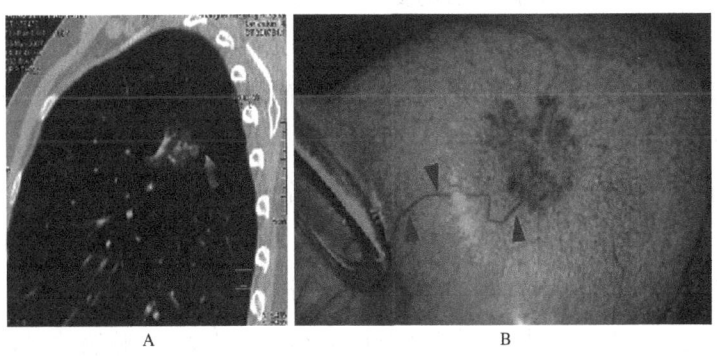

A. 瘤外带边缘可见微血管(箭头)进入,其内形成丰富的微血管网,增强扫描,强化明显;B. 术中胸腔镜下直视图:一条迂曲的血管(箭头)与肿瘤相连。

图 4-8 肿瘤微血管 CT 成像征及术中所见

肿瘤微血管 CT 成像征是指在增强薄层扫描 CT 影像上观察到异常增生血管移动进入肿瘤内且与瘤体内的微血管互相联通的现象（血管"移动 + 联通"）。因此，微小肺癌的影像诊断即可以简化为：微小肺癌 = 持续存在的磨玻璃结节 + 肿瘤微血管 CT 成像征。AIS 在肺癌 TNM 分期中归为 0 期，是病理学诊断 MIA 的重要基石，又因为 IA1 期的 MIA 的标准是不大于 1 cm，所以将 1 cm 作为早期微小肺癌的临界值（cut-off 值）并用来作为有无风险的评估是符合逻辑、情理的。微小肺癌是临床上实现肺癌"三早"处理（即早筛查、早诊断、早治疗）的起点，也是提高肺癌 5 年生存率的关键。基于上述原因，在影像及病理诊断的实际工作中，把握好微小肺癌的诊断至关重要。

MIA 的病理特征为肿瘤细胞沿肺泡壁附壁生长，伴有肺泡塌陷，弹性纤维中、重度增生和网状结构断裂，癌组织可在纤维瘢痕化区域内开始侵犯周围间质，形成早期微浸润性病灶；影像学上则表现为部分实性即 mGGN 病灶。1995 年，野口将其划分到 C 型，即 MIA。在 CT 影像上，除了在 GGN 中存在不大于 5 mm 的较高密度的实性浸润灶及肿瘤微血管 CT 成像征（图 4-9），其外缘还可有细小毛刺，但是尚未出现分叶征与胸膜牵拉或凹陷征，受累的肺泡框架基本完整；内部亦可见空泡征及细支气管充气征，这些征象发生的概率高于实性肺癌结节。临床上经抗炎或抗结核治疗后，病变往往无缩小，甚至继续增大（图 4-10）。当 AIS 一旦发生微浸润，其病程将明显加快，浸润性肿瘤组织将逐步蚕食纤维瘢痕，最终纤维瘢痕会被 IAC 完全取代，进一步发展成为伏壁式生长为主的浸润腺癌，后者将进一步发展为各类型（伏壁型、腺泡型、乳头状、实性等）IAC，过程为 AIS—MIA—IAC。因此，实性成分对于判断病情预后有着重要的作用。实性成分所占比例越多，病变的恶性程度相对更高，局部切除术后的复发率亦更高，预后较差。

此外，支气管、肺血管与肺癌结节的关系对正确诊断 CT 影像也非常重要。无论是支气管动脉的分支还是肺动脉的分支，在解剖结构上都与相对应的支气管伴行，沿途分支形成毛细血管网，分布于肺泡壁，营养肺泡壁、肺叶支气管壁和脏胸膜。在显示 AIS 病灶与支气管、肺动脉、支气管动脉之间的形态关系方面，运用 MPR、MIP、CPR 等图像后处理方法观察 GGN 与肺动脉/支气管动脉间关系及进行形态学分型，对 GGN 的定性有很大的实用价值。

肺癌的强化程度并不与外源性血管的大小成正相关性，肺癌的强化程度及峰值与内源性新生的肿瘤小血管（0.02～0.10 mm）是具有一定相关性的。肿瘤强化程度低，提示肿瘤内的新生血管密度较小；强化程度高，则提示新生血管密度较大。

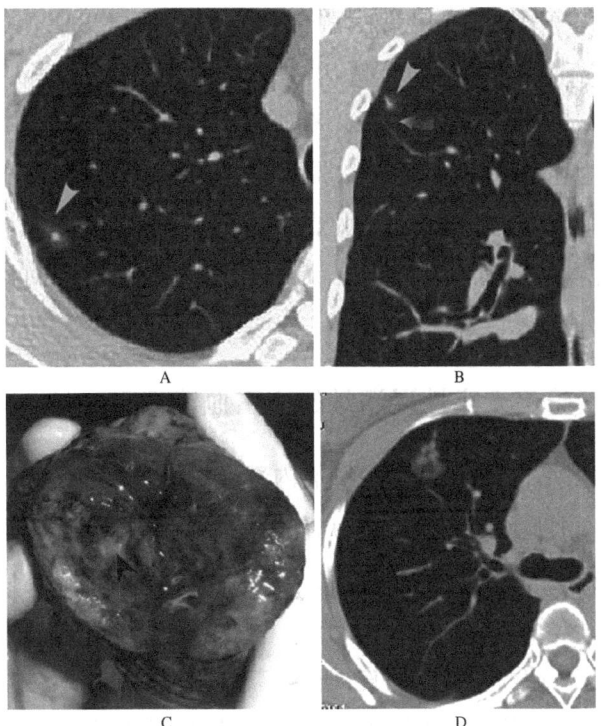

A～C：男，38岁，右肺上叶10 mm的GGN中出现较高密度的实性浸润灶（箭头），直径不大于5 mm（A）；B为同一病例的冠状位图像，可见微细血管（箭头）移动进入病灶（箭头）；C为术后标本，在切面上可见略呈白色的肿瘤病灶（箭头）。病理检查证实为MIA。D. 另一MIA病例，病灶内见横径超过2 mm、堆聚的浸润灶。这种不大于5 mm的突变灶即为MIA与AIS的CT鉴别要点。

图4-9 微浸润腺癌（MIA）的影像与病理

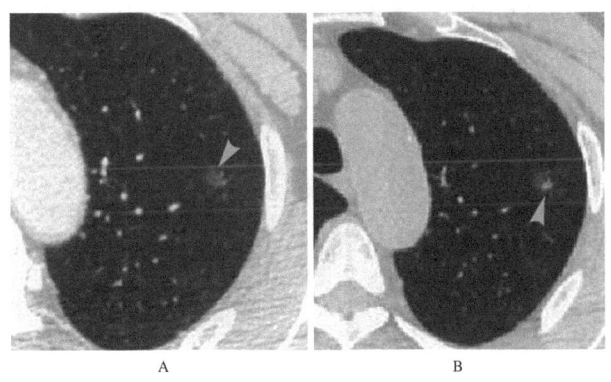

A. 体检行胸部CT，左肺上叶见直径约8 mm的GGN病灶（箭头），边界较模糊，内部未见明显实性成分，拟诊为AIS，未手术，定期随访；B. 1年后随访，原GGN病灶内出现较高密度的实性成分，范围不大于5 mm，考虑为MIA。遂行手术，术后病理检查证实为MIA。

图4-10 微浸润腺癌（MIA）的CT表现

定量分析上,强化净增值或强化差值(强化差值=增强后CT值-增强前CT值)不大于20 HU时,表示肿瘤强化程度低,手术残留肿瘤血管的概率亦较低,术后肿瘤复发的概率较小,患者的生存时间长。有研究认为,在肺静脉受累时,应该高度提示肺癌,这是因为肿瘤呈膨胀性生长,常侵及相邻的肺段和亚段,肺静脉位于肺小叶的周边部位,肺静脉受累对于判断肿瘤的侵袭性更具指标意义。此外,肺静脉也可能一定程度地参与肿瘤供血。因此,肺血管与GGN的关系对病灶的定性诊断有肯定的实用价值。

二、微浸润腺癌无实性浸润灶的丰富血管GGN

按照肿瘤血管结构特征及分布,肿瘤内部新生的微血管主要分布在癌结节外带区域,此处是癌细胞增殖和生长最为活跃的区域,肿瘤内部微血管的互相联通将造成在CT增强扫描时肿瘤的明显强化,与移动进入病灶的肿瘤供血血管一并构成有特征性的肿瘤微血管CT成像征(图4-11)。这包括微小血管进入瘤结节后形成穿过、连接、汇合、截断、变窄、僵直、扭曲、牵拉、聚集、强化、增粗等十多种CT征象,可总称为肿瘤微血管CT成像征、肿瘤血管移动-联通征,或简称肿瘤血管征。

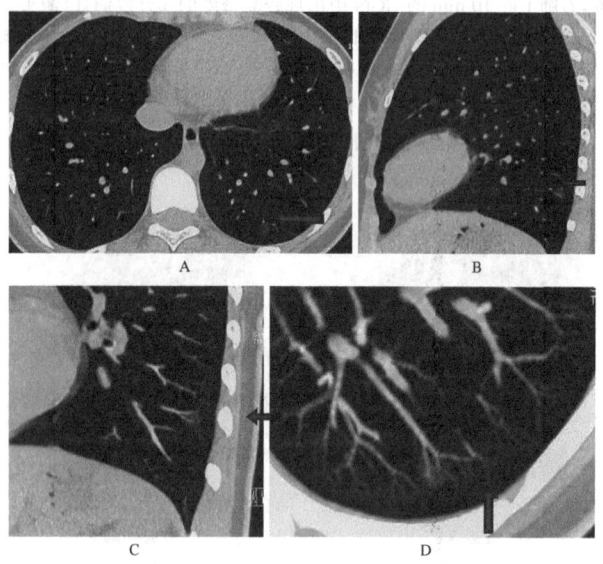

女,17岁学生,左肺下叶后基底段7 mm的GGN,抗炎治疗无效。做增强CT(A,B)发现结节周围有丰富的血管围绕(箭头),再做MIP、CPR的图像后处理(C,D)显示典型的肿瘤微血管CT成像征(箭头)。CT诊断为MIA,术后病理检查证实。

图4-11 典型的"肿瘤微血管CT成像征"提示微浸润腺癌

由于存在相当数量的、经病理检查证实的 MIA 病灶大小仅约 5 mm，在 CT 上就很难发现不大于 5 mm 实变灶，仅表现为 pGGN。因此只能凭借 CT 增强扫描观察有无肿瘤微血管 CT 成像征（图 4-11）来评估和定性。增强前后病灶区域的 CT 差值（净增值）一般都大于 30 HU。这是 MIA 与其他单发良性肺结节鉴别的重要 CT 特征之一。与 AIS 鉴别时也应以"移动"血管的粗细、"联通"血管的多寡来判定，MIA 的外部"移动"血管比 AIS 更粗（横径不小于 2 mm）、内部联通血管比 AIS 更密、更丰富。

三、微浸润腺癌部分实性/全实性的结节

形成该类影像是因为在 AIS 发生的早期阶段，由于产生 AIS 的基底细胞增生（basal cell hyperplasia，BCH）不经过上述的常规转化过程及演变模式，而是与黏膜下的受累腺体直接相连，受累范围可以是腺体的一部或全部，也可以是单个或多个腺体，然后再发展成为密度稍高的实体结构，在 CT 影像上就表现为部分实性微小癌（图 4-12、图 4-13）。当然，继续发展下去就会成为全实性的 IAC（图 4-14 至图 4-16）。

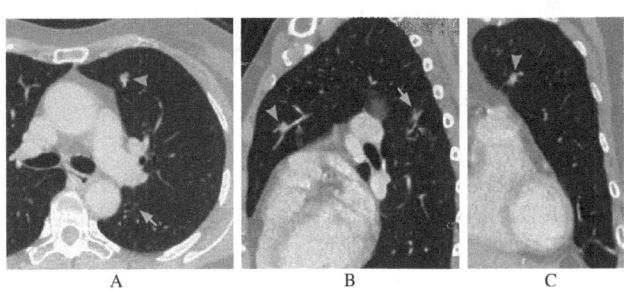

A. 女，55 岁。左肺上叶前段见一直径约 12 mm 的部分实性结节（箭头），左肺下叶背段近斜裂边缘见直径约 4 mm GGN 病灶（箭头），仅从横断面薄层图像上无法评估病灶周边的血管情况；B、C. 矢状位和冠状位重组图像示：可见管径不小于 2 mm 的微血管分支（箭头）移动进入两个病灶（箭头），同时在其内部还可见管径不小于 2 mm 的微血管分支断面。术前影像诊断为 MIA，术后病理证实。对于 4～5 mm 的粟粒型 MIA（箭头），特别是病灶内高密度浸润成分平扫显示不明显时，若不行 CT 增强扫描很难做出明确诊断。

图 4-12　部分实性的磨玻璃结节

本例左肺有 2 个原发癌，可称为同时性多原发肺癌（SMPLC）。如果是相继隔年再出现的则称为异时性多原发肺癌（metachronous mutiple primary lung cancer，MMPLC）。多原发性肺癌（multiple primary lung cancer，MPLC）诊断并不困难，真正复杂的是治疗，MPLC 患者的预后较同期的单发性肺癌差，但好于多发性的肺内转移。

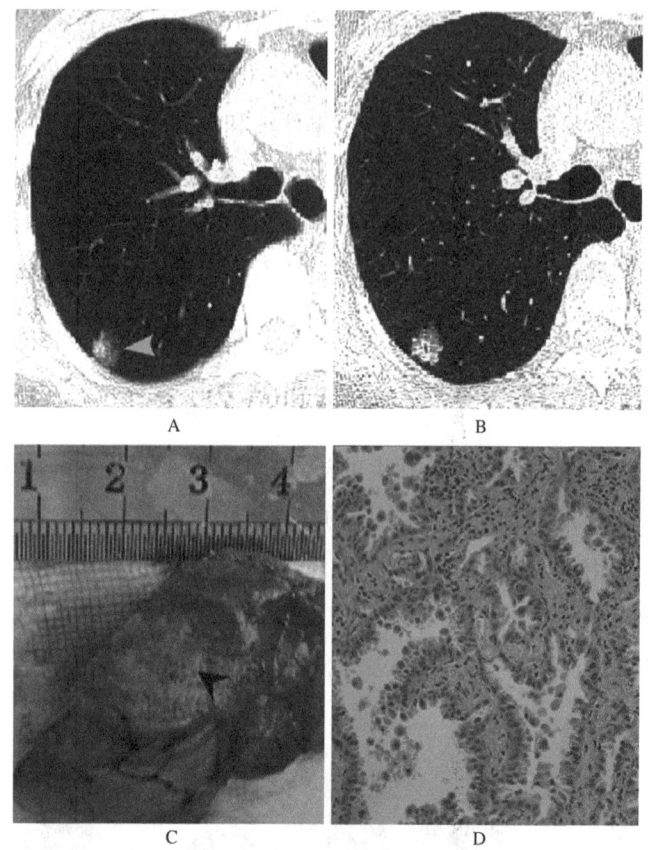

A. 右肺下叶背段胸膜下见直径约 12 mm 的部分实性 GGN（箭头），其内可见 5 mm 的较高密度实性浸润灶；B. 在紧邻的下一个层面影像上，病灶内可见空泡征、毛刺征、棘突征及浅分叶征；C. 手术大体标本；D. 病理证实为 MIA，镜下可见肿瘤细胞在间质内呈浸润性生长。

图 4-13　部分实性的磨玻璃结节

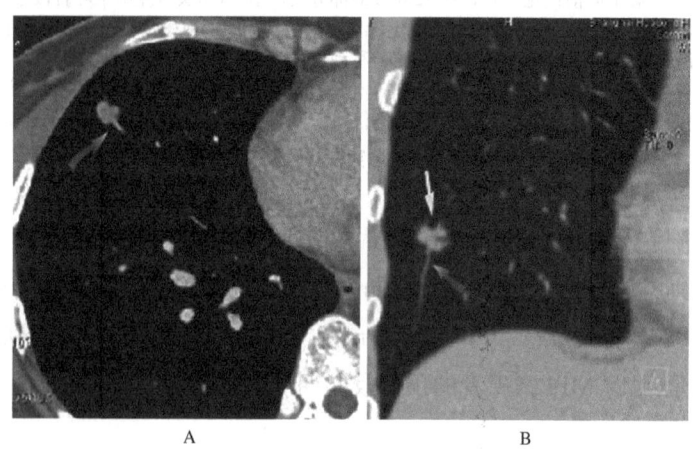

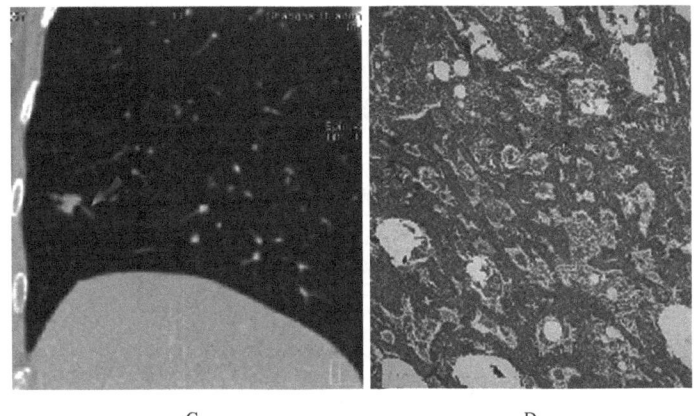

A. 女,55岁,CT 检查发现右肺中叶外侧段 8 mm 实性结节,有微细血管相接(箭头);B(冠状面)和C(矢状面). 高密度灶边缘呈深分叶,形态不光整,并有肿瘤微血管CT 成像征;D. 术后病理(HE×40倍)为 IAC,镜下可见肿瘤由大小不一的腺体构成,呈浸润性生长。

图 4-14 全实性浸润性肺癌

在 MIA 的磨玻璃区域内的空泡征和细支气管充气征,具有很高的诊断价值。空泡征及细支气管充气征的病理基础:①未被肿瘤组织占据的含气肺泡腔;②未闭合的或扩张的细支气管;③融合、破坏与扩大的肺泡腔。

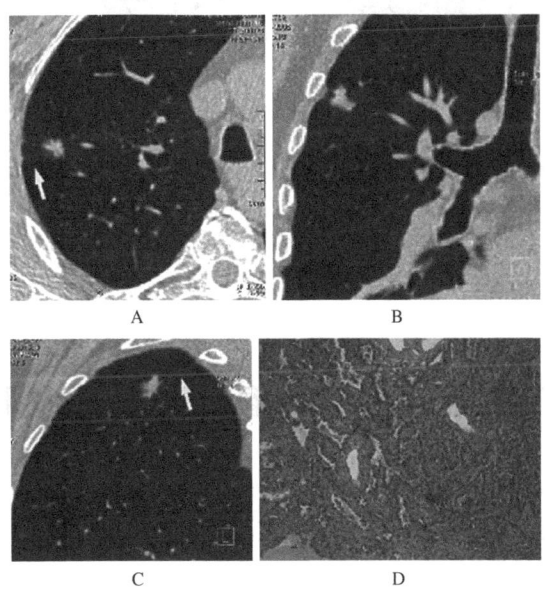

A. 男,64岁,CT 查体发现右肺上叶直径约 12 mm 的实性结节,可见胸膜牵拉征(箭头);B(冠状面)和C(矢状面). 高密度灶边缘呈深分叶,形态不光整,胸膜牵拉明显(箭头);D. 术后病理(HE×100倍)检查证实为 IAC,镜下见不规则腺体浸润性生长,间质纤维化伴少量炎症反应。

图 4-15 全实性浸润性肺癌

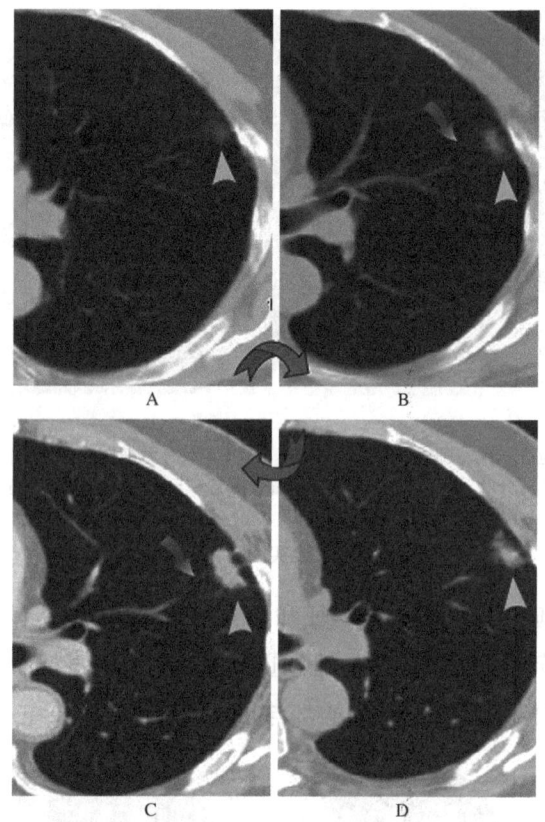

A. 体检发现左肺上叶直径约 5 mm 的 GGN 病灶(箭头,AAH);B. 第 2 年随访,左上肺 GGN 病灶增大、增密(箭头,AIS),可见微细血管(箭头)移动进入病灶;C. 第 3 年左肺上叶结节实性成分显著增加,病灶变实(箭头,MIA),出现胸膜侧浸润、小棘状突;D. 第 4 年,病灶继续增大、增实、增密、增强(箭头,IAC),周边出现小棘状突起、毛刺及胸膜凹陷征等多支血管进入病灶,术后病理检查证实为 IAC。

图 4-16　肺微小腺癌 4 年间的演变、转化、发展过程(AAH—IAC)

第 3 节　酷似良性的磨玻璃结节微小肺癌

一、颗粒/堆聚/管壁/树枝型的微小肺癌

在解剖学上,肺泡囊是由许多肺泡共同开口而成的囊腔,并与肺泡管连续,每个肺泡管分支形成 2~3 个肺泡囊,具有输送营养物质的作用。肺泡与肺泡间以肺泡孔相互沟通,肺泡与末梢细支气管以兰伯特通道相互沟通。当癌细胞沿着此两

个小孔呈连续蔓延性生长，充满多个肺小叶内的肺泡囊时，其颗粒状的病灶互相堆聚，呈簇状/花瓣状增生或小乳头状，结构形如小桑椹。癌细胞也可以沿肺泡管长轴方向浸润伸展，局限于管腔内生长，表现为管壁黏膜的增厚。在CT上表现为细小串珠状的管型磨玻璃病灶，若是多个肺泡管浸润则形如树枝和树叶。由于排列的方位不同、生长速度的不同，可形成颗粒型、堆聚型、管壁型、树枝型等多种CT形态（图4-17至图4-20）。在生长初期这种类型的结节，非常类似炎症性感染或

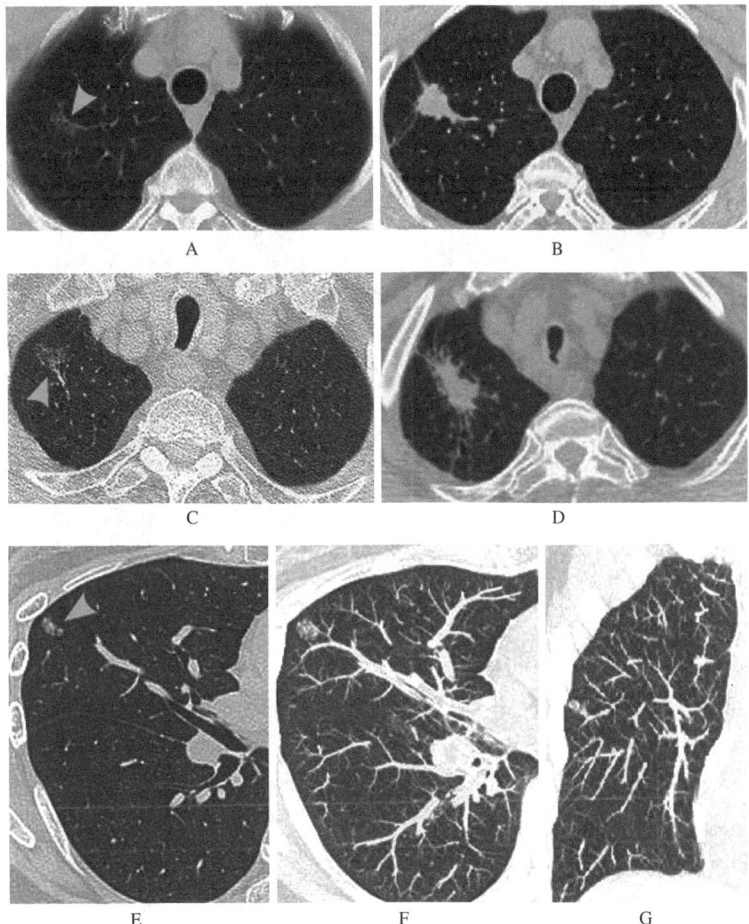

患者1　A. 右肺上叶尖段多发细小颗粒，成簇状排列。B. 6年后，瘤体增大、增密、增强，血管增粗，并出现毛刺征与胸膜牵拉征。手术证实为IAC。患者2　C. 右肺上叶尖段多发细小颗粒，成簇状排列。D. 4年后，瘤体增大、增密、增强，边缘出现毛刺征及棘突征。手术病理为IAC。患者3　E. 右肺中叶外侧段有微小病灶（箭头），由多个细小颗粒组成。F（MIP横断面重组图像）和G（MIP冠状面重组图像），可见血管进入病灶。术后病理检查证实为MIA。

图4-17　颗粒型微小肺癌，酷似结核

被按结核处理,从而造成误诊。一旦在结节的周缘出现多发细短、无分支、小于2 mm的密集的放射状细线影,这就提示是毛刺征,而较粗长些的是棘突征。说明早期病程会向浸润性腺癌(AIS—MIA—IAC)明显加快发展(图4-17)。影像上所见毛刺征的病理基础可以概括为三点:①肿瘤细胞向各方向放射状蔓延;②病灶外围的毛细血管、淋巴管和末梢支气管的周围存在癌性浸润或伴阻塞后扩张;③肿瘤刺激引起结缔组织增生、细小的纤维索条形成。此外,肿瘤增大,其实性成分也增加,实性的浸润成分所占比例越多,提示病变的恶性程度相对更大,局部切除术后的复发率亦更高,预后越差。(图4-17)

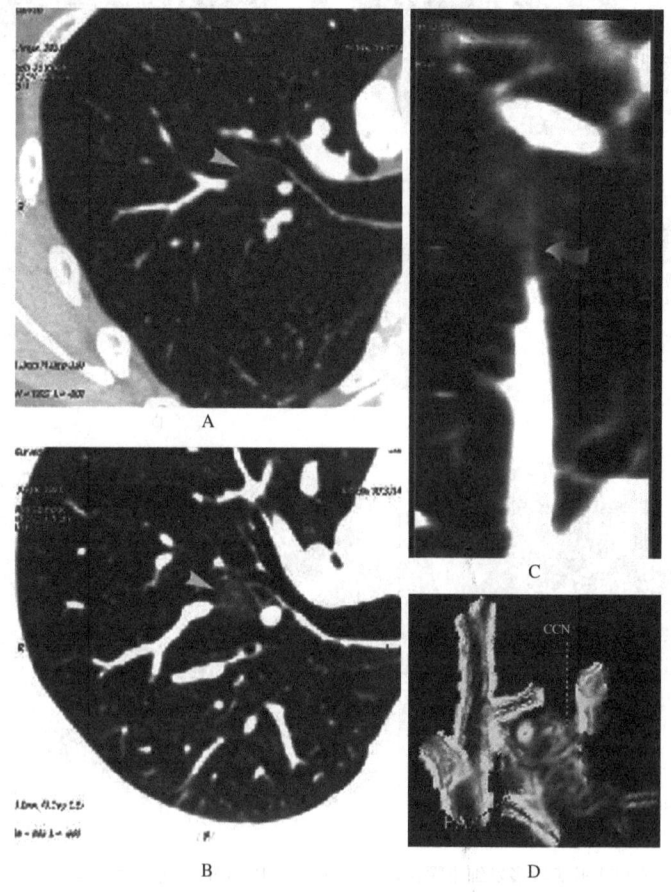

A. 女,40岁,CT平扫右肺上叶隐约可见一枚磨玻璃病灶(箭头),边界模糊。B. CT增强扫描,病灶强化明显(箭头),可见存在显著强化的实性成分。C. CPR图像显示血管进入病灶且形成肿瘤内血管网(箭头),即肿瘤微血管CT成像征。D. VR图像显示病灶为血管和气管所围绕。影像诊断为MIA,术后病理检查证实。

图4-18 酷似肺炎的堆聚型微小肺癌(增强扫描的重要性)

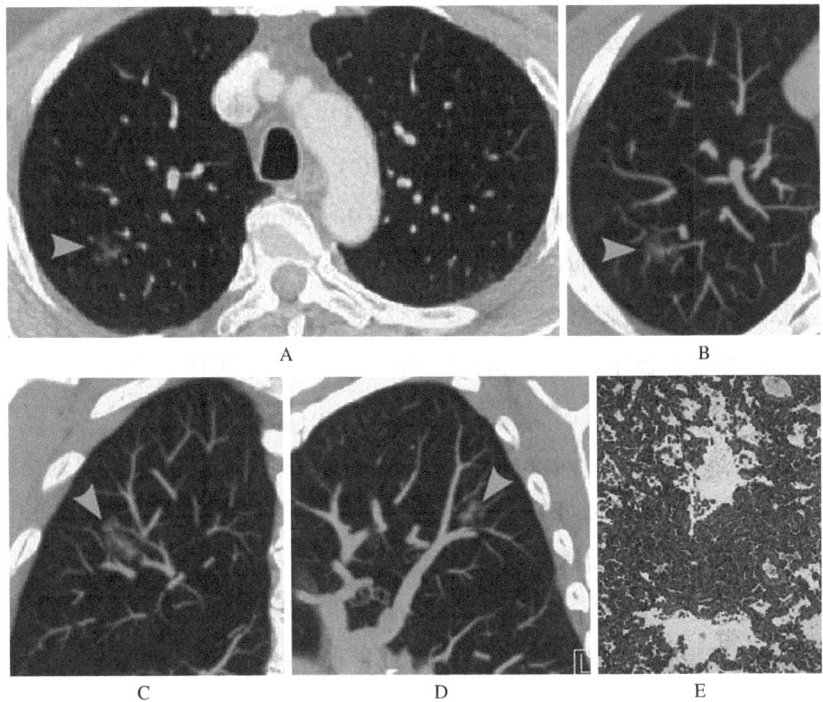

女,43岁,于右肺上叶后段见一长径约 5 mm 的条形 GGN 病灶(A,箭头);在 MIP 图像横断面(B)、冠状面(C)和矢状面(D)上,磨玻璃病灶(箭头)的长条形外观显示更为直观清楚,符合癌细胞沿细支气管管腔长轴方向浸润的生长特征。E. 术后病理(HE×100 倍)检查为 MIA,镜下见肿瘤以贴壁方式生长为主,部分肺泡腔内可见乳头、微乳头形成,提示 MIA。

图 4-19 酷似支气管周围炎的管壁型微小肺癌

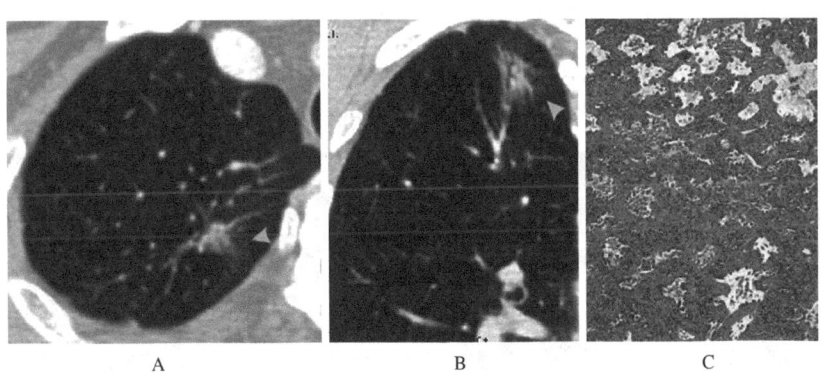

女,62岁,CT 检查发现右肺上叶尖段 15 mm 粗条分支形 GGN 病灶(A,箭头)。在 MIP 图像的冠状面(B)上显示磨玻璃病灶呈粗条树枝形外观,其边缘有粗细毛刺及晕征(箭头);术后病理(HE×100 倍)为 IAC,镜下见纤维化背景内见排列紊乱的不规则腺体浸润。

图 4-20 酷似小叶性肺炎的树枝型微小肺癌

二、空腔型肺癌类似结核性或真菌性空洞

微小肺癌的囊性空腔征也可以称假性空洞征或"气泡样征",这是微小肺癌的另一个重要的早期 CT 征象。囊性空腔征在 CT 影像上表现为结节内存在圆形或卵圆形低密度影,直径通常在 6～10 mm。与 1～5 mm 的空泡征(即裂隙征、小泡征或肺泡充气征)不同,其病理基础是扩张的细小支气管、局限性的小泡性肺气肿,甚至是相对尚属正常的肺组织,并非真性空洞,真性空洞是由于肿瘤快速生长,血供不足,导致肿瘤中心坏死经支气管排出所形成的。CT 影像上肺部空洞是具有完整的壁包绕的含气腔隙,且洞腔直径应大于 5 mm,洞壁厚度应在 2 mm 以上。一般将洞壁厚度等于或大于 3 mm 者称为厚壁空洞,小于 3 mm 者称为薄壁空洞。空洞壁的厚度大于 15 mm 时,95% 以上为恶性空洞。

空腔型肺癌的 CT 形态特征可以分成 4 型(图 4-21 至图 4-23):①肿瘤紧挨空腔壁向外生长,CT 影像为戒指形;②肿瘤在空腔壁内生长,CT 影像为蚌珠形;③肿瘤沿空腔壁呈伏壁式生长,CT 影像为厚壁形;④肿瘤生长成多囊形、蜂窝形。

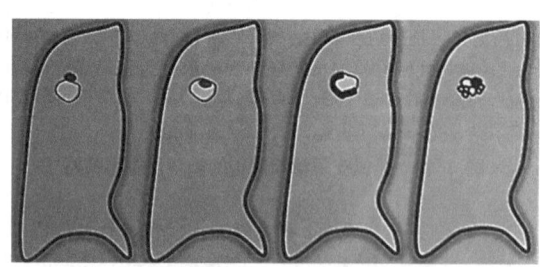

黑色示肿瘤生长的方向:腔外、腔内、周壁、蜂窝
图 4-21 空腔型肺癌的 4 种生长类型(示意图)

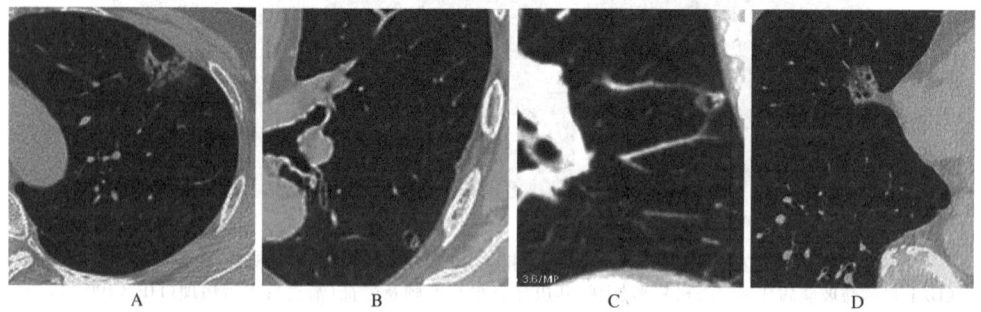

肿瘤生长的方向:腔外、腔内、周壁、蜂窝
图 4-22 空腔型肺癌的 4 种生长类型(CT 图)

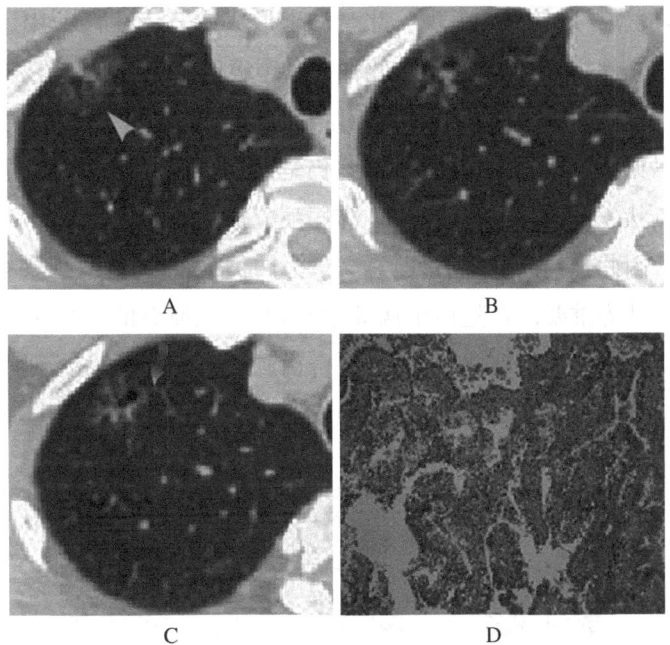

A. 男,54岁,右肺上叶尖段见直径约 15 mm 的 mGGN 病灶(箭头)。B. 在磨玻璃区域内可见多个大小不超过 5 mm 的小空泡和细支气管充气征。C. 肿瘤边缘可见肿瘤微血管 CT 成像征(箭头)。D. 手术病理(HE×100 倍)检查:腺泡为主型 MIA(1.5×0.7 cm),不规则腺体浸润性生长,周围可见 AIS 区域。

图 4-23 蜂窝型微浸润腺癌(腺泡为主型)影像及病理

在鉴别诊断上要详细观察空腔的部位、大小、数量;空腔壁厚度;空腔的内壁、外壁、周围结构;是否增强;有无空腔内容物;有无引流支气管;有无胸膜凹陷征、晕征等,区分是真性空洞还是假性空洞。只有掌握好这些要点才能与肺结核空洞、肺真菌感染空洞、肉芽肿性空洞等分别加以鉴别。

囊性空腔形成的原因:①当终末细支气管被肿瘤长入浸润后产生狭窄,发生活瓣样阻塞,单向阀门效应使肺泡腔过度充气,导致细支气管壁增厚,管腔及肺泡不规则扩大,从而形成假性空洞。②癌灶的坏死物排出后形成溶解、扩大与厚壁的空洞腔,其内可有气体或气液面。囊性空洞内部的分隔为增厚的细支气管壁。③未被肿瘤组织占据的含气肺组织,包括未闭合的或扩张的细支气管。

三、瘢痕型、脐凹型微小肺癌

瘢痕型微小肺癌是指在 CT 图像上,一旦在原有纤维硬结灶瘢痕内外的周围边缘出现软性的、比较模糊的小点状、小条片磨玻璃影,或者新出现胸膜皱缩、凹陷征,这就是瘢痕癌早期的 CT 表现。此时尚未形成结节,诊断最为困难,易误诊为肺炎或结核复燃,要特别引起注意。此种瘢痕癌病理上常伴多量碳末沉着,常可见到因肺间隔纤维组织增生伴肺泡萎缩塌陷形成大小不等的纤维化瘢痕区,这类瘢痕区内外可以见到形态不一,但肿瘤细胞仍呈贴壁/伏壁样生长的腺泡也即是 CT 上见到的小点状、小条片磨玻璃影像。肺瘢痕癌的生长速度缓慢,倍增时间长,可达数年之久。因此,对肺瘢痕癌诊断意义最大的仍是定期随访,观察 CT 影像上病变形态的变化甚为重要。在随访中病灶逐渐增大,在原有的纤维灶边缘周围出现不断增大、增密、增多的磨玻璃灶时,则符合由肺纤维瘢痕灶发展到肺瘢痕癌的典型 CT 表现,具有肯定的手术指征。(图 4-24)

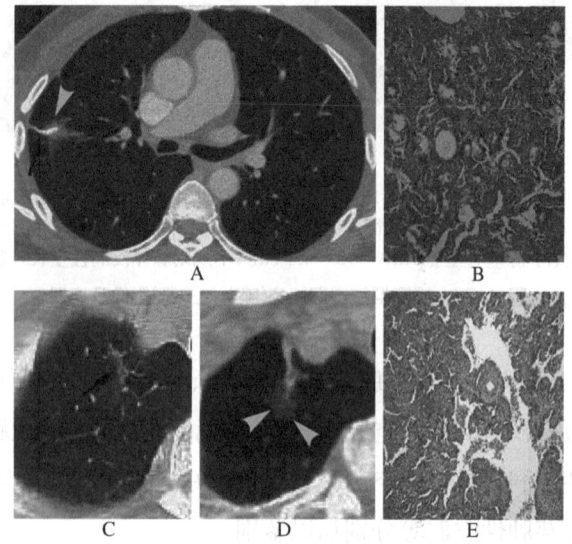

在原有的右肺手术后纤维瘢痕灶(箭头)边缘出现较模糊的小片状磨玻璃病灶(A,箭头)。术后病理(HE×100 倍)显示在纤维化背景内见排列紊乱的不规则腺体浸润(B),考虑为 IAC。右肺上叶尖段结核性纤维瘢痕经 2005 年(C)至 2011 年(D)共 6 年随访,在纤维瘢痕(箭头)周围出现 GGN 病灶(箭头)。术后病理(HE×100 倍)检查示 IAC,肿瘤大部分为不规则腺体,部分区域可见分支乳头结构(E)。

图 4-24　瘢痕型微小肺癌酷似结核复燃

脐凹型微小肺癌是指早期微小肺癌的瘤体如靠近叶间胸膜,则与胸膜面形成脐样凹陷,其病理基础是癌结节内纤维瘢痕收缩牵拉周围的肺小叶有增厚和粘连。在 CT 影像上表现为结节牵拉叶间胸膜的线条影向肿瘤侧倾斜,形成典型的项链锤状、Y 形、V 形的胸膜脐样凹陷的表现(图 4-25、图 4-26)。

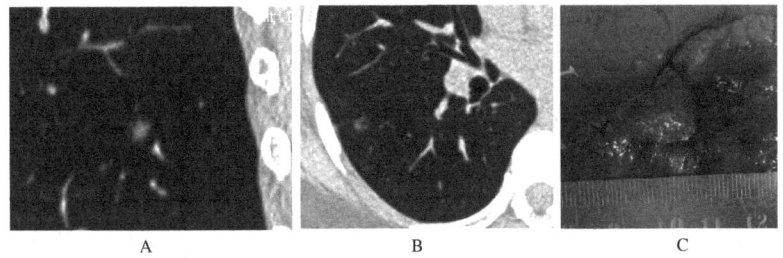

这两个右肺下叶背段GGN牵拉叶间胸膜，但并未浸润胸膜形成增厚表现(A,B)。由于均小于10 mm，容易误诊为炎性肉芽肿。C为术后A的病理大体标本。两例均为MIA。

图4-25 脐凹型微小肺癌(小于10 mm, MIA)

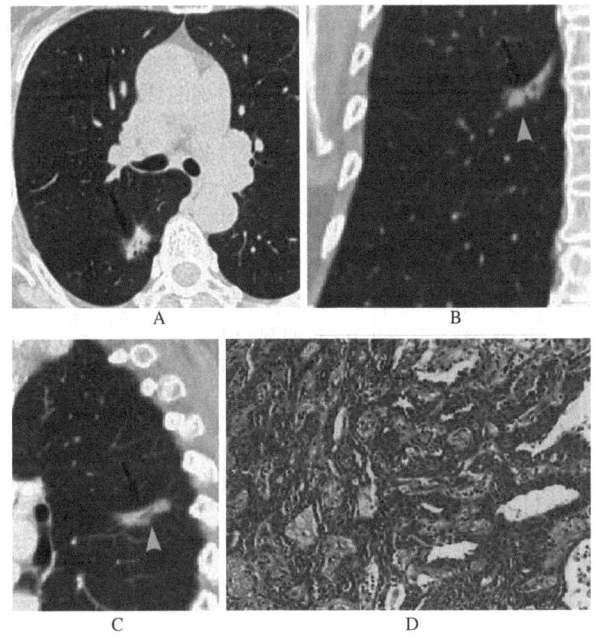

右肺下叶背段实性结节(箭头)，分叶状伴毛刺，结节侵犯并牵拉叶间胸膜，形成典型的项链锤状的胸膜脐样凹陷(箭头)。A为横断面，B为冠状面，C为矢状面。D. 手术病理(HE×200倍)：腺癌，肿瘤有明显腺腔结构，呈浸润性生长。

图4-26 脐凹型肺癌(大于10 mm, IAC)

微小肺癌的病理分类、生长部位、生长方式、生长速度等各不相同，从而造成微小肺癌复杂多变的CT影像形态。认识微小肺癌CT形态的病理基础，借助影像学推断或评估出早期微小肺癌的病理特征，是有相当大的临床价值及参考意义的。现将肺原位腺癌与浸润性腺癌、鳞癌、大/小细胞癌、类癌、转移瘤在临床、影像、病理、免疫组织化学上的鉴别要点总结见下表，供临床参考。

表 4-1 肺原位腺癌与其他各类肺癌在临床、影像、病理、免疫组织化学上的鉴别要点

分类	临床	影像 CT	影像 PET	病理	免疫组织化学（IHC）
原位腺癌	占肺癌的 20%，女性约占 1/2，62% 患者不吸烟。患者可有黏液痰	孤立或多发 SPN，由 GGO 渐有实变	大多数 AIS 低代谢，少数病例可有升高	生长缓慢，单纯型不累及基质也无血管及胸膜受累	非黏液型 TTF-1/CK7（+），CK20（-）；黏液型 TTF-1（±），CK20、CKX-2（±）
浸润性腺癌	占肺癌的 30%，占 NSCLC 的 60%，多数不吸烟。症状依病灶大小、位置而定	周围型结节可有增强，分叶，毛刺，还可有胸膜及斜裂牵拉	周围型结节及胸膜均有高代谢表现	伴有毛刺的界限明确的肿块可有胸膜皱缩，通常中央有瘢痕，组织类型有腺泡乳头、混合型，后者可含有细支气管肺泡成分	85% TTF-1/CK7（+），CK20（-），MUC-1（+），KRAS、EGFR、AJK（±），TTF-1 核染（+）
鳞癌	占肺癌的 20%，占 NSCLC 的 30%，大多数吸烟。晚期症状与 COPD 相似	中央型和周围型均有。1/3 肺、纵隔转移。10% 有厚壁空洞，洞内壁可有癌结节	周围空洞结节，有明显高代谢表现	灰褐色的实性肿块，中央有坏死性空洞。组织学上有清晰的细胞间桥和角化珠形成	TTF-1/CK7/CK20（-），CK5,6（+），CKAE1,3（+），P63（+）
大细胞癌	占肺癌的 5%，吸烟。其中 10% NSCLC，有咳嗽、体重下降	周围型大肿块，边缘光整，生长快，早转移	周围巨大结节，有明显高代谢表现	巨大肿块，边缘光整，周围坏死，空洞少见	TTF-1（+）-50%，Pan-cytokeratins（+），包括 34Be12，神经内分泌 m（-）
小细胞癌	占肺癌的 20%，吸烟。2/3 发现时即有瘤旁压迫症状；上腔静脉压迫综合征	小病灶大转移：纵隔，肺门，包绕大血管，气管	周围结节有明显高代谢表现	肿块常有坏死，纵隔周围组织结构常可有转移，镜下小圆细胞	TTF-1（+），Ki-67（+），CK（Epithelial marker）（+），CD56（神经内分泌 m）（+）
类癌	占肺癌的 2%，45~55 岁，多不吸烟，多无症状。可有类癌综合征出现	气管/支气管内病灶可有明显增强	病灶可有不同程度 FDG 的摄取	典型类癌（TC）核分裂数<2 个/mm² 无坏死，不典型类癌（AC）核分裂数 2~10 个/mm² 有坏死	TTF-1（+），Ki-67 低增殖率，CK（+），神经内分泌标志物 CD56，NSE，Synaptophysin（+）

(续表)

分类	临床	影像		病理	免疫组织化学(IHC)
		CT	PET		
转移瘤	来自原发的乳腺、结肠、肾、头颈部等肿瘤,多为多发灶	单发或多发的边缘光滑的圆形病灶,GGN(±),也可沿淋巴系播散	FDG摄取值取决于原发恶性肿瘤,如平滑肌肉瘤是高代谢	转移瘤的组织学类型与原发性肿瘤一致或类似	TTF-1(-),甲状腺肿瘤除外。与原发肿瘤一致或类似

第4节 酷似恶性的肺小结节

一、个别的局灶性肺间质纤维化与肿瘤的鉴别

磨玻璃影是一种非特异性表现,可以由多种原因造成,如炎症性病变(包括一般非特异性、结核及霉菌性)、局灶性纤维化、AAH等均可形成肺内GGN。GGN可以见于很多不同原因的病理组织改变,包括肿瘤、感染、局部出血和局灶性间质纤维化,仅根据CT上的表现通常难以对GGN作出定性诊断,初诊时可称为不定性或无名性GGN,而密切的较长期的随访并结合临床治疗才有助于病变的鉴别。

局灶性肺泡间质纤维化是近来随着对大量病灶的活检才被人们所认识的。在薄层CT上局灶性间质纤维化表现为多边锐利状的磨玻璃影,其最大直径小于2 cm,当有纤维化结节和肺泡塌陷存在时,其内可见实性成分。在一定的时间内其CT表现不会出现显著变化,是良性病变中表现为持续存在的GGN的一个主要的类型。局灶性间质纤维化的影像也可以表现为持续存在的GGN,其病理学基础为成纤维细胞增殖引起肺泡隔增厚的纤维化并伴有纤维母细胞的增生。GGN中的实性成分则与纤维化及肺泡壁塌陷有关。局灶性间质纤维化可牵拉周围正常的肺组织,使其边缘部分呈凹陷状,从而形成多角形或多边状形态,这有助于与AAH边缘光整的GGN相鉴别,是与恶性病灶重要的鉴别特征(图4-27 A、B)。另外,有些病例表现为无实性结节的圆形或卵圆形的GGN,与肿瘤性病灶的CT特征有很多相似之处。因此,与肿瘤的鉴别有时会极其困难(图4-27 C、D),需要通过肺穿刺才能区分两者。

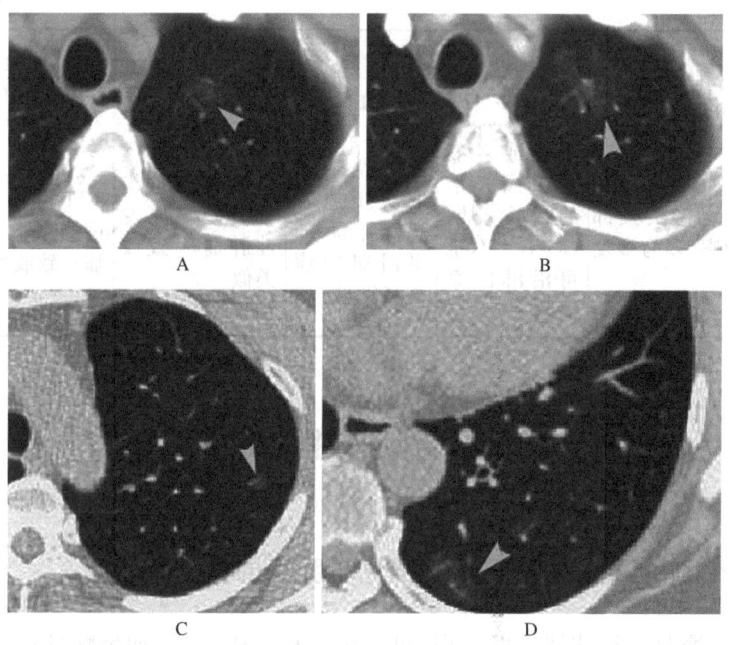

左上肺尖段 GGN(A,箭头);经 4 年随访(B),病灶(箭头)逐渐增大,遂进行手术。病理:肺间质纤维化。左上肺 5 mm GGN(C,箭头),VATS 手术病理:AIS;同时行左肺下叶楔形切除另一较大 GGN 病灶(D,箭头),术后病理为肺间质纤维化。

图 4-27　肺间质纤维化的 CT 表现

二、低剂量 CT 首筛发现的炎性磨玻璃结节中的疑似小肺癌

国际上的四大指南指出:如果存在多发结节,或炎症性可能不能除外时,可以进行一个疗程的广谱抗菌消炎治疗(需覆盖厌氧菌),1~2 个月后再行 LDCT 复查。

典型的炎性肉芽肿与其他肺内良性肿瘤相似:一个或多个病灶,边缘光整,无分叶,无毛刺,其内密度均匀,包膜可强化,其环形强化边缘呈连续性,无中断,周围的血管只是旁行,并不进入结节内,此为特征性表现,可以与肺癌鉴别(图 4-28、图 4-29)。肺炎性肉芽肿的不典型性 CT 征象可与周围型微小肺癌形似,有的边缘不规则,还有毛刺,内部密度不均匀,可有空洞与强化。结节可呈分叶状的老姜样生长,与周围型肺癌非常相似(图 4-29),鉴别很困难。

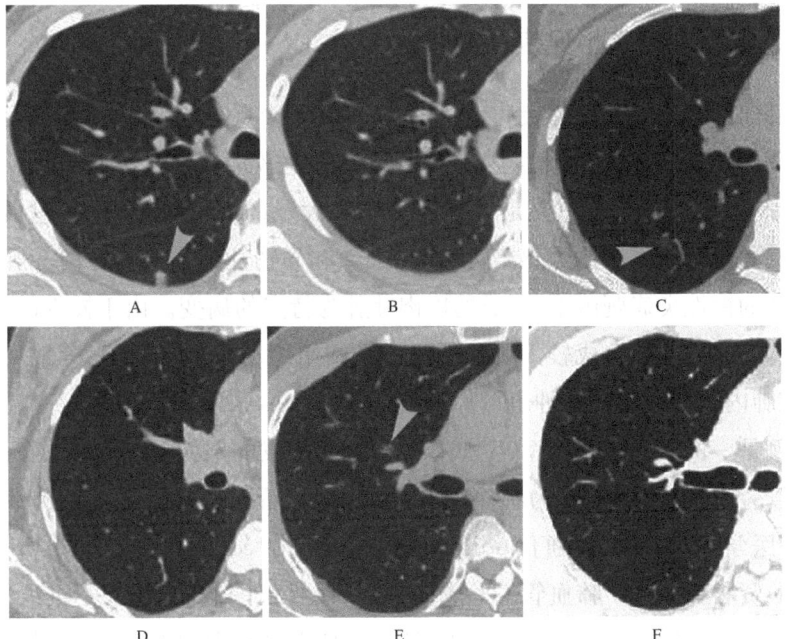

A~B：良性实性微结节。女，45岁，体检发现右肺下叶背段胸膜下 8 mm 实性结节（A，箭头），无任何临床主诉及体征。经抗炎治疗，3 个月后复查胸部 CT，病灶完全消失（B）。

C~D：良性、部分实性磨玻璃微结节。女，48岁，CT 查体示右肺下叶背段血管旁 6 mm 磨玻璃微结节（C，箭头），无任何症状及体征。经抗炎治疗，2 个月后经 CT 复查显示病灶完全消失（D）。

E~F：良性磨玻璃微结节。男，31岁，体检发现右肺上叶前段 7 mm GGN（E，箭头），无不适主诉。经抗炎治疗，2 个月后经 CT 复查显示病灶完全消失（F）。

图 4-28　抗炎治疗在结节的鉴别中具有重要作用

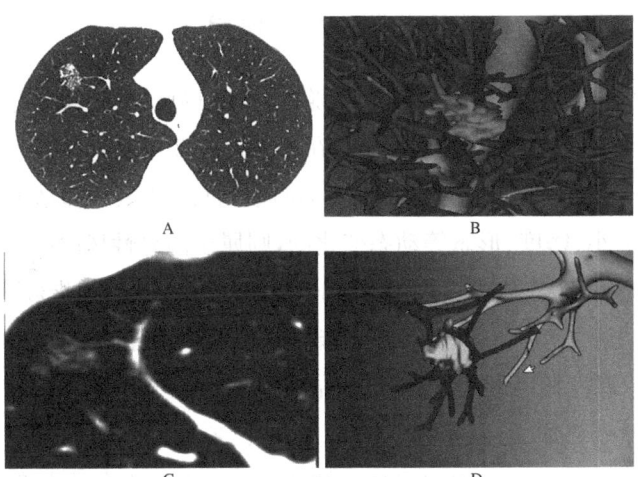

A、C：右肺上叶老姜样结节生长的实性病灶，边缘不规则，内部密度不均匀，虽有血管旁行，但未进入结节内。B、D：肺血管 3D 成像也显示血管仅围绕结节，并不进入结节，这是肉芽肿结节与肺癌结节最主要的鉴别要点。

图 4-29　形似肺癌的炎性肉芽肿

三、与肺癌有高相似度的炎性肉芽肿

肺部肉芽肿不是独立的疾病,它是一个病理学诊断的专用词汇,指由巨噬细胞及其演化的细胞局部浸润与增生所形成的、境界比较清楚的结节状病灶。其周边以巨噬细胞为主,其内部主要是上皮样细胞和大量的炎性细胞聚集,包括淋巴细胞、浆细胞等浸润,可以分为感染性、非感染性和异物性3类。炎性肉芽肿是指在局部持续的慢性炎症刺激下,形成的以肉芽肿为特点的病变。由于慢性的、持续性的炎症病灶的损害会造成较为明显的纤维结缔组织增生、瘢痕增生等常见的类癌症状,在肺内这种炎性肉芽肿也可称为炎性假瘤(图4-29)。

本例是一例回顾性病例。CT成像发现这些多发的粟粒型结节堆聚在一起,又有小血管旁行,当时即拟诊为肺癌可能性最大,术后病理诊断是炎性肉芽肿。然后,再将医学数字成像和通信(digital imaging and communication in medicine, DICOM)资料做成3D肺血管CT成像,显示血管仅围绕结节,并不进入结节内。这提示只有肺癌细胞才会释放血管生成因子,特别是其中的VEGF,刺激肿瘤周围邻近的微细血管及其分支,长出毛细血管芽后形成迁移性的、新生的微血管,移动进入肿瘤,可直接供应肺癌组织所需要的营养物质,使肿瘤内的代谢得以进行;而一般的炎性肉芽肿周围的肺血管不受VEFG影响,不形成肿瘤血管,不进入结节内部。这是鉴别良恶性肺结节的一个非常重要的依据(图4-29)。

四、CT定期随访在肺结节鉴别中的作用

对于一时不能定性的肺微小结节的随访时间,国际上的四大指南建议在首次查出6~12个月后复查CT,若结节仍存在,则每1~2年复查一次CT,至少连续5年。一般在3~6年发生动态变化的结节,可属于低恶性风险肺结节(图4-30);在3年内有结节大小、密度、形态等动态变化的,则属于高恶性风险肺结节(图4-31)。

在影像学上要区分肺结节的高、低恶性风险是以3个量化指数为标志,现介绍如下供大家参考。①以GGN密度量化指数区分:CT值在-600~-500 HU或以下的范围,提示恶性概率较低,属于低危结节;CT值在-500~-400 HU或以上的范围,提示恶性概率加大,属于高危结节。②以GGN随访时间长短区分:发现肺GGN后在3年内有动态变化的属高危结节;4~6年内才有动态变化的属低危结节。③以肿瘤血管有无区分:随访期间未出现肿瘤微血管CT成像征的属低危结节;否则属高危结节。

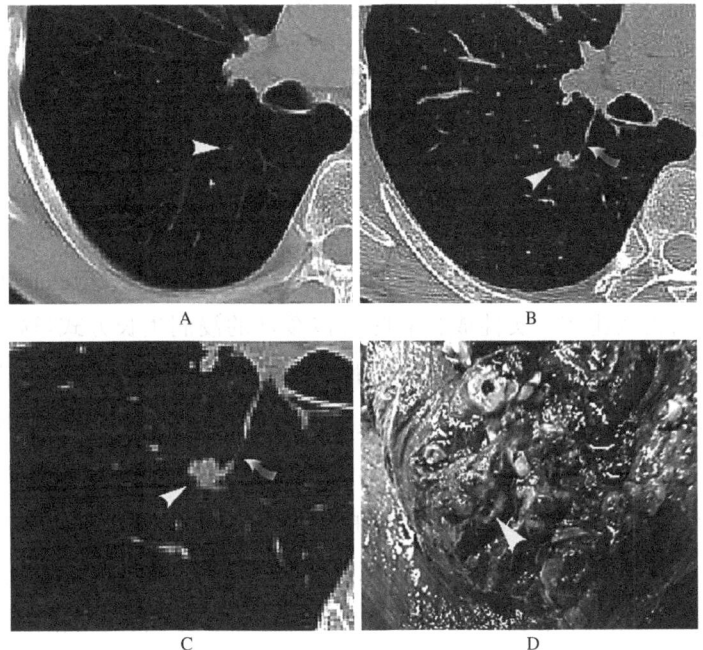

A. 右肺下叶背段 3 mm 粟粒型结节（箭头），性质无法判定，该患者未遵医嘱按时定期随访。B. 第 5 年复查 CT，原粟粒型结节明显增大至 9 mm，属低危结节（箭）。C. 为 B 图像中病灶的局部放大（箭头），可见肿瘤血管（箭头）、边缘分叶等征象。D. 手术后标本显示 1 cm IAC（箭头）。

图 4-30　发现肺粟粒结节后第 5 年转化为浸润性腺癌

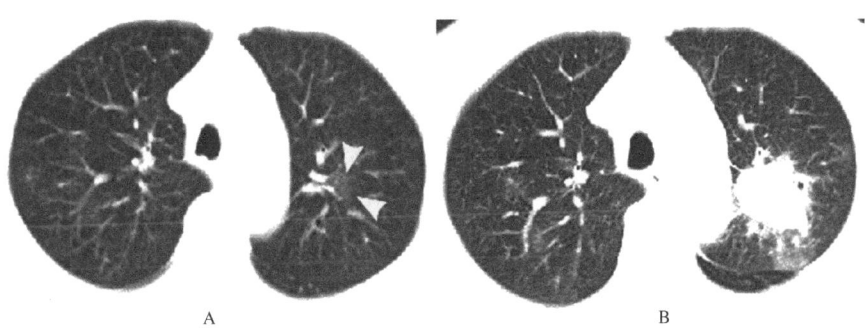

A. 体检发现左上肺尖后段 5 mm GGN（箭头），建议定期随访。B. 该患者未遵医嘱按时随访，第 3 年行胸部 CT 检查，发现原 GGN 病灶增大、实变形成 4 cm 肿块，其周边见小棘状突起、细毛刺及晕征，属高危结节。术后病理检查证实为 IAC。

图 4-31　发现肺磨玻璃结节后第 3 年发展成浸润性腺癌

五、影像与病理相关性的临床指导意义

LDCT 检查对肺癌的筛查能发现更多的早期肺癌患者,无疑可提高肺癌的手术切除率,减少细胞学和小标本活检不能对肺腺癌进行组织分类的情况。如果将影像学所看到的比作森林,那么病理学看到的是一棵树;如果将影像学所看到的比作一棵树,病理学看到的则是一张树叶。两者应紧密结合、扬长避短、互相验证、完善结论。影像学最大的优势是可以直观看到肿瘤的全貌,分辨出实性成分和磨玻璃成分各自所占的比例。实性成分意味着侵袭性的浸润生长方式,这一点正好弥补了由穿刺取样不足带来病理诊断假阴性的困扰,对于判断肿瘤恶性程度有重要的价值,而且可以指导病理科医师在肉眼取材时有的放矢,有利于找到肿瘤最具侵袭性的成分。因此,认识微小肺癌 CT 形态的病理基础,借助影像学推断或评估出早期微小肺癌是有相当大的临床指导价值与重要意义的。

应对肺癌这"第一杀手"的对策应该是"四抓",即抓早(0 期 $TisN_0M_0$)、抓小($\leqslant$10 mmMIA)、抓准(术前正确诊断)、抓好(临床、影像、病理互相协作配合好)。在这个循证医学的时代,要明确地将现有的可靠证据应用于诊断决策中,然后对患者的权益、价值、期望三者相结合,制订最佳的治疗方案,以服务于广大的肺癌患者。

第 5 章
洞悉磨玻璃结节肺脏器官之呼吸大法

呼吸系统从外界环境摄取机体新陈代谢所需要的 O_2，并向外界排出代谢所产生的 CO_2，是机体维持正常代谢和生命活动所必需的基本功能之一，呼吸一旦停止，生命便将终止。肺脏是呼吸进程中不可或缺的脏器，主要执行通气、换气和防御等功能。充足的肺功能储备是开展外科手术治疗的先决条件，临床实践中常需完善多项肺功能检查，获得相应的指标数据以详细评估患者的术前肺功能储备，确保手术的安全进行。胸外科手术特别是肺脏手术可对肺功能产生短期或长期影响，了解相关肺功能影响并进行积极的功能锻炼有助于患者术后快速康复。由此，本章节将详细介绍 4 个内容，包括肺的生理功能、肺功能的常见检测方法及其指标解读、胸外科手术后肺功能改变以及肺康复。

第 1 节 肺的生理功能

整个呼吸生理过程包括连续同步进行的 3 个环节：外呼吸、气体运输以及内呼吸。其中，肺主要参与外呼吸，包括通气活动（即肺泡与外界环境进行的气体交换过程）和换气活动（即肺泡与肺泡毛细血管血液之间进行的气体交换）。此外，外界环境中的有机或无机粉尘，包括各种微生物、变应原、有害气体等，均可随呼吸进入呼吸道及肺引起各种疾病，因而呼吸系统的防御功能亦至关重要。

一、通气功能

肺通气是指大气经过气道进出肺的过程，是呼吸活动的首要环节，肺通气的动力与阻力之间的相互作用是维持通气的决定因素。

1. 肺通气的动力

(1) 呼吸运动：肺通气的直接动力是肺内压与大气压之间的压差。膈肌和胸廓的呼吸运动造成肺泡的收缩和舒张是导致胸膜腔内压力变化的决定因素，是肺通气的原动力。平静吸气过程依靠吸气肌收缩产生动力，为主动过程；平静呼气过程则依靠肺、胸廓弹性回缩产生动力，而呼气肌并不参与，为被动过程。

(2) 胸膜腔负压：胸膜腔是一个密闭的潜在性腔隙，其中含有少许浆液，胸膜腔内压为负压。由于胸膜腔负压的牵引，肺泡始终处于扩张状态，肺泡扩张和扩张后的弹性回缩对肺通气具有重要的意义。正常人在平静呼吸时，胸内压＝肺内压－肺弹性回缩力，其数值波动于$-0.78 \sim -0.49$ kPa($-8 \sim -5$ cmH_2O)，呼吸加强时波动加大。

2. 肺通气的阻力

(1) 弹性阻力：约占肺通气总阻力的70%，分为胸廓的弹性阻力和肺的弹性阻力两种，其特征为在气流停止的静止状态下依然存在，故属于静态阻力。胸廓处于自然中间位置时，无弹性回缩力产生；呼气状态时，胸廓被压，小于其自然中间位置，其弹性回缩力向外，称为吸气动力和呼气阻力；吸气状态时，胸廓扩张，大于其自然中间位置，其弹性回缩力向内，称为呼气动力和吸气阻力。而肺的弹性阻力由肺弹力纤维产生的弹性回缩力和肺泡表面活性物质形成的表面张力组成，其弹性方向始终向内，故为吸气阻力和呼气动力。

(2) 非弹性阻力：约占肺通气总阻力的30%，是由气道阻力以及呼吸运动时器官变形移位而产生的阻力组成，只有在气体流动时才存在，属于动态阻力。气道阻力是非弹性阻力的主要部分，占非弹性阻力的80%～90%，指气体通过呼吸道时的阻力，与呼吸管道长度和内径、肺容积、气流形式、气体物理特征等都有关系。

二、换气功能

肺换气是指肺泡与肺毛细血管血液之间的气体交换，O_2从肺泡进入血液以及CO_2从血液进入肺泡。有效的气体交换首先要求肺的通气和血液能够充分地分布到每个肺泡，才能发挥肺泡的换气作用。

1. 扩散步骤

肺换气的本质是气体的扩散，包括3个连续不断的步骤：气相扩散、膜相扩散和血相扩散。

(1) 气相扩散：肺泡的直径大约为 200 μm，而从肺泡管到肺泡周围的扩散距离约为 500 μm，这个扩散距离和肺泡的结构使得气体能够迅速通过肺泡壁与血液之间的薄膜进行交换，气体扩散可在很短的时间内（<10 ms）达到平衡，故气相扩散不是肺内气体扩散的限速因素。

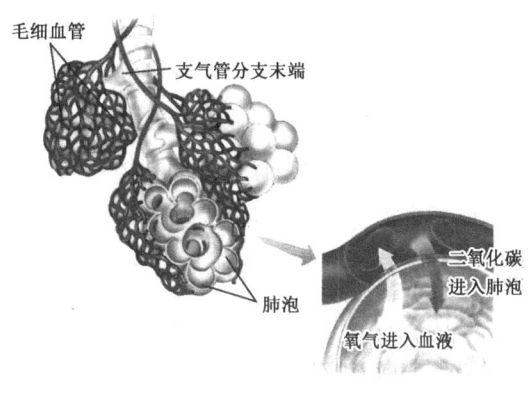

图 5-1 肺的换气功能

(2) 膜相扩散：扩散膜或称为呼吸膜，包括肺泡表面活性物质、肺泡上皮、基底膜和毛细血管内皮，平均厚度不足 1 μm，易于气体分子扩散。

(3) 血相扩散：指氧进入血浆后，通过红细胞膜与 Hb 结合，生成氧合血红蛋白（HbO_2）。氧与 Hb 的结合是气体在肺内扩散过程的限速因素之一。

2. 影响因素

肺内气体扩散遵循物理学的扩散（弥散）规律（格雷厄姆定律），即 1 种气体在相通的 2 个区域的浓度不同时，气体分子在其间转移的净效能应是由高浓度区域移向低浓度区域，最终两个区域的浓度趋于相等，达到动态平衡。根据格雷厄姆定律，气体的弥散主要与以下因素有关。

(1) 气体的分压差：分压差是气体弥散的动力，其弥散量与该气体的分压差成正比。健康成年人 O_2 分压（PO_2）差比 CO_2 分压（PCO_2）差约大 10 倍。

(2) O_2 和 CO_2 在血浆中的溶解度：分子的肺弥散量与其在弥散膜间质液中的溶解度成正比，与其相对分子量的平方根成反比。标准状态下在血浆中的溶解度，O_2 为 21.4 mL/L，CO_2 为 515.0 mL/L，O_2 和 CO_2 的相对分子量分别为 32 和 44，CO_2 的弥散能力大约为 O_2 的 20 倍。

(3) 呼吸膜的厚度与面积：肺的弥散量与呼吸膜的厚度成反比，与它的有效扩散面积成正比。正常人呼吸膜为厚度不超过 1 μm 的脂质结构，O_2 和 CO_2 均能溶于脂质，以单纯扩散方式通过该呼吸膜。健康成年人安静时呼吸膜有效面积约为 40 m^2，在剧烈运动时可增大到 70 m^2，潜力很大，一般不会因有效呼吸面积不足而产生 O_2 或 CO_2 的弥散障碍。

(4) 肺泡气的更新率：吸入的气体，一部分留在从上呼吸道至呼吸性细支气管以前的呼吸道内,不参与肺泡与血液之间的气体交换,称为解剖无效腔或死腔。由于无效腔的存在,吸入气中只有部分新鲜空气进入肺泡与残气进行混合,然后再进行肺换气,即进行交换的肺泡气体需不断更新。正常人肺泡气体的更新率约为14.3%,无效腔增加则降低肺泡气体更新率,影响肺泡气体弥散。

(5) 肺通气与肺血流的协调配合:通常用肺泡通气量与肺血流量的比值表示。健康成年人每分钟的肺泡通气量和肺血流量分别为 4 L 和 5 L,其比值即为 0.8。无论人体处于安静或活动状态,当该比值为 0.8 时,肺换气处于最佳状态,气体交换的效率最高。该比值过高或过低,即肺通气与肺血流的配合失当,均可导致肺换气的效能降低,称为气血失调。

三、防御功能

呼吸系统与体外环境接触最为频繁,除了主要行使呼吸功能,也有重要的防御功能。正常人的肺泡表面积约为 70 m^2,为了实现给机体供应氧和清除二氧化碳的生理功能,在静息状态下呼吸系统每日吸入空气 10 000～15 000 L,同时需要防止自然环境空气中混杂的尘粒、微生物、臭氧、氨等侵入。呼吸系统与体外环境之间存在一套完善而精密的防御机制,能有效保持呼吸系统处于相对无菌状态。

呼吸系统的防御功能包括物理防御功能(鼻部加温过滤、喷嚏、咳嗽、支气管收缩、黏液纤毛运输系统)、化学防御功能(溶菌酶、乳铁蛋白、蛋白酶抑制剂、抗氧化的谷胱甘肽、超氧化物歧化酶等)、细胞吞噬(肺泡巨噬细胞、多形核粒细胞)及免疫防御功能(B 细胞分泌 IgA、IgM 等,T 细胞免疫反应等)等。当各种原因引起防御功能下降或外界的刺激过强时,均可引起呼吸系统的损伤或病变。

第 2 节 肺功能的常见检测方法及其指标解读

肺功能检查内容包括肺容积、通气、换气、血流和呼吸动力等项目。通过肺功能检查可对受检者呼吸生理功能的基本状况做出质和量的评价,明确肺功能障碍的程度和类型。肺功能检查对研究疾病的发病机制、病理生理,明确诊断,指导治疗,判断疗效和疾病的康复,劳动能力的鉴定以及评估胸腹部大手术的耐受性等都有重要的意义。以下简述肺功能的常见检测方法并对其指标进行解读。

一、肺容量检查

肺内气体的含量称为肺容量,它随着呼吸运动及其幅度的变化而改变,分为4种基础肺容积和4种基础肺容量。基础肺容积彼此互不重叠,包括潮气量(tidal volume,VT)、补吸气量(inspiratory reserve volume,IRV)、补呼气量(expiratory reserve volume,ERV)和残气量(residual volume,RV)。基础肺容量由2个或2个以上的基础肺容积组成,包括深吸气量(inspiratory capacity,IC)、肺活量(vital capacity,VC)、功能残气量(functional residual capacity,FRC)和肺总量(total lung capacity,TLC)。

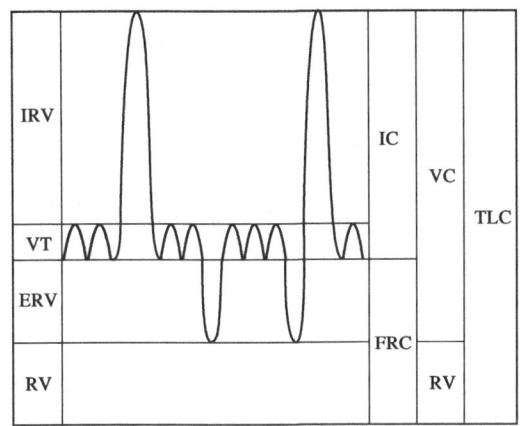

注:IRV:补吸气容积;VT:潮气容积;ERV:补呼气容积;RV:残气容积;IC:深吸气量;FRC:功能残气量;VC:肺活量;TLC:肺总量

图5-2 肺容量检查常见指标及其关系

1. 常用指标

(1) 潮气量(VT):指平静呼吸时,每次吸入或呼出的气量。正常成年人参考值为400~600 mL。

(2) 补吸气量(IRV):指平静吸气后再用力吸入的最大气量。正常成年人参考值为男2100 mL左右,女1500 mL左右。

(3) 补呼气量(ERV):指平静呼气后再用力呼出的最大气量。正常成年人参考值为男900 mL左右,女600 mL左右。

(4) 深吸气量(IC):指平静吸气后能吸入的最大气量,即潮气量加补吸气量(VT+IRV)。深吸气量是肺活量的主要组成部分,与吸气肌的力量大小、肺弹性和气道通畅情况有关系，它是最大通气量的主要来源。正常成年人参考值为男2600 mL左右，女2000 mL左右。

（5）残气量（RV）：补呼气后，肺内不能呼出的残留气量。残气量增加多见于肺气肿、小气道过早闭合等。

（6）功能残气量（FRC）：指平静呼气后肺内所含气量（ERV + RV）。正常成年人参考值为男2300 mL左右，女1600 mL左右。残气量及功能残气量明显增加，提示慢性阻塞性通气障碍，如肺气肿、肺源性心脏病等。

（7）肺活量（VC）：指最大吸气后所能呼出的最大气量（IC + ERV）。正常参考值为男3500 mL左右，女2400 mL左右。肺活量主要取决于胸腔壁扩张与收缩的程度。青壮年的肺活量最大，儿童和老年人较小。健康状况越好的人肺活量越大，肺组织损害（如肺结核、肺纤维化、肺不张或肺叶切除）达到一定程度时都可能使肺活量减小。脊柱后凸、胸膜增厚、渗出性胸膜炎或气胸等，也可使肺扩张受限，肺活量减小。肺气肿患者气道阻塞越严重，肺活量（特别是用力肺活量）减小越明显。

（8）肺总量（TLC）：指深吸气后肺内所含有的总气量（VC + RV）。

（9）残气量/肺总量（RV/TLC）比值：RV/TLC比值与年龄有关，随年龄增长而增加，老年人可达0.50。该比值是肺气肿的分级指标。

2. 常用检查项目

（1）慢肺活量检查：也称为常规肺容量检查，是受检者通过肺量计在放松状态下，平静呼吸数次后，尽最大努力吸气和完全呼气时测定肺容量变化的检查。检查可获得肺活量、潮气量、深吸气量、补呼气量等肺容量指标。

（2）肺残气功能测定：残气量和肺总量需要通过特殊方法测定，比如氮冲洗法、体积描记法等，因此需要受检者配合。

二、通气功能检查

肺通气的主要作用是吸入外界的氧气和排出肺动脉内的二氧化碳。肺通气功能是指单位时间随呼吸运动进出肺的气体容积，显示时间与肺容积的关系，并与呼吸幅度、用力大小有关，是反映肺通气能力的动态指标。

1. 常用指标

（1）每分钟静息通气量（minute ventilation，V_E）：是指基础代谢状态或静息状态下每分钟所呼出的气量，是VT和呼吸频率的乘积。而实际上，并不是每次吸入的气体都能进入肺泡腔参加气体交换,从口、鼻至细支气管的整个呼吸道,既无呼吸上皮,又无肺循环血液供应。因此,留在这部分呼吸道的气体不能与血液进行气体交换,故将这部分呼吸道称为解剖无效腔。

(2) 肺泡通气量(alveolar ventilation,V_A):是指进入肺泡进行气体交换的气体量,也称有效通气量。肺泡通气量=(潮气量-解剖无效腔通气量)×呼吸频率。肺泡通气量减少,见于慢性阻塞性肺疾病、肺炎、肺不张、麻醉、重症肌无力等通气不足性疾病。肺泡通气量增加,见于酮症酸中毒、癔症、高通气综合征等肺泡通气过度性疾病。

(3) 最大自主通气量(maximal voluntary ventilation,MVV):是以最大速度与幅度呼吸 1 min 的气量。MVV 减少见于以下几种情况:①气道阻力增加,如各种慢性阻塞性肺疾病、支气管哮喘或支气管肿瘤等;②肺组织损害,如肺炎、肺结核、肺泡出血、肺水肿、肺间质纤维化等;③胸廓、胸膜病变,如严重脊柱后凸侧弯、肋骨骨折、气胸、大量胸腔积液等;④神经系统和呼吸肌活动障碍,如麻醉、脑炎、脊髓灰质炎和重症肌无力等。

(4) 用力肺活量(forced vital capacity,FVC):是指最大吸气至肺总量位后,以最大的努力、最快的速度做呼气直至残气量位的全部呼出气量。同时分别记录第 1、第 2、第 3 s 末呼出的气量,即第 1、第 2、第 3 s FVC[第 1 秒用力肺活量(forced expiratory volume in first second,FEV_1)、FEV_2、FEV_3]。用 FEV_1/FVC 或 $FEV_1\%$ 可反映通气障碍的类型和程度。

(5) 通气储量比:是 MVV 减去 V_E 除以 MVV 的比值,是较好的通气储备功能指标。93% 以上为正常,小于 86% 为通气储备不足。常用于胸外手术前的肺功能评估及职业病患者的劳动能力鉴定。

2. 常用检查项目

(1) 最大自主通气量(MVV)测定:该项检查要求受检者以最大速度和幅度呼吸 1 min。由于深大呼吸时会伴随 CO_2 的过度排出,多数受检者会感到短暂的头晕,稍事休息后可恢复正常。因此,实际测定时医生会根据受检者的实际情况采取测定 15 s 或 12 s,然后换算为 MVV。MVV 反映呼吸储备力、肌肉强度和动力水平,可作为手术前评价。

(2) 用力肺活量(FVC)测定:该项检查要求受检者最大吸气后用力做最快速度呼气,直至呼完为止。正常人第 1、第 2、第 3 s FVC 应分别呼出其肺活量的

83%、96%和99%。FVC是反映较大气道呼气期阻力的最佳测定项目。气道阻塞时,FEV_1下降、呼出时间延长,限制性通气障碍时则呼出时间缩短。

(3) 小气道功能测定:小气道是指吸气状态下,直径2 mm以下的气道。小气道功能测定通常在做用力肺活量检查时通过最大呼气流速-容积曲线获得测定指标,其中最大中段呼气流速(maximal mid expiratory flow,MMEF)为常用指标。闭合容积(closing volume,CV)是指平静呼气过程中,肺下部小气道开始闭合所能继续呼出的气量,CV+RV为闭合容量(closing capacity,CC)。CC检查也用于小气道功能检查,CV/VC、CC/TLC高于正常预计值,为小气道功能异常。

三、弥散功能检查

肺的弥散功能是指某种肺泡气通过肺泡膜,由肺泡外毛细血管扩散到达血液内,并与红细胞中的Hb结合的能力。

肺弥散功能检查主要用于评价肺泡毛细血管膜进行气体交换的效率。弥散功能降低可见于以下几种情况:①弥散面积减小,如肺气肿、肺叶切除、肺部感染、肺水肿、肺出血、气胸、脊柱侧弯等;②肺泡毛细血管膜增厚,如肺间质纤维化、结节病、石棉沉着病、硬皮病等;③Hb携氧能力下降,如贫血、碳氧血红蛋白症等。弥散功能增加可见于红细胞增多症、心内左向右分流致肺动脉压力增高等。

1. 常用指标

一氧化碳弥散量(diffusing capacity of the lungs for carbon monoxide,DLCO):是指CO在单位时间(1 min)及单位压力差(1 mmHg)条件下通过肺泡毛细血管膜的量(mL)。

在正常情况下,相同年龄组,男性弥散量较女性为大,身高或体表面积越大,弥散量越大。成年后,弥散量随着年龄的增加而减少,减少程度为每年0.01~0.24 mL/(mmHg·min)。儿童的弥散量仅受身高的影响,而不受年龄及性别的影响。弥散量与Hb水平成正相关,即Hb水平越高弥散量越大。

2. 常用检查项目

(1) 一口气呼吸法:该检查要求受检者呼气至感觉气竭,继之吸入检查用混合气至肺总量位,然后屏气10 s后匀速呼气。当受检者肺活量低于1 L时,不能进行DLCO测定。

(2) 内呼吸法:内呼吸法检测DLCO时,要求受试者呼气至残气位后,深吸气吸入测试气体至肺总量后不屏气即作自然、平稳深呼气至残气位。该检查法适用于不能屏气的患者。

四、气道阻力检查

气体从肺外进入肺内,需要呼吸做功。呼吸做功的目的是克服黏性阻力、弹性阻力和惯性阻力3种阻力。黏性阻力是气体流动通过气道时因摩擦所产生的阻力,分布在大、小气道和肺组织,但绝大部分来源于气道。黏性阻力与气道通畅性关系最为密切,因此常将它称作气道阻力。

1. 常用指标

气道阻力(airway resistance):正常成年人参考值为 0.0196~0.196 kPa/(L·s)或 0.2~2 cmH$_2$O/(L·s)。气道阻力的大小能较好地反映气道的阻塞情况,协助判断肺通气功能减退的原因是否来自气道阻塞。支气管哮喘、肺气肿及阻塞性通气功能障碍均可引起气道阻力增加。

2. 常用检查项目

(1)体积描记法测定气道阻力:该项检查要求受检者勿穿戴过紧的腰带、胸罩和衣服等,以免限制胸廓的活动,测试时做平静呼吸和浅快呼吸的动作。

(2)脉冲振荡肺功能检查:可用于所有需进行肺功能检查者(特别是老年人、儿童和不能配合的患者)测定气道阻力。该项检查受检者只需平静呼吸即可。

五、气道反应性检查

1. 气道可逆试验

气道可逆试验也称气道舒张试验或支气管扩张试验,用于检查气道阻塞的可逆性,协助诊断支气管哮喘和COPD。

具体方法,首先测定受试者基础 FEV$_1$,然后吸入 β$_2$ 受体激动剂,吸入后 15~30 min 重复测定 FEV$_1$,计算吸药后的 FEV$_1$ 的改善率。计算公式如下。

FEV$_1$ 改善率 =(吸药后 FEV$_1$ - 吸药前 FEV$_1$)/吸药前 FEV$_1$×100%

如果 FEV$_1$ 改善率≥12%,且绝对值超过 200 mL,为舒张试验阳性,提示目前存在气道痉挛、气道反应性增高,有助于诊断哮喘。但结果阴性也不能否定哮喘的诊断,尤其是晚期重度哮喘患者或合并慢性支气管炎的哮喘患者可出现假阴性结果。此外,约10%的COPD患者支气管扩张试验也可出现阳性结果。

2. 支气管激发试验

支气管激发试验是用某种刺激使支气管平滑肌收缩,再用肺功能做指标,判定支气管狭窄的程度,从而测定其反应性。医生常用它确定或排除支气管哮喘,也用于观察哮喘的病情发展和治疗效果。

常用激发药物:一般常用非特异性的药物如乙酰甲胆碱、组胺等吸入。

判定标准(定性判断):在试验过程中,FEV_1 较基础值下降≥20%即为激发试验阳性;如果吸入最大浓度(或剂量)的激发药物后,FEV_1 仍未下降到基础值的20%,则为激发试验阴性。

六、心肺功能运动试验

心肺功能运动试验用于探讨循环与呼吸系统的生理和病理生理,了解病程进展程度,判断疗效及预后,对劳动能力鉴定、康复医疗有价值。心肺功能最能反映一个人的健康情况。外科医生在患者不能完成满意的肺功能检查时,经常采用下面几种方法判断患者的心肺功能。

(1) 登楼试验:能用不紧不慢的速度一口气登上三楼,不感到明显气急与胸闷,说明心肺功能良好。

(2) 血压检查:舒张期血压与收缩期血压之比正常为 0.5 左右,如果低于 0.25 或高于 0.75,则说明心肺功能较差。

(3) 血压与脉搏计算:收缩期血压数值加上舒张期血压数值之和,再乘以每分钟脉搏数,如果乘积在 13000~20000,则说明心肺功能良好。

(4) 血压、脉搏与活动试验:平躺时血压、脉搏正常,在 30~40 s 内较快地坐起,如果下降不到 1.4 kPa(10.5 mmHg),脉搏每分钟加快不到 20 次,表示心肺功能良好。

(5) 吹气试验:距离 30 cm 左右(约 1 尺)点燃 1 根火柴,使劲吹一口气,能将火焰熄灭则说明心肺功能不错。

(6) 小运动量试验:原地跑步一会儿,脉搏增快到每分钟 100~120 次,停止活动后,如能在 5~6 min 脉搏恢复正常者,表示心肺功能正常。

(7) 憋气试验:深吸气后憋气,能憋气达 30 s,表示心肺功能很好。

七、6 min 步行试验

让患者在平的硬地上尽可能快地行走 6 min,然后测量行走距离,共分四个等级:1级小于300 m;2级300～374.9 m;3级375～449.5 m;4级大于450 m。级别越小说明心肺功能越差,健康者一般400～700 m。它能够评价参与运动所有系统的功能,包括心肺系统、全身循环、肺循环、血液、神经肌肉系统和肌肉的代谢,被看作心肺功能运动试验的补充。

6 min步行试验常用于肺移植、肺切除、肺减容术、肺康复等操作和COPD、肺动脉高压、心力衰竭等疾病治疗前后对比。有以下情况时,不适宜行6 min步行试验:1个月内有不稳定型心绞痛和心肌梗死;静息心率在每分钟120次以上,收缩压超过180 mmHg,舒张压超过100 mmHg;运动中患者有任何不适情况都应该通知医生。

八、动脉血气分析

动脉血气分析就是采集动脉血,测定PO_2、PCO_2、酸碱度(pH)和其他指标,通过这些指标分析气体交换和酸碱平衡状况的过程。

(1) 酸碱度(pH):是血液内氢离子浓度$[H^+]$的负对数值,反映血液的酸碱性,是观察代偿或失代偿酸碱中毒的重要指标。正常参考值为7.35～7.45,大于7.45为失代偿碱中毒,小于7.35为失代偿酸中毒,pH在正常范围时可为正常或代偿性酸碱中毒。

(2) 氧分压(PO_2):指血液中溶解的氧分子所产生的压力。正常人为9.2～15.5 kPa,可随年龄增长而降低。小于10.6 kPa(80 mmHg)为轻度缺氧,小于7.9 kPa(60 mmHg)为中度缺氧,小于5.3 kPa(40 mmHg)重度缺氧,2.67 kPa(20 mmHg)以下,细胞就不能再从血液中摄取氧,导致有氧代谢停止,生命难以维持。

(3) 二氧化碳分压(PCO_2):是血液中物理溶解的CO_2分子所产生的压力,是反映肺通气的指标,正常人平均为5.33 kPa(40 mmHg)。PCO_2增高表示肺通气不足,可能为呼吸性酸中毒或代谢性碱中毒;降低为换气过度,提示存在呼吸性碱中毒或代谢性酸中毒。

(4) 碳酸氢根(HCO_3^-):指隔绝空气的血标本在实际条件下测得的碳酸氢盐含量,其受呼吸与代谢双重因素影响。升高可能是代谢性碱中毒,也可能是呼吸性酸中毒时肾脏代偿性调节的反映;降低则可能是代谢性酸中毒,也可能为呼吸性碱中毒的代偿结果。正常参考值为20～26 mmol/L。

(5) 碱剩余（BE）：指血液在标准条件下，滴定至 pH 7.40 所需的酸或碱量。需加酸者为正值，需加碱者为负值。BE 不受呼吸因素影响，是反映代谢性酸、碱失衡的重要指标。正常参考值为 −3.0～3.0 mmol/L。

(6) 氧饱和度（SO_2）：指血液在一定的 PO_2 下，HbO_2 占全部 Hb 的百分比，其大小取决于 PO_2 的高低。正常参考值为 95%～99%。

第 3 节 胸外科手术后肺功能改变

一、胸外科手术对肺功能的影响因素

1. 术前一般情况

术前患者的年龄、性别、体质指数（BMI）、运动能力和伴随疾病等均对术后肺功能的恢复有明显影响。老年患者因营养状态、运动能力和基础疾病等原因，较年轻患者的手术耐受力差，术后肺功能减退明显、恢复延迟。

2. 术中麻醉和手术情况

胸外科手术多采用侧卧位、全身麻醉、单肺通气。侧卧后膈肌上抬、心脏/纵隔下移可导致肺通气减少而肺血流增加，单肺通气时术侧肺无或少通气而肺血流灌注仍存在，这均易产生明显通气血流比例失调。此外，麻醉药可抑制呼吸中枢，降低机体对缺氧的反射。术中气管插管、拔管亦是一个刺激性因素。

不论开胸或是微创胸腔镜手术，均破坏术侧胸腔的负压状态，引起纵隔扑动和反常呼吸，导致通气血流比例失调。术中切除病灶所在的有功能肺组织可使肺功能永久性损伤，切除肺组织越多损伤越重，切除无功能肺组织则影响不大。肺减容术解除病灶对健康肺组织的压迫，促使余肺复张，可明显改善肺功能。此外，手术时间长、范围广和损伤大等因素可引起术中、术后并发症的出现概率升高，延缓肺功能恢复。

3. 术后康复情况

术后有效康复对肺功能的恢复尤为重要。术后并发症如胸腔积液、支气管胸膜瘘、皮下或纵隔气肿、误吸和肺不张等可导致术后肺功能恢复延迟或永久性损害。常见部分患者因惧怕疼痛，不能有效咳嗽，造成痰栓阻塞支气管，引起肺不张、

肺部感染等。术后有效咳嗽、早期活动并加强营养等则有助于肺功能的快速恢复。

二、胸外科手术对肺功能的影响

胸外科手术对肺功能的影响与病灶性质和切除范围等有关。一般可分为以下四种情况。

（1）肺功能的改善：手术可通过多种机制实现肺功能的改善。如行肺脓肿或支气管扩张切除术，切除炎症或化脓性感染病灶，改善机体一般状况；行肺不张切除术，减少或解除病区生理性分流；行毁损肺、支气管扩张切除术，减少死腔气量，改善肺通气血流比；行肺大疱切除或修补术、张力性气胸和（或）血胸引流/减压/修补术、胸膜剥脱术、脓胸切除术，解除对正常肺组织的压迫；气管或支气管阻塞性病变，行气管或支气管重建手术，使有功能肺恢复扩张与通气。

（2）肺功能无明显影响：切除无功能肺组织或行肺以外胸腔手术（如纵隔、食管、交感神经等）对肺功能常无明显影响，若手术可解除对肺、气管或支气管的压迫，则改善肺功能。

（3）肺功能的暂时性损害：术侧胸腔负压状态的破坏，引起纵隔摆动、反常呼吸；术中挤压或牵拉肺组织过剧，损伤健康肺组织；麻醉药物残余、术后疼痛抑制呼吸幅度，呼吸浅快，形成通气不足。上述情况一般在术后 48 h 内明显，随着术后康复，一般 1～2 周后恢复正常。

（4）肺功能的永久性损害：肺组织包括部分肺、肺段、肺叶和全肺切除术导致肺容积减小和限制性通气功能减退，可使肺功能永久性损害。切除肺组织越多，损失的肺功能越多，左右肺总共有 42 个呼吸单位（亚段），术前可根据切除呼吸单位数目所占比例初步计算术后肺功能。当有效肺单位分布不均匀时，如患慢性阻塞性肺疾病、间质性肺

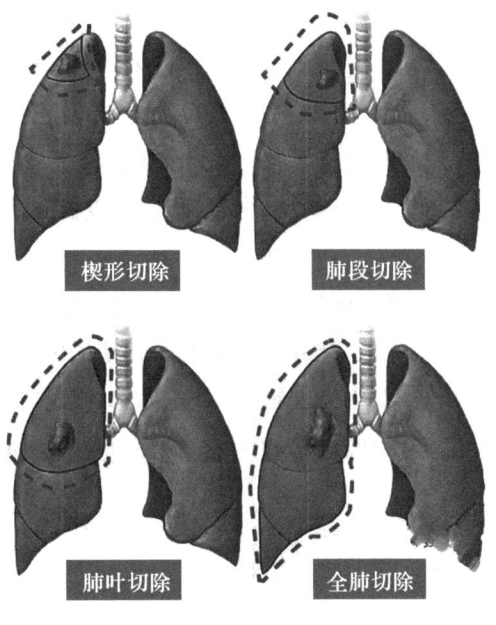

图 5-3 肺结节手术切除范围分类

病和肺结核等,可根据肺通气/灌注显像、单光子发射计算机断层成像(single photon emission computed tomography,SPECT)等检查精确评估每一肺组织区域功能占比。此外,术后的胸膜肥厚、粘连,特别是纵隔胸膜的粘连,引起限制性通气功能障碍,也可导致肺功能的永久性损害。

肺组织的代偿能力强大,切除肺组织虽无法再生,但是剩余肺组织可以进一步膨胀扩张以填补切除肺组织的缺损空间,代偿多在术后半年基本完成。肺的代偿能力与年龄、基础肺功能等相关,年龄大、基础肺功能差的患者代偿能力较差。切除各肺叶后丢失的肺功能及其1年后的代偿情况见表5-1。

表5-1 切除各肺叶后丢失的肺功能及其1年后的代偿情况

切除肺叶	丢失呼吸单位数	丢失肺功能占比	肺功能预计值	1年代偿后肺功能增量	1年后肺功能占术前肺功能
右上肺	6	-14.3%	85.7%	+4%	89.1%
右中肺	4	-9.5%	90.5%	+3%	93.2%
右下肺	12	-28.6%	71.4%	+26%	90.0%
左上肺	10	-23.8%	76.2%	+10%	83.8%
左下肺	10	-23.8%	76.2%	+21%	91.4%

第4节 肺 康 复

肺康复又称为呼吸康复,是指对有症状、日常生活能力下降的慢性呼吸系统疾病患者采取多学科综合干预措施,以提高患者的运动耐力,改善其生活质量和健康状况。肺康复对胸部手术患者至关重要,不仅体现在术后促进肺扩张、防止肺叶萎缩塌陷、增加肺活量等以加速康复,更体现在术前增强心肺功能以降低术后并发症的发生概率。部分患者因术前肺功能不全而禁忌手术,通过肺功能锻炼提升甚至可以再次获得手术机会。肺康复包括对患者的评估、训练、运动锻炼、教育、心理社会干预和追踪等系列内容,以下主要介绍呼吸、咳嗽、运动3个方面的康复锻炼技巧。

一、呼吸运动

协助肺部组织的再扩张,协助痰液的排出,活动胸廓及其肌肉。

1. 腹式呼吸

步骤：①将双手分别放在胸部及上腹部位置；②闭上嘴巴，由鼻子慢慢吸气，这时会感觉胸部、腹部慢慢鼓起，如此才是有效呼吸；③呼气时，嘴巴略张开，将气慢慢由口中吐出。

注意事项：①呼吸要深长而缓慢；②用鼻吸气用口呼气；③一呼一吸掌握在 15 s 左右，即深吸气（鼓起肚子）3～5 s，屏息 1 s，然后慢呼气（回缩肚子）3～5 s，屏息 1 s。

2. 节奏式呼吸

步骤：正常呼吸，呼气时间与吸气时间的节奏比为 2∶4，即呼—呼—吸—吸—吸—吸。

注意事项：强调呼吸频率需有节奏，不能忽快或忽慢，就如马拉松计算步伐般的呼吸方式。

3. 缩唇呼吸

步骤：经鼻吸气，呼气时嘴呈缩唇状施加一些抵抗并缓慢呼气，经口像吹口哨样缓慢呼气 4～6 s，呼气时缩唇的程度可以由患者自行调节。

注意事项：强调延长呼气时间（一般吸气与吐气时间比为 1∶3～1∶2）。

二、咳嗽技巧

1. 直接用力咳嗽法

步骤：做几次深呼吸，接着再长吸气（需停顿几秒）后，用力咳嗽将痰排出。

2. 哈气咳嗽法

步骤：①上半身向前倾，用手压住肚脐；②将嘴打开成"O"形（类似哈气擦玻璃的方法），再用力咳嗽将痰排出。

注意事项：请勿用喉咙与肩膀的力量咳嗽。

3. 固定式咳嗽法

步骤：将枕头或双手紧压于伤口上，再用力咳嗽。如此可减轻咳嗽所诱发的伤口疼痛。

三、运动训练

住院期间运动训练讲求循序渐进，从各关节的被动运动开始，逐渐进行至辅助主动活动,最后进行主动活动并安排行走训练。患者可以先在病房通道散步,随着病情、体能的好转慢慢增加步行速度、距离,最后进行下楼梯训练再进展至上楼梯。

出院后也应该持续进行运动训练,可以制订相应的训练计划。

(1) 运动强度:运动过强或过弱都不适宜。

(2) 运动间期:合适的运动时间需斟酌运动强度及自己的体能状况而定,建议每次在 20~30 min,运动前需热身 10 min。

(3) 运动频率:需与运动强度配合,强度低则频率就高,达到每周 3~5 次。

(4) 运动模式:每人喜好的运动模式不同,需个体化设计但要进行以大块肌肉为主的有氧运动,且要将运动融入日常生活中,如健步走、慢跑、慢行爬楼或打太极拳等。

(5) 进展速率:运动强度应由较低水平逐渐增加。

第6章

随访观察磨玻璃结节变化之指南变迁

众所周知,GGN可以是多种肺部疾病的影像学表现,可能是恶性肿瘤,也可能是良性病变。长期存在的pGGN主要是AAH和AIS的影像学表现形式,而PSN主要是MIA、部分AIS及IAC的影像学表现形式;GGN中磨玻璃成分的病理基础是其细胞成分以贴壁生长为主且没有气腔播散。由于首次发现的GGN有良性病变的可能,且即便是肿瘤,也属于惰性肿瘤,因此国内外各指南给出了相应的随访策略,具体分析如下。

一、美国国家综合癌症网络非小细胞肺癌临床指南

美国国家综合癌症网络(NCCN)2024年发布的NSCLC临床指南第七版中,对于含有GGN成分的肺部结节给出了相应的随访策略。对于偶然发现考虑恶性可能的含有GGN成分的肺部结节,应由包括胸外科、影像科和呼吸内科在内的多学科联合评估结节是否存在恶性可能,并制订后续治疗随访策略,同时吸烟患者应戒烟。应对结节进行风险评估,基于的指标包括患者因素与影像学因素,其中患者因素包括年龄、吸烟史、恶性肿瘤史、肺癌家族史、放射线照射史、罹患其他肺部疾病(慢性阻塞性肺疾病、肺纤维化等)、感染性疾病史(真菌性疾病、结核性疾病等);影像学危险因素包括结节大小、形状以及密度相较于之前影像是否有变化,PET/CT中结节代谢评估等。

对于单发结节,NCCN指南中认为小于6 mm的GGN无论是否含有实性成分都不需要随访;对于不小于6 mm的pGGN应于6～12个月后复查CT以检查实性成分有无变化,如无变化则每2年行一次CT检查直到第5年;对于含有GGN成分的大于等于6 mm的SSN应在3～6个月后复查CT以检查实性成分有无变化,然后每年行一次CT检查直到第5年,对于实性成分不小于6 mm的SSN则建议行PET/CT检查或组织学检查;对于多发的小于6 mm的SSN,应在3～6

个月后复查 CT,如果结节没有明显变化,则应在 2 年及 4 年时再次复查 CT;对于多发的不小于 6 mm 的 SSN,应在 3～6 个月后复查 CT,如果结节没有变化则后续随访应基于最可能怀疑的高危结节进行。同时,NCCN 指南强调了 pGGN 需要较长时间的随访以排除惰性腺癌。对于随访过程中结节大小、形状、密度、实性成分等发生变化的则应考虑进入诊断治疗程序,考虑进一步手术治疗。

二、Fleischner 学会肺部结节处理指南

Fleischner 学会于 2017 年发布了针对 CT 检查中偶然发现肺部结节的处理指南。其中对于在 CT 检查中偶然发现的直径小于 6 mm 且体积小于 100 mm^3 的单发 GGN,无论是否含有实性成分,一般不需要进一步随访;但是对于考虑恶性可能的结节需要进行随访,其中 pGGN 在第 2 年和第 4 年进行 CT 复查,而在临床实践中因小于 6 mm 的含实性成分结节很难区分是部分实性还是完全实性,指南强调这类结节中的高危结节应在 1 年时复查 CT。高危结节的临床危险因素包括吸烟、致癌物质接触史、肺气肿、肺纤维化、结节位于上肺叶、肺癌家族史、中老年等。如果随访过程中出现实性成分或者结节变大则应考虑手术;对于直径小于 6 mm 且体积小于 100 mm^3 的多发 GGN 则应在 3～6 个月后复查 CT,如果结节没有明显变化,则在第 2 年与第 4 年再次复查 CT。对于直径大于 6 mm 或体积大于 100 mm^3 的单发 GGN,pGGN 应在第 6～12 月行 CT 检查,如果结节稳定则应每 2 年复查一次胸部 CT 直到第 5 年,如果随访中出现实性成分或者结节变大则应考虑手术切除;对于 PSN,应在 3～6 个月后复查 CT,如果结节没有变化或者实性成分仍然小于 6 mm 则每年复查 CT 直到第 5 年,指南指出对于持续存在的 PSN,其中实性成分不小于 6 mm 的无论随访中实性成分是否增大都应高度怀疑恶性可能,如果随访过程中实性成分增大至不小于 6 mm 或结节增大则应考虑手术切除;对于多发结节,应在 3～6 个月后复查 CT,随后的随访应基于最可能考虑恶性的结节进行。Fleischner 学会指南规定结节直径以长轴和短轴的平均值为准,四舍五入至毫米精度。

三、美国胸内科医师学会肺部结节评估指南

美国胸内科医师学会(ACCP)在 2013 年发布了肺结节评估指南。指南中指出,对于在胸部 X 线检查或胸部 CT 上发现肺部结节的患者,在有既往胸部影像学

检查时应进行对比以帮助评估肺部结节,同时对于肺结节的评价应尽量通过薄层胸部 CT 进行。对于不大于 5 mm 的 pGGN,ACCP 指南建议不需要进一步随访,对于大于 5 mm 的 pGGN,则建议每年复查一次胸部 CT 直到第 3 年,同时指南指出随访应通过不增强的薄层 CT 进行,随访过程中出现结节增大或出现实性成分则提示恶性可能,应考虑手术治疗。对于大于 10 mm 的 pGGN,指南建议应在第 3 个月复查 CT,如果结节持续存在则应考虑活检或手术治疗。对于存在严重并发症、预期寿命有限的患者,影像学上以 pGGN 为主要表现的肺部结节大多为低度恶性肿瘤,对其预期寿命影响较小,可以选择有限的随访时间或者不进行随访。对于 GGN 成分大于 50% 的 PSN,当结节不大于 8 mm 时应在第 3、第 12 以及第 24 个月进行 CT 复查随访,随后 1~3 年则每年进行一次 CT 随访。PSN 的随访应通过非增强的薄层 CT 扫描进行;PSN 在随访过程中,如果实性成分增加或者结节增长,应考虑恶性可能,并进行进一步评估或考虑手术治疗;对于存在严重合并症、预期寿命有限的患者,当考虑结节为低度恶性肿瘤且对其预期寿命影响有限时,可以选择有限的随访时间或者不进行随访。对于大于 8 mm 的 PSN,应在第 3 个月复查 CT,如果结节仍存在则应考虑 PET/CT、非手术活检或手术治疗,在这类结节中如果实性成分不大于 8 mm,则不建议通过 PET/CT 对结节进行评价;非手术活检可以帮助建立诊断,结合定位针以及显影剂帮助术中定位,但是非诊断性活检的阴性结果不能排除结节的恶性可能;对于 3 个月随访时大于 15 mm 的 PSN,应进一步通过 PET/CT、非手术活检等方式对结节进行进一步评价,或者考虑手术治疗。对于多发结节,ACCP 指南建议对主要结节和次要结节均进行评估,如果多个结节均有恶性可能,除非组织病理证实有远处转移,否则应尽量争取根治性治疗,同时指南强调,对于考虑多原发恶性可能结节患者的治疗应在多学科会诊的基础上进行。

四、美国胸外科协会肺癌筛查指南

美国胸外科协会(AATS)在 2024 年发布了肺部亚实性结节管理专家共识。共识定义 SSN 为 CT 上表现为肺实质内密度增加的局灶磨玻璃影,区域内肺血管或支气管结构仍然可见。同时将 SSN 定义为 pGGN 与 PSN,而在纵隔窗与肺窗均含有实性成分的 PSN 则被定义为真部分实性 GGN。共识指出对于 SSN 的评估应基于薄层 CT,对于不小于 6 mm 的 pGGN 应于首次发现 6 个月后复查胸部 CT,

如果结节稳定则应每12～24个月复查胸部CT至5年；对于不小于6 mm的PSN应在首次发现3～6个月后进行再次复查，如果结节稳定则应至少每年随访一次至5年，5年后可以每2～4年随访一次直到10年；对于不小于8 mm的SSN影像学上伴有分叶、毛刺边缘、不小于6 mm实性成分、空气支气管征、胸膜或血管牵拉等特征，考虑IAC的可能，建议缩短随访间隔、活检或手术切除。对于不小于8 mm且随访期间增大的PSN，应考虑活检或者局限性手术切除。

五、英国胸外科医师协会指南

英国胸外科医师协会（BTS）在2015年发布了肺结节筛查和治疗指南。BTS指南中将含有实性成分的GGN与pGGN统一归类为SSN并采取相同的随访策略。指南指出，如果SSN小于5 mm或者随访4年没有变化则不需要进一步随访。对于不小于5 mm的SSN则应在首次发现后回顾既往CT资料，如果患者有既往CT资料则应进行对比，若结节在4年内没有变化则不需要进一步随访，若结节在过去4年中有增大、实性成分增多等危险因素，则应考虑进一步的外科手术或非手术治疗；如果首次发现不小于5 mm的SSN并且没有既往CT资料，则应在3个月后进行薄层CT扫描复查，如果结节出现可能考虑恶性的变化，如增大、实性成分增多等，则应考虑进一步治疗；如果3个月后CT复查结节稳定没有变化，则应根据Brock模型以及影像形态评价对患者进行危险分层，对于恶性可能性大于10%或者存在高危影像形态（如胸膜凹陷或空泡样结构）的高危患者应考虑行病灶活检，对于恶性可能性小于10%且不存在高危影像形态的患者，应在结节发现后的第1、第2、第4年进行薄层CT检查随访并评价结节。

六、肺结节评价亚洲临床实践共识指南

肺结节评价亚洲临床实践共识指南于2016年发布。指南中指出，对于不大于5 mm的pGGN，应结合临床判断以及患者意愿每年进行一次胸部CT随访。对于大于5 mm的pGGN，应每年进行一次胸部CT随访，保持至少3年，然后结合临床判断以及患者意愿，考虑每年行一次胸部CT随访。对于含有实性成分且不大于8 mm的mGGN，指南建议在首次发现结节后的第3、第12、第24个月行胸部CT随访，然后根据临床判断以及患者意愿每年行胸部CT检查，如果患者有细菌感染的症状或体征，还应考虑经验性抗菌治疗。对于直径大于8 mm的PSN，应在首次

发现 3 个月后复查 CT,如果发现结节时考虑有细菌感染,可考虑经验性抗菌治疗;如果 3 个月复查时胸部 CT 提示结节仍然存在,可通过非手术活检或手术切除进一步评估结节性质,在手术干预前可选择行 PET/CT 检查以确定疾病分期;同时指南指出,对于这类结节进行 3 个月的随访可能会影响诊断的及时性,因此在首次发现这类结节时是选择 3 个月后复查胸部 CT、活检或手术治疗,应根据各中心临床医生的综合判断进行,同时指南强调了 PET/CT 在这类结节术前分期中的作用。指南指出,对于多发结节在存在一个主要病灶以及一个或多个次要病灶的患者中,每个结节应进行单独评估,应争取获得各病灶的病理以明确是否为转移病灶。

七、中华医学会肺癌临床诊疗指南(2022 版)

2022 年发布的中华医学会肺癌临床诊疗指南对 GGN 的随访和治疗给出了相应的建议。指南指出,在基线筛查中检出的 pGGN 者,如果平均直径小于 8 mm 则建议进入下年度 LDCT 筛查,对于 PSN,如果实性成分的平均直径小于 5 mm 亦建议进入下年度 LDCT 筛查。对于平均直径不小于 8 mm 的 pGGN 或者 PSN 实性成分不小于 5 mm,并且无法排除恶性可能者,则建议进行抗炎治疗后复查高分辨率 CT。如果结节完全吸收,建议进入下年度 LDCT 筛查;如果结节部分吸收,建议 3 个月后再次复查高分辨率 CT,如果 3 个月后复查结果显示结节继续吸收或完全吸收,建议进入下年度 LDCT 筛查;如果无变化或增大,则建议多学科会诊决定是否进行进一步临床治疗;如果结节在抗炎治疗后无吸收,建议多学科会诊决定是进一步临床治疗还是进入下年度 LDCT 筛查。同时,指南指出,对于高度怀疑恶性的结节,建议进行临床诊疗。对于年度检查中发现的含 GGN 成分的结节,则应与之前的 CT 资料进行对比,如果较上年度筛查结果为阴性或结节无变化,则应进入下年度 LDCT 筛查;如果较之前结节增大或实性成分增多则建议进行临床诊疗;新发的小于 5 mm 的结节建议 6 个月后复查高分辨率 CT,如果结节未增大,建议进入下年度筛查,如果结节增大,建议多学科会诊后决定是进行临床诊疗还是进入下年度筛查;如果结节平均直径不小于 5 mm,建议抗炎治疗或随访,3 个月后复查高分辨率 CT,如果结节完全吸收则进入下年度筛查,如果结节部分吸收则 6 个月后复查高分辨率 CT,如果继续吸收或者结节完全吸收建议进入下年度筛查,如果无变化或增大,建议多学科会诊后决定是否进行临床治疗;如果结节在抗炎治疗或首次发现3个月后复查时,胸部高分辨率CT提示结节无吸收,建议多学科会诊后决定是否进行临床治疗。对于多发结节,指南指出多发结节的随访频率及时间应基于最大、最可疑的结节进行评估;除非病理学证实为转移,多发结节的每个结节都应进行独立评估;应该在条件允许的情况下对多个病灶进行病理评估,并且在治疗方案选择困难时,通过多学科讨论的方式确定治疗方案。

八、中国肺部结节分类、诊断与治疗指南

中国肺癌早诊早治专家组结合国内外最新的肺结节处理指南及在我国临床及人群筛查的实践,经过充分讨论,制定了《中国肺部结节分类、诊断与治疗指南(2016年版)》。指南认为PSN的恶性概率较高,其中大于8 mm的被定义为高危结节,应由胸外科、肿瘤内科、呼吸科及影像科联合会诊制订进一步治疗策略,可以考虑活检、手术切除或3个月后行CT复查。如果3个月复查CT时结节没有明显变化则考虑恶性可能并建议手术切除;如果结节3个月复查时缩小,则建议进一步在第6、第12、第24月时复查胸部CT;如果结节稳定则此后每年复查胸部CT,直到第3年。直径不大于8 mm的PSN被定义为中危结节,指南建议在首次发现后第3、第6、第12和第24个月时复查胸部薄层CT并对结节进行三维重建。如果结节出现生长变化则建议手术治疗,如果结节无变化或缩小则建议继续CT随访,随访时间不小于3年。指南认为大于5 mm的pGGN为中危结节,建议在首次发现后的第3、第6、第12和第24月行CT复查,如果结节生长则建议手术治疗,如果结节无变化或缩小则建议继续行CT随访,随访时间不小于3年。对于直径小于5 mm的pGGN指南认为属于低危结节,建议在首次发现后每年行CT检查进行随访,如果随访期间结节表现出生长性则建议手术,如果结节无变化或缩小建议继续长期CT随访,随访时间不小于3年。指南指出,多发结节的处理原则应该基于危险度最高的结节进行,对于多发高危结节应考虑多原发肺癌的可能性,尤其是多发SSN,建议对此类多发结节进行多学科会诊。

九、肺结节诊治中国专家共识(2024年版)

中华医学会呼吸病学分会肺癌学组、中国肺癌防治联盟组织专家于2015年制定了《肺部结节诊治中国专家共识》,2018年对该共识进行了更新,形成了《肺结节诊治中国专家共识(2018年版)》,并在中国肺癌防治联盟肺结节诊治分中心推广,

提出"智能救治百万早期肺癌工程",规范和提高了我国肺结节暨早期肺癌诊治水平。在此背景下,根据近年来中国肺癌防治联盟肺结节诊治分中心的推广经验,结合现有的文献证据,对该共识进行第三次修订和更新,形成了《肺结节诊治中国专家共识(2024年版)》。

pGGN 直径≤5 mm 者:建议首次 6 个月随访胸部 CT,随后行年度胸部 CT 随访(Ⅱ类推荐)。pGGN 直径 5~10 mm 者:建议首次 3 个月随访胸部 CT,随后 6 个月行胸部 CT 随访,并建议应用 AI 和人机多学科诊疗团队(multidisciplinary team, MDT)评估,对要求个体化诊疗者,可辅以 CAC 评估,根据评估结果,推荐非手术活检和(或)手术切除(Ⅲ类推荐)。孤立性 mGGN 直径≤8 mm 者:建议在 3、6、12 和 24 个月进行 CT 随访,并建议应用 AI 和人机 MDT 评估,对要求个体化诊疗者可辅以 CAC 评估,无变化者随后转为常规年度随访(Ⅲ类推荐)。孤立性 mGGN 直径>8 mm 者:建议在 3 个月内重复胸部 CT 检查,适当考虑经验性抗生素治疗。若结节持续存在,建议应用 AI 和人机 MDT 评估,对要求个体化诊疗者辅以 CAC 或 PET/CT 评估,,必要者考虑非手术活检和(或)手术切除进一步评估(Ⅲ类推荐)。肺癌的优选局部治疗方式为外科手术根治性切除(ⅠA类推荐)。对于心肺等生理功能不能耐受者,经 MDT 评估和医患共同决策,可以考虑 SBRT 或者消融治疗(Ⅱ类推荐)。

表 6-1 SSN 的临床管理流程

结节类型	处理推荐方案	注意事项
孤立性纯磨玻璃结节		
≤5 mm	6 个月影像随访,随后行胸部 CT 年度随访	1 mm 连续薄层扫描确认为纯磨玻璃结节
>5 mm	3 个月影像随访确认结节,如果无变化,则年度常规随访	如直径>10 mm,需考虑非手术活检和(或)手术切除
孤立性部分实性结节		
≤8 mm	3、6、12 和 24 个月进行影像随访,无变化者随后转为常规年度检查	随访期间结节增大或实性成分增多,通常提示为恶性,需考虑手术切除
>8 mm	3 个月影像随访。若结节持续存在,随后建议使用 PET、非手术活检和(或)手术切除进一步评估	实性成分≤8 mm 的混杂性病灶不推荐 PET/CT 评估

十、上海市肺科医院磨玻璃结节诊疗共识

上海市肺科医院联合中国医学科学院肿瘤医院等国内多家单位,于2018年发布了肺部磨玻璃结节诊疗共识。共识认为直径在5~10 mm,且没有分叶征、胸膜牵拉、支气管充气征等影像学表现的pGGN一般认为是AIS的影像学特征。首次发现的疑似AIS的结节应进行定期随访,对于首次发现时为薄层CT扫描者应在3个月后复查胸部薄层CT,如果为非薄层CT扫描者则应在1个月后复查胸部薄层CT;复查时如果病灶缩小或消失则在低危患者中不需要继续行CT随访,而对于年龄大于40岁,有吸烟史、二手烟暴露史、肺癌家族史或肺部其他疾病的高危患者则应每年随访胸部薄层CT;对于病灶无变化者应每年随访胸部薄层CT,如果病灶不小于8 mm或有实性成分,对病灶位于肺周边或优势肺段、患者焦虑影响患者生活质量、一般情况良好且预期寿命大于10年者,则应考虑行肺楔形切除、亚肺段或肺段切除;对于随访过程中结节增大或实性成分增多者则应考虑行肺楔形切除、亚肺段或肺段切除术。同时,共识认为这类患者术前无需行头颅磁共振、全身骨扫描、气管镜、胸部CT增强、PET/CT或经皮肺穿刺检查。持续存在的直径不小于10 mm的pGGN以及实性成分占比(consolidation tumor ratio, CTR)小于0.25且实性成分小于5 mm的PSN,且伴有分叶征、胸膜牵拉或支气管充气征等表现是MIA的影像学表现,对于影像学上考虑MIA的患者,共识建议在首次发现后至少间隔3个月随访一次,若结节仍存在且考虑MIA则应考虑手术治疗。直径大于15 mm、存在支气管充气征、以及CT值大于-472 HU的pGGN,以及实性成分大于5 mm、CTR大于0.25,肿瘤纵隔窗消失率(TDR)小于50%的部分实性GGN考虑为浸润性腺癌,对于影像学上考虑浸润性腺癌的结节,共识认为应考虑手术治疗。

十一、总结

国内外各大指南均提出了对肺部GGN的随访策略,在这些指南中,对于首次发现的肺部结节往往建议进行进一步的CT随访评估。这种策略往往是基于两点判断,即首次发现的肺部GGN为良性病变可能,同时CT随访中结节的吸收消失、稳定存在、生长等动态变化可以协助判断哪些结节是恶性的并需要进一步处理。但是CT作为一种影像学评估手段对于GGN的评价存在不可靠性,一项研究发

现,即使是非常有经验的影像科医生,也不能基于CT表现就GGN是浸润性病变还是浸润前病变做出准确且一致的判断。既往研究显示,筛查中发现的GGN的恶性率可能没有预想的那样低,北美的研究表明这类结节的恶性率为3.7%～23%,但是东亚的研究报道了手术切除中的GGN恶性率为53%～75%,同时研究表明,东亚人群中腺癌的发病率要高于其他人群。这些结果提示东亚人群中GGN可能具有不同于北美人群的某些特点,东亚人群中的GGN表现出更强的生物学恶性行为,同时提示在东亚人群的GGN随访中,如果采取保守的CT随访策略,可能会错失一些恶性GGN病变的早期干预时机。

目前,指南只建议对在随访过程中持续存在或者出现恶性影像学特征(如结节生长、实性成分增多、胸膜牵拉等)的GGN进行进一步评估,评估方法包括加强CT随访、非外科手段病理学检查以及外科治疗,但是对于具体方法的选择各指南并没有给出明确的判断标准。非手术的病理学检查手段目前包括经支气管镜活检以及经皮活检。既往研究表明,传统气管镜活检即使在荧光辅助下对于恶性结节的检查敏感性也只有5%～76%,对于良性结节则更低。更新的技术如超声支气管内镜、电磁导航支气管内镜以及虚拟导航支气管内镜等对于GGN活检的效果略好,但仍缺乏大规模临床数据的支持。同时,由于大部分早期GGN较小,CT引导的经皮结节穿刺活检效果欠佳,文献报道,对于2 cm或更小的GGN,经皮结节穿刺活检的敏感性仅为50%左右,且经皮穿刺活检并发症发生率较高,33%接受CT引导的经皮结节穿刺活检的患者可能出现气胸,其中超过1/3的患者需要进行胸腔闭式引流。

尽管非手术病理活检的手段存在可靠性不足以及并发症发生率较高的缺陷,各指南仍然将这些非手术活检方式与手术切除进行了同等级别的推荐。这主要是考虑到手术的风险,国外文献报道电视胸腔镜外科手术(VATS)行肺楔形切除术的并发症发生率约为5%,VATS行肺叶切除术的死亡率为2%～3.4%,另有报道,美国肺部手术术后出现并发症的概率风险超过20%。但是指南所参考的文献数据往往具有滞后性,近年来肺部手术的安全性已经得到明显改善,目前日本肺部大手术的30天死亡率仅为0.48%,同时,在中国的大容量肺部手术中心进行的肺部手术围手术期死亡率低于0.1%。VATS肺部手术尤其是单孔VATS肺部手术与术后加速康复理念相结合,使得近年来肺部手术的围手术期安全性得到极大的改善。同时,手术比非手术活检可以取得更可靠的病理诊断,肺楔形切除手术可以可靠地获取结节的病理诊断,术中冰冻病理的开展也使得外科手术可以一站式解决GGN的诊断-治疗,而不必像非手术活检那样患者面临多次有创操作的风险。基于这些最新的证据,也许在GGN的随访中更积极地考虑手术治疗是可以让患者得到更大获益的选择,但这仍然需要进一步的来自真实世界的证据支持。

  在过去的几十年里,早期肺癌的标准治疗方式是解剖性肺叶切除+淋巴结清扫术。1982年,北美肺癌研究小组进行了一项前瞻性随机对照临床试验,比较亚肺叶切除术和肺叶切除术用于治疗早期肺癌的临床效果,结果发现,对于T_1N_0的肺癌,肺叶切除术的效果优于亚肺叶切除。但是随着技术的进步,越来越多的研究表明,在早期肺癌中解剖性亚肺叶切除手术的治疗效果与肺叶切除相似,同时在理论上可以保留更多的肺功能,尤其是在含有GGN成分的结节中。JCOG0201是首个提出影像学早期肺癌诊断标准的多中心前瞻性临床研究,这项研究纳入了31家中心的811例患者,研究结果表明,CTR小于0.5是影像学GGN非侵袭性的截断值,进一步分析表明肿瘤直径不大于2.0 cm且CTR不大于0.25的GGN可以认为是非侵袭性结节,同时肿瘤直径不大于3.0 cm且CTR不大于0.5的结节均可以得到约为97%的5年生存率。基于JCOG0201临床试验的结果,JCOG0804/WJOG4507L临床试验比较了亚肺叶切除和肺叶切除在大小不大于2 cm、CTR不大于0.25的周围型GGN的临床效果,研究结果表明,以肺楔形切除为主的亚肺叶切除手术可以获得充分的局部控制和99.7%的5年无复发生存率。针对肿瘤直径不大于2.0 cm且CTR大于0.25的GGN,就肺叶切除术与肺段切除术的临床效果对比,另一项Ⅲ期临床研究COG0802/WJOG4607L从2008年启动并进行了相关研究,同时该研究在启动4年后根据JCOG0201临床研究的结果对入组标准进行了修改,CTR由大于0.25调整为大于0.5,研究结果表明,在此类GGN中肺段切除术的治疗效果优于肺叶切除术,但术后肺功能状态的肺段切除术并未显示出预期的优势。除东亚地区外,CALGB/Alliance 140503是一个旨在证明亚肺叶切除相较于肺叶切除在不大于2.0 cm的周围型NSCLC治疗中的非劣性的多中心的Ⅲ期试验,该研究从澳大利亚、加拿大和美国的69个中心招募患者,目前已经公布的结果显示肺叶切除与亚肺叶切除在这类结节的治疗中没有明显预后区别。这些研究说明了在早期GGN的治疗中亚肺叶切除术的安全性和有效性,但亚肺叶切除的具体指征,特别是在中国人群中的适应证范围,仍然需要进一步的临床研究明确。同时,亚肺叶切除在早期GGN诊疗中的应用也进一步增强了围手术期安全性,并加速了术后康复过程,这进一步加强了直接手术治疗相较于非手术活检—手术这一诊疗流程的优势,并且推动指南在 GGN 的随访过程中更积极地考虑手术治疗以在肺癌发展的早期阶段及时干预,改善预后。

目前,国内外指南对于 GGN 的随访策略存在差异,总体来看欧美地区指南偏保守,而东亚地区则更积极。目前研究表明,GGN 的流行病学及生物学特征在欧美与东亚间可能存在差异,因此对于 GGN,应该尽快结合中国人的疾病流行病学以及演化特点,制订符合中国人的统一的随访及干预策略,并制定相应指南来指导临床治疗。

第7章

磨玻璃结节最佳的手术时机是转移成功之前

一、磨玻璃结节最佳手术时机的话题争议

长期存在的肺部GGN,大概率为惰性肿瘤,分别处于腺癌的各个阶段(AAH、AIS、MIA、IAC),这已经不是一个秘密。医生面对这样的患者,被问到最多的问题:"我是否应该开刀切掉它,还是应该随访观察,随访多长时间是安全的?"这其实是一个关于GGN腺癌患者手术最佳时机的经典话题,我们来看看相关的一段经典医患对话。

患者: 医生您好,我知道有时会查循环肿瘤细胞,查的是血液循环中的肿瘤细胞,但它居然在磨玻璃结节腺癌患者中也可以查到。那我要纠结了,是不是多年后,这些循环肿瘤细胞会发展成新的病灶,威胁到我的生命?如果循环肿瘤细胞真实存在,所谓的随访安全期就只是相对的、大概率的,您说呢?

医生: 据分析循环肿瘤细胞在原位腺癌患者中可以检测到,与细胞间连接紧密程度变化、通透性改变有关。原位腺癌、微小浸润癌中循环肿瘤细胞突破细胞间连接进入血液,少量且有限;而浸润性癌中循环肿瘤细胞可以通过侵犯血管、淋巴管,源源不断将癌细胞输送到血液中。两者差异好比"散兵游勇"与"有序作战部队"的区别。

在原位腺癌、微小浸润癌中,即便可以查到循环肿瘤细胞,但患者临床预后极佳,临床数据证实,10年无病存活率、生存率都是100%。这些循环肿瘤细胞一旦进入血液,"散兵游勇"都会被人体的免疫系统杀灭;即便是"有序作战的癌细胞部队",绝大多数也会被免疫系统杀灭。据文献报道,癌细胞在血液中的存活概率仅为0.025%,所以,你大可不必焦虑纠结。

从概率学角度出发,原位腺癌、微小浸润癌转移成功的概率极低。即便有循环

肿瘤细胞入血,也可称之为转移动作,但这种属于无效转移;只有形成真正的转移病灶并且存活下去,才叫做转移成功。患者在转移成功之前把肺癌病灶切除即可治愈,转移成功之后再行手术,并不能真正治愈疾病,并且在未来一段时间内,有可能会复发。

患者微微点头:我看到有文献报道,循环肿瘤细胞入血后,也许会藏匿蛰伏在特定组织内,例如骨髓,可处于静息状态十年之久,在特定时机再被激活形成新的转移病灶。这样岂不是很可怕?即使五年、十年的临床生存率分析极佳,又怎么能够代表十几年之后不会出现新的转移病灶?

医生:这么讲吧,理论上的学术争议,文献分析中的各种可能,最终都需要临床实践的证明。尽管时间跨度长的随机对照研究很难获得,但至少目前文献都认为肺部磨玻璃结节腺癌属于一种惰性肿瘤。转移成功与入血转移种子细胞的数量、质量都有关系,比如小细胞肺癌,生物学恶性行为很高,在病灶很小的时候就发生了转移,属有名的"小病灶、大转移";而磨玻璃结节腺癌,生物学恶性行为惰性,在病灶很小且密度偏低的时候极少转移成功。

如果发展成浸润腺癌,病理贴壁亚型生长的话,转移成功的概率也低,但微乳头型及实性为主型的概率会增高;关于磨玻璃结节腺癌转移成功的具体曲线变化,我们尚不清楚。不过随着时间的推移及病灶体积的增大、密度的增高等变化,转移成功的概率会逐渐升高,不能排除循环肿瘤细胞可能藏匿于骨髓内处于静息状态进行蛰伏、休眠的原因。然而,休眠在骨髓里的癌细胞究竟在何种微环境改变的前提下苏醒过来,再次进入增殖状态,其中的具体机制尚不清楚。也许患者本身的状态决定了是休眠还是苏醒,毕竟"物竞天择、适者生存"是微观世界里癌细胞的遵循法则。而在无法有效早期甄别循环肿瘤细胞内的肿瘤干细胞特征时,随访观察与手术切除就成了受制于检测条件下产生的一对辩证矛盾体。

这对辩证矛盾体的背后理念其实就是早诊早治与过度治疗,如何把握好两者之间的平衡,使其既能解决临床实践问题,又能防止手术不良反应带来的弊端,成了新时代胸外科医生要考虑的问题。

总之,磨玻璃结节患者既不能杞人忧天,"有磨就开",也不能高枕无忧,视而不见。在随访过程中,有明显体积增大、密度增高者应该选择手术,而不是无限期随访。

患者微笑点头:我是否可以总结一下,送给广大患者?即:早期肺腺癌(原位腺癌、微小浸润癌)转移成功的概率极低；浸润性腺癌初期(体积小、病理亚型为贴壁)转移成功的概率低；浸润性腺癌中晚期(体积大、病理亚型为微乳头或实性)转移成功的概率高？

医生闻言点头：我们倾向于依据磨玻璃结节腺癌惰性肿瘤的生物学特性，根据不同的发展阶段，提出各自的处理方案。当惰性的磨玻璃结节腺癌循环肿瘤细胞入血后，它们面对的是天然环境的改变、失巢凋亡的风险、剪切力及环境压力的伤害、免疫天敌的攻击，绝大多数循环肿瘤细胞面临死亡，形成无效转移。

患者应该根据医生的合理分析与建议，结合自身的科普学习，了解自身所处的阶段，综合判断，在癌细胞转移成功之前进行手术切除。即便错过了最佳切除时机，也请记住，靶向药物、免疫药物的发展也会很好地控制病情的进展，杀灭转移成功的病灶，使肺癌成为真正的慢性病。

在衡量"早诊早治"与"过度治疗"的天平上，期望广大患者仁者见仁，智者见智，做到取舍平衡，保证医患和谐！请记住，肺部磨玻璃结节腺癌进行手术的最佳时机是在转移成功之前切除病灶。

如上所述，转移成功之前是 GGN 腺癌的最佳手术时机，这个结论其实适用于所有肿瘤。如果癌细胞没有成功转移，那么它就是局限在原处的一个病灶而已。手术切除这个病灶就可以根本治愈，不存在复发、转移带来的寿命降低与后续治疗的痛苦。

对于医生而言，他们更在意患者 5 年、10 年生存率的百分比高低；而对于患者而言，往往更在意的是永远不复发、不转移，百分百治愈，不影响寿命。这种医患之间的思维差异则是在换位思考前提下得到的必然结果。那如何界定"转移成功之前"这个阶段呢？很简单，为了让患者感到满意，医生需要从患者的角度出发，针对此阶段来综合分析。在进入正题之前，需要解释几个专业名词，这样患者才可以清晰地明白医生讨论的内容。

5 年生存率：指肿瘤患者经过各种综合治疗后，生存 5 年以上的比例。如果癌症患者经手术治疗后能生存 5 年以上，即可认为肿瘤被治愈的可能性为 90%。此外，也有用 10 年生存率来表示疗效的。

总生存期(overall survival, OS)：指患者从接受治疗到患者因任何原因死亡间所经历的时间,即患者通过治疗活了多久。

无复发生存期(recurrence free survival,RFS):肿瘤 RFS 是指患者在经过抗肿瘤治疗后,获得完全缓解时到出现复发或者随访截止的时间。RFS 时间越长,表明抗肿瘤治疗的效果越好。

PET/CT/MRI:PET 全称为正电子发射计算机断层显像(positron emission tomography),是反映病变的基因、分子、代谢及功能状态的显像设备。它是利用正电子核素标记葡萄糖等人体代谢物,使其作为显像剂,并通过病灶对显像剂的摄取来反映其代谢变化,从而为临床提供疾病的生物代谢信息。PET 与 CT 及 MRI 都可以结合在一起,用来提高疾病代谢状态的反映效果。

肺癌 TNM 分期:在宏观系统的临床研究中是如何来评估转移的呢?实际上,研究者必须辅助以具体的量化指标,建立一整套模型来预测肺癌复发转移的风险。

这个模型就是国际肺癌研究学会(International Association for the Study of Lung Cancer,IASLC)推荐的第八版 TNM 分期(tumor node metastasis classification),能够更好地显示患者的预后,对临床具有更高的指导价值。有了 TNM 分期,医生可以通过 T、N、M 三者指标的排列组合,推断出最终分期,也就是到底属于Ⅰ～Ⅳ期中的哪一期,不同分期的预后(生存期)是不一样的。Ⅰa 期肺癌被称为早期肺癌,但仍有一些Ⅰa 期肺癌患者存在复发和转移,因此并非人为界定的早期肺癌就一定是早期,一定不会复发和转移。目前,TNM 分期依旧是应用最广的评估体系,能最大程度评估患者的转移情况及预后。

T:指肿瘤原发灶的情况,包括肿瘤大小、主支气管距离隆突受累距离、肺不张的范围、横膈受累情况和纵隔胸膜侵犯,分别用 T_X、$T_0 \sim T_4$ 来表示。在第八版 TNM 分期内,GGN 中的 T 大小以实性成分的直径作为测量值,例如 T_1 的大小指的是实性成分 3 cm 以内,其中 0.5～1.0 为 T_{1a},1.1～2.0 为 T_{1b},2.1～3.0 为 T_{1c}。

不过,关于 GGN 的上述分类方法也存在争议,例如 Hattori 等人建议采用 T_{1a} 作为所有 PSN 的描述,上海市肺科医院陈昶教授针对此分类回顾性研究了 1648 例患者,认为与当前第八版分类相比,该改良分类在生存预测中提供了更多的获益。

N:指区域淋巴结(regional lymph node)受累情况。区域淋巴结的评估在总分期中极其重要,尤其淋巴结转移及是否存在跳跃性转移对预后会产生重要的影响。其受累情况分别用 N_X、$N_0 \sim N_3$ 表示。N_0 指没有发现淋巴结转移,$N_{1\sim3}$ 指不同区域的淋巴结转移。

M：指远处转移，包括转移器官及转移灶数目，同时，第八版分类纳入了远处寡转移病灶的评估。远处转移情况分别用 M_0、M_{1a}、M_{1b}、M_{1c} 来表示。M_0 指远处器官没有发现转移灶，M_{1a}、M_{1b}、M_{1c} 分别对应不同程度的远处转移。

简单了解 TNM 分期，即Ⅰ～Ⅳ期。具体分期可以上网查阅，套入 T、N 的值，如果远处没有发现转移就不必看 M，二者相交的小方格内就是最终的 TNM 分期；如果远处有转移，就沿着刚才的小方格横向移动到相应的 M 那里去读取最终的分期。不同的分期，所处的转移阶段不同，故治疗手段也不同。

（1）cTNM 肺癌临床分期：是通过体检化验、影像学检查、病理活检等手段，得到肿瘤进展信息而进行的术前分期。准确的临床分期有助于选择合适的患者接受手术前新辅助治疗及手术治疗，避免过度治疗或治疗不足。

（2）pTNM 肺癌病理分期：只针对接受了手术切除或者手术探查的肺癌患者，它综合了临床分期和手术所见，比临床分期更准确。

临床分期指的是手术前的大概评估，病理分期指的是手术后肿瘤标本的病理显微切片明确后的最终分期。比如，手术前评估 N_0，认为淋巴结没有转移，但是手术后肿瘤标本的病理显微切片提示淋巴结有转移 N_1。

二、"转移成功之前"阶段的界定

现实中，面对患者个体，我们要如何界定"转移成功之前"这个阶段呢？患者个体心目中对"转移成功之前阶段"的期待是在这个阶段切除病灶，不影响寿命，永远不存在复发、转移的顾虑。依据患者期待，从宏观方面我们对"转移成功之前"阶段的界定存在两个方案及一个简化实用版，微观方面有一个逻辑推理，先看临床宏观方面。

1. 手术后的 pTNM 推演方案

如果手术后的 pTNM 分期中存在 $N_{1\sim 3}$，或者 M_{1a}、M_b、M_c，那么，毫无疑问均不是早期，都已成功转移，在淋巴结内存在显微镜下可见的癌细胞转移灶。如果 N、M 都没有转移成功，那就剩下Ⅰa 与Ⅰb 期了。但据文献报道，pTNM 分期为Ⅰa 的患者也有一部分（20%左右）会复发、转移，因此我们把真正转移成功之前的阶段探索目光放在了Ⅰa 期内。Ⅰa 期内的肺癌患者，要如何来进一步界定哪些患者属于真正转移成功之前阶段呢？也就是哪些患者永远不会发生复发、转移呢？

对于这类Ⅰa期患者,最传统也最直接的方法就是手术后定期的观察与随访,做各种影像学检查,看看到底会不会复发、转移。所有评估都建立在影像学检查的基础上,试图通过是否发现逐渐形成的转移病灶,从而判断该患者是否真正的转移成功。

从患者的角度出发,他们希望在影像学发现 GGN 的最早期,医生可以清晰地告诉自己,在这个结节所处的阶段需不需要切除,以及百分百不影响寿命的最佳手术时机。也就是说对于"转移成功之前"阶段的判断需求是越早越好,而非手术后的病理 TNM 分期推演。因此,我们来看看基于此需求的第 2 个方案。

2. 手术前根据影像组学、影像基因组学推测病理类型、分期、预后方案

影像组学指的是影像学与各种现代组织学技术手段相结合的产物,旨在全面定量分析肿瘤在活体状态下的组织、细胞和亚细胞层面的信息。利用海量影像(CT、MRI、PET/CT 等)信息和病理信息通过感兴趣区分割方式将病变轮廓逐层勾画出来,然后将二维兴趣区进行三维容积重组生成三维感兴趣体积,进而高通量地提取和分析相关数据。在此基础上建立的预测肿瘤临床表型的模型,可构建不同定量图像特征和临床表型之间的相关性,从而对肿瘤的病理类型、分期、良恶性等鉴别进行预测与判断。

此外,影像图像特征与人类肿瘤基因组表达的关联即为影像基因组学。例如肺气肿、气道异常与 EGFR 野生型基因相关,而磨玻璃成分的高比例则提示与 EGFR 突变型基因相关。GGN 中实性成分大于 2 cm,磨玻璃面积较小且 PET/CT SUV>6 时,EGFR 基因突变率低,而 KRAS 突变和 ALK 易位重排融合发生率较高,这种情况多见于实体型腺癌。在侵袭性黏液腺癌中,KRAS 基因的相对突变率高。

影像组学与影像基因组学目前都处于研究探索阶段,是一种基于影像大数据的分析算法,应用前景广阔;可以用无创的方式提取肿瘤的生物学信息,借助图像分析监测肿瘤的发生、发展、治疗反应以及预后。

简单来讲,就是把各种检查糅合在一起,从大体图像到分子标志物均建立相关模型,并利用数字化的海量信息进行计算,让医生在肺部结节的早期就可以预测其良恶性、发展到了哪一个阶段、有没有转移的可能性、转移的概率有多大等。这类方案能更进一步了解"转移成功之前"阶段的特征。显而易见,方案 2 也是建立在方案 1 数据的前提下结合影像、基因等分析方法得出的结论,故要求数据标准化、算法可重复,需要多中心的机构验证。

陈昶教授对此进行的回顾性分析研究,认为多区域融合的影像组学标志物是一个独立且有效的预后因素,可明显提高传统临床预后因素的生存风险判别能力和临床实用价值。

尽管这个方案仍在探索研究阶段,但医学的进步是一步步螺旋式上升的,随着各项技术的关键点突破,势必会在早期诊断预测方面迎来更多的突破。基于此方案的大背景,我们推荐以下简单实用的版本:根据 CT 上 GGN 的 CTR 分组,探讨最接近于"转移成功之前"阶段的特征,从而筛选出最佳的手术时机。

3. 文献分析——CTR 分组揭秘(简化实用版)

该方案就是看看在已经进行过手术的患者当中,哪些群体百分百没有复发、转移,并判断他们是否处于转移成功之前的阶段。记录这一部分患者的 CTR 指标特征,并与未经手术患者的 GGN 进行比较,就能知道患者是否处于转移成功之前的阶段,也就能知道其手术最佳时机。

因此,我们有必要搜集各种 GGN 相关文献,并研究手术后此类患者群体的复发、转移情况,从而得知哪些"长相"更符合转移成功之前的阶段。这样,患者就可以按图索骥、对号入座,做到心中有数。

这个宏观简化版方案有 2 个关键点解析。

(1) 手术后百分百不复发、转移中的时间限度是多久,5 年、10 年,还是更久?尽管我们期望是永久,但现实中我们无法用那么久的时间来随访观察患者手术后的疗效。只能说,如果 5 年不复发和转移,那么之后再复发和转移的概率会大为降低;如果 10 年不复发和转移,我们便认为其基本上治愈,之后复发和转移的概率几乎为零。而 10 年的术后随访期已经是非常久,故我们把 10 年不复发和转移的这部分患者作为最接近"转移成功之前"阶段的患者群体,探索他们的 GGN"长相"。

(2) CTR 的含义:GGN"长相"的特征。肺结节的 CTR 指的是在影像学 CT 上,GGN 中实性成分最长直径/GGN 最长直径的值。需要注意的是,CTR 为结节直径指标,不是面积,也不是体积。临床上,CTR 是目前最常用的用于选择 GGN 处理方式的重要指

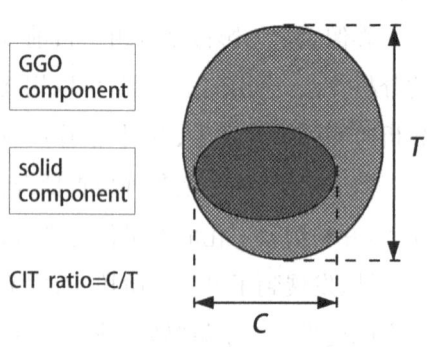

图 7-1 CTR 概念

标。pGGN 的 CTR=0,纯实性结节的 CTR=1,mGGN 的 CTR 为 0~1。

需要注意,CTR 并不是鉴别肺结节良恶性的指标,CTR 仅适用于恶性肺结节。如果是肺腺癌,一个结节中的实性成分越大,则风险越高,测量方法实例见图 7-2。

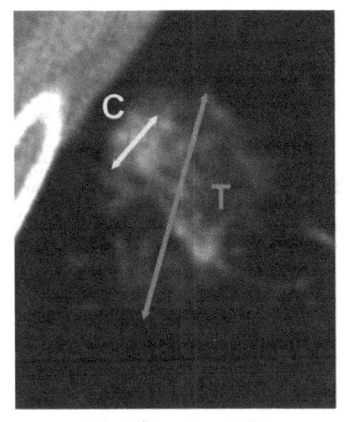 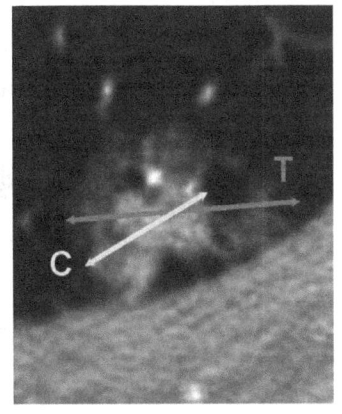

(a) C/T ratio=0.26　　　　(b) C/T ratio=0.57

图 7-2　CTR 的测量实例

理解了上面两个关键点,我们再来看看这个以 CTR 为基本指标的 GGN 患者术后的数据分析。

首先,如果 CTR=0,则为 pGGN,理论上认为基本不会复发。临床上 2 cm 以下的 pGGN 切除后的病理结果,多数为 AIS、MIA,少数为贴壁型 IAC,也有少数为腺泡型或乳头型 IAC。2021 年,一项来自日本的文献研究表明,AIS、MIA 患者的术后 10 年无复发生存率为 100%,也就是说,切除后 10 年没有复发,这个浸润前阶段(AIS、MIA)属于转移成功之前。对于 MIA,我们认为其属于肺腺癌的最早期阶段,对周边组织的侵犯范围不超过 5 mm;这一类患者发展到 IAC 仅是时间问题,如果侵犯的范围在显微镜下观察超过了 5 mm,就达到 IAC 的诊断标准。因此,我们倾向对 MIA 行手术切除。对于 AIS,目前尚存在一些争议,我们的建议是医患共同决策,详见后续章节。

2021 年,一项来自上海市肺科医院放射科的研究报道,纳入了 273 例 pGGN 患者,术后证实其均为 IAC,按照大小将其分为 4 组。A 组大小均不大于 10 mm,B 组大小均为 10~20 mm,C 组大小均为 20~30 mm,D 组大小均大于 30 mm。4 组术后的病理类型均以贴壁型为主,存在少量腺泡型及乳头型,没有不良的实体型和微乳头型。此研究排除了术后病理为 AIS 和 MIA 的患者。

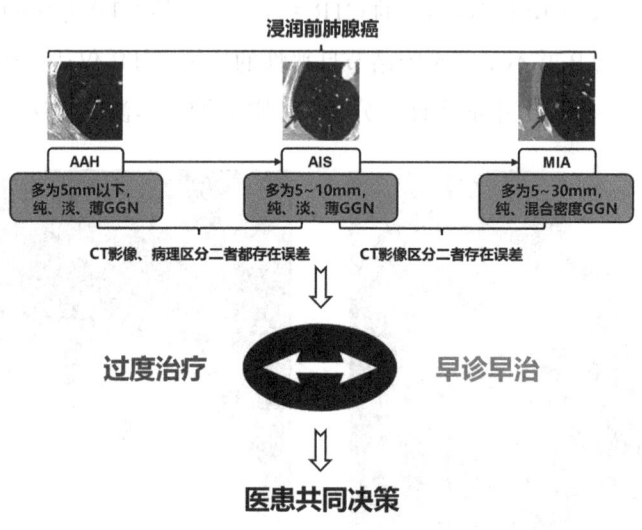

图 7-3　医患共同决策

术后的 5 年观察发现,4 组均无一例患者出现复发,包括存在 3 cm 以上的 pGGN 患者。我们也期待着 10 年数据的结果也能如此令人满意,那么对于 CTR＝0 的 pGGN,即便属于 IAC,我们也可认为其在转移成功之前的阶段。

其次,0＜CTR≤0.25 的结节。从著名的 JCOG0201 临床实验可以得知,这属于影像学上非浸润磨玻璃结节腺癌,也就是复发风险极低的腺癌,研究中 35 例患者 10 年无一例复发,3 例患者去世,10 年生存率为 94%。

对于 2 cm 以下结节的患者,JCOG0804 研究结果显示 314 例肺癌患者切除后,7 年内只有 1 例复发,无复发率为 99.7%。16 例属于 AAH,207 例属于 AIS、MIA,其余为 IAC,没有胸膜侵犯,没有淋巴结转移,没有远处转移。病理类型为腺泡型与乳头型,没有高危的病理亚型出现。

王群教授的大宗病例报道,对于符合 CTR 特征的 3 cm 以下的 442 例患者中,术后病理大部分(70.6%)为 AIS 或者 MIA,剩余为 IAC,病理成分大多为贴壁型和腺泡型。有 0.9% 的概率侵犯胸膜,没有淋巴结转移。5 年随访没有一例复发。我们期待此篇文章数据的 10 年报道,相信复发率极低。

总体而言,这一类 GGN 腺癌的复发率极低,总共 789 例患者中仅有 1 例复发。虽然大宗报道的整体 10 年随访数据尚未获得,但我们依旧相信,这一类腺癌患者,即使是 IAC,也极度接近百分百治愈的转移成功之前阶段。

第7章
磨玻璃结节最佳的手术时机是转移成功之前

第三，$0.25 < CTR \leqslant 0.5$ 的肺结节。JCOG0201 数据中的 86 例患者，有一例淋巴结 N_2 转移，10 年内 4 例复发，无病生存率为 89%。10 年生存率为 92.7%。

其他大宗报道中，210 例术后病理则主要为 IAC(79.6%)，主要病理类型为腺泡型，均无淋巴结转移。10.0% 的患者存在胸膜浸润，但 5 年随访无一例复发。

由此可见，这一组 CTR 特征的 GGN 患者并没有达到百分百治愈的程度，当然，总共 296 例患者中仅有 4 例发生了复发，复发率也相对很低。值得一提的是，这 4 例患者是在 5~10 年时复发的，若大宗报道里的无复发采用的是 5 年随访数据，那再随访 5 年，可能也会有一些患者复发。所以这个阶段属于复发率很低，但存在转移，并不能符合患者心目中的"转移成功之前"阶段。

尽管如此，但这类患者的复发率仍很低，10 年生存率也相当高，在 92.7% 以上。对于医生而言，这一类的患者已有极高的 10 年生存率。在医生的心目中，这类患者已接近全部治愈。

第四，$0.5 < CTR \leqslant 0.75$ 的肺结节。其他大宗报道里，173 例术后病理绝大部分为 IAC(87.8%)，主要病理类型仍然以腺泡型为主。17.9% 存在胸膜浸润，无淋巴结转移。5 年的复发率在 7% 左右。复发患者在 5 年内逐渐增多，显而易见，这个阶段在医生、患者的心目中都无法称之为"转移成功之前"阶段。

第五，$0.75 < CTR < 1$ 的肺结节。其他大宗报道里，37 例患者中术后 94.6% 为 IAC，以腺泡型为主的病理类型占 87.4%。27.0% 存在胸膜浸润，5.4% 存在淋巴结转移，5 年的复发率在 9% 左右。

而在 JCOG0201 数据里，并没有把 $CTR > 0.5$ 的 422 例患者继续分层为 0.75 以下的组，而是按照 GGN 大小（C 组：2 cm 以下；D 组：2 cm<直径<3 cm）做了进一步区分，并且纳入了 $CTR = 1$ 的纯实性结节。

另外从 JCOG0802 的数据中可知，针对 $CTR > 0.5$，2 cm 以下的 GGN，10 年复发率在 12% 左右。N_1 与 N_2 淋巴结转移的概率均为 3% 左右。

据文献报道，CTR 在 0.4 以内时，没有发现气腔内扩散（spread through air space, STAS）；在 0.6~0.8 时，STAS 发生的概率为 20%。而 STAS 的发生与局部复发可能有较大的因果关系。也有文献报道 $CTR \geqslant 19\%$，STAS 的发生率会增高。但王俊院士的研究报道认为，针对 pGGN 腺癌，其肺内的多发病灶可能存在着转移的关联，这意味着 $CTR = 0$ 的 pGGN 内，STAS 也是可能存在的。陈昶教授研究认为 STAS 在纯实性结节中的发生率比在 GGN 中显著升高（34.9% VS 10.8%，

$P<0.001$)。在肺腺癌中，STAS 与 GGO 成分存在显著相关性，两者均为预后的预测因素，但 GGO 成分对预后的有利影响要显著强于 STAS 的不利影响，因而 GGO 成分是肺腺癌更可靠的预后因素。对于这种特殊方式的 STAS，目前认知尚不完全，这提示我们进行 GGN 的亚肺叶局部切除时，要注意切缘足够，避免局部复发。

我们再来看 2018 年的文献报道，3 cm 以上的 mGGN 中，CTR≤0.5，依然无淋巴结转移，5 年 OS 及 RFS 接近百分百。CTR>0.5 以上，存在淋巴结转移，5 年 OS 为 88.4%，RFS 为 66.7%。

值得注意的是，即便是实性成分为主的 mGGN，其预后也比纯实性结节好得多。从报道中看到，共有 543 例经手术切除的以实性成分为主的 c-IA 期 NSCLC 患者，将患者分为两组，0.75≤CTR<1（$n=126$）和实性比为 1（$n=417$）。比较 2 组患者的预后。

由报道可知，即便 mGGN 中磨玻璃成分占比极小，5 年生存率仍然高于纯实性组。2 组淋巴结转移的发生率分别为 8.73% 和 21.1%，血管侵犯也有显著差别。

此研究表明百分百纯实性的肺癌与有磨玻璃成分的肺腺癌在生物学上是不同的。一般来说，AIS 和 MIA 被认为可逐步发展为 IAC，这种发展在放射学上可对应 GGN 实性成分的增加。我们认为纯实性肿瘤并非起源于原位病灶，而是从一开始就具有侵袭性。即纯实性的肺癌与 mGGN 肺癌在最初病理亚型就不一样；纯实性肺癌的恶性程度更高，更容易侵犯转移。mGGN 以惰性为主，恶性程度低，侵犯、转移的概率低。然而，mGGN 中也有少部分发展快，容易侵犯周边和远处转移，但其中的分子机制尚未阐明。

我们再来看陈海泉教授的文献报道，虽然不是根据 CTR 来分特征，但也是根据 CT 中的密度，结合常用的 CT 肺窗、纵隔窗参数把肺 GGN 分为 3 类：①358 例 pGGN 在肺窗和纵隔窗都没有实性成分；②65 例 hGGN 肺窗有实性成分，纵隔窗没有实性成分；③442 例肺窗有风险分层部分实性结节（risk-stratified part-sdid nodule，rPSN），纵隔窗也有实性成分的 GGN。

随着磨玻璃密度的增加，浸润的概率开始增加，不良病理类型也开始增加。①pGGN：多为 AIS 和 MIA，另外有 22.6% 为 IAC。浸润的病理类型多以贴壁型和腺泡型为主，极少数以乳头型为主，无淋巴结转移、血管淋巴管侵犯。② hGGN：以 IAC 为主（56.9%），病理类型多为贴壁型和腺泡型，少数为乳头型，无淋巴结转移、血管淋巴管侵犯。③rPSN：绝大部分为 IAC（86.4%）。病理类型多为腺泡型，

第7章 磨玻璃结节最佳的手术时机是转移成功之前

有个别(0.2%～0.5%)为实体或者以微乳头为主，淋巴结转移的概率为1.6%，血管淋巴管侵犯的概率为2.7%。

尽管hGGN的密度有所升高，浸润的概率增加，但hGGN仍然是恶性程度较低的肿瘤。而有了纵隔窗的实性成分，则rPSN恶性程度会明显升高，有小概率发生淋巴结转移的可能。对于pGGN和hGGN，术后6年没有一例复发。对于rPSN，术后6年的复发率为8.1%。

也就是说，mGGN患者，只要纵隔窗上没有实性成分，那么即使术后发展为IAC，术后的复发率也极低。hGGN作为pGGN向rPSN发展的过度类型，同样有极好的预后，术后几乎不会复发。但若纵隔窗出现实性成分，发展成rPSN后，预后会变差。

这种GGN分类方法相对于CTR分类而言，操作方便，比CTR指标计算的方法更加简捷。然而在判断TNM分期里T的大小是否要采用纵隔窗位来测量实性成分呢？陈昶教授通过分别测量719例GGN患者在CT肺窗与纵隔窗上的实性成分直径，比较不同的窗宽和窗位对GGN临床分期与预后评估的影响价值。

多因素Cox回归分析显示，肺窗纵隔窗上测量的实性成分直径都是SSN患者独立的预后因素。此外，纵隔窗上测量的实性成分直径对术后病理高危因素，包括淋巴结转移以及脏胸膜浸润有更好的预测效能，但在预测IAC中的性能显著低于肺窗实性成分直径。同时研究还发现，基于纵隔窗实性成分直径定义SSN患者临床T分期c(m)T，与基于肺窗实性成分定义的T分期c(l)T相比，有321例患者(44.6%)会出现T分期变化，包括14例患者出现升期，307例患者出现降期，但预后并没有出现显著差异。因此，本节仍然推荐CT肺窗作为临床实践中评估肺SSN的标准。

以上的文献报道都是根据影像学CT上GGN的大小、密度分类，从而进行相关预后探索的研究。例如CTR进行的详细区分特征，让我们看到这些不同CTR分类患者的复发、转移的概率到底如何，让我们看清楚哪些患者群体属于患者心目中的"转移成功之前"阶段。

肿瘤转移成功与否与种子细胞的质量，也就是转移能力有关，那么我们来看看下面的文献，如何从种子的质量-病理亚型出发来探讨预后。重点是通过看文章内的数据分析，判断复发、转移的概率，总结预后好坏有区别的GGN长相特征，为临床诊治提供参考。

2022年,IASLC官方杂志JTO发文,研究了3种病理分级特点的早期IAC的临床病理以及基因分型,特别强调了CT-病理-基因-预后的关系。

该研究连续纳入781例术后病理证实为IAC的患者。分析了Grade 1、Grade 2、Grade 3不同病理分级患者的临床病理-基因表型-预后的关系。

低危1级(Grade 1):以贴壁型为主,小于20%的高危亚型(实体/微乳头或复杂腺泡),其中24例pGGN、81例mGGN、9例SN,预后好,3年无复发率为100%,极少复发。

中危2级(Grade 2):以腺泡或乳头型为主,小于20%的高危亚型(实体/微乳头或复杂腺泡),其中16例pGGN、235例mGGN、187例SN,EGFR基因突变概率高,3年无复发率为88.3%,复发率中等。

高危3级(Grade 3):不小于20%为高危亚型,其中35例mGGN、194例SN,KRAS突变率高,3年无复发率为65.5%,复发率高。

1级大多为pGGN与mGGN,2级实性成分开始增多,而3级则大部分为SN。PET/CT SUV值3.45可以用来参考实性结节的恶性程度。

这篇报道给了我们很多信息,例如风险级别不同的病理类型在GGN与SN中的比例,基因突变的关联,鉴别SN恶性程度的方法。报道也证实了GGN随着实性成分的增加,风险逐渐升高,不同占比的病理类型代表了肿瘤细胞转移种子的质量高低,高危病理亚型越多,种子的质量越高,越容易转移。

此报道唯一的遗憾是没有把肺腺癌的病灶大小与病理亚型占比进行排列组合。我们知道,转移是否成功的初始概率大小取决于转移种子细胞的数量与质量。然而,在数量方面,此报道并没有引入相应的肿瘤大小指标去分析。

我们再来看另外一篇报道,对于我们关心的IA期肺腺癌,它把肿瘤大小与病理亚型同时纳入考量。这篇文章简直就是微观世界内种子数量与质量科普学说在宏观世界的外放表现,分别采用了肿瘤直径大小与病理亚型占比2个指标去分析预后。

IA期肺腺癌切除后,大多数是治愈的。但其中微乳头和实体病理亚型属于低分化,复发风险较其他亚型明显增高。王长利教授团队通过将肿瘤不同大小直径与微乳头、实体病理亚型的百分比进行排列组合,来预测IA期肺腺癌术后10年复发的风险,有较强的临床参考价值。

该研究根据595例IA期肺腺癌术后的病理结果,将其根据微乳头亚型和实体亚型的百分比(total proportion of solid and micropapillary components, TPSM)分为3组。

(1) 种子质量分组：

TPSM<10%，低危组，列为 TPSM-L。

10%≤TPSM<40%，中危组，列为 TPSM-M。

TPSM≥40%，高危组，列为 TPSM-H。

(2) 种子数量分组：

将肿瘤大小按照 T_{1a}≤1 cm、1 cm<T_{1b}≤2 cm、2 cm<T_{1c}≤3 cm，分期为 IA1、IA2、IA3。

① IA1 期：即 T_{1a}。共 72 例，TPSM-L 组的复发风险约低于 10%，TPSM-M 组的复发风险约为 20%，而 TPSM-H 组的复发风险则高达 40%。② IA2 期：即 T_{1b}。共 280 例，TPSM-L 组的复发风险约为 15%，TPSM-M 组的复发风险约为 25%，而 TPSM-H 组的患者复发风险超过 40%。③ IA3 期：即 T_{1c}。共 243 例，TPSM-L 组的复发风险约为 25%，TPSM-M 组的复发风险超过 30%，而 TPSM-H 组的患者复发风险超过 60%。

总体而言，直径越大、高危病理亚型越多，复发率越高、预后越差。这一结论非常符合肿瘤细胞转移的科普学说——种子数量越多，质量越高，复发的概率越高。

事实上，无论宏观影像学特征抑或微观病理学亚型，两者都从肿瘤的种子数量、质量两个方面去关联了预后，这比单一的指标评估更加可靠。病理学亚型相对于宏观影像学特征，因是显微镜下的癌细胞形态，隶属于微观世界。但事实上，这些临床上常用的病理亚型指标相较于真正意义上癌细胞染色体遗传物质改变、分子世界的各种改变而言，仍然不够微观。它们仅仅是显微镜下癌细胞排列的形态模样，恰如 CT 下癌细胞群体的影像学磨玻璃改变，并非涉及每个癌细胞内部分子构造的根本变化。也就是说，若想要更进一步地去挖掘微观世界里的分子改变，那能揭秘癌细胞在什么时候获得转移能力的关键分子指标才是更为精准、微观的研究对象。

三、患者心目中的"转移成功之前"阶段的宏观方案的总结

基于影像组学简化版本 CTR 方案的推演认知(宏观)：

肿瘤性质的 GGN 病理分为 AAH、AIS、MIA、IAC 四个阶段，其中 AAH、AIS

属于腺体前驱病变,可以当作良性阶段,MIA为腺癌的早期阶段,IAC为恶性肿瘤。

对于AIS、MIA,大宗报道中207例AIS患者、317例MIA患者手术切除之后10年百分百不会复发,尽管有少部分患者出现了再发的肺部原发腺癌,但并非与转移相关。我们认为该阶段符合患者心目中的"转移成功之前"阶段。

对于IAC,需要根据不同的影像学CTR特征来进一步区分。

CTR=0为pGGN,因为没有实性成分,入血液循环肿瘤细胞(circulating tumor cell, CTC)极少,病理亚型也无高危因素;再加上无论大小,患者5年都没有出现复发。我们期待10年随访的数据呈现,也相信这一个阶段应该属于转移成功之前阶段。

$0<CTR\leqslant 0.25$,这个阶段,实性成分仅仅占结节体积的1.5%,入血液的CTC极少,病理亚型也无高危因素;再加上已知数据,789例患者中仅有1例复发。复发率如此低,虽然大宗报道的整体10年随访的数据尚未获得,但我们仍相信这一个阶段也极度接近转移成功之前阶段。

$0.25<CTR\leqslant 5$,这个阶段,实性成分占结节体积的12.5%,入血液的CTC依旧很少,病理亚型以腺泡型为主,无明显高危因素;再加上已知数据,296例患者中有4例发生复发(5~10年内),其中1例淋巴结存在转移,还有部分患者存在胸膜浸润。尽管这一类患者的5年无复发率也很低,在医生心目中属于治愈率很高的群体。但在患者心目中,可能无法达到转移成功之前的阶段,存在着小概率的复发、转移事件。

$CTR>0.5$,这个阶段,实性成分占结节体积的比例逐渐多了起来,CTR=0.75时,磨玻璃成分开始少于结节体积的50%。而后随着实性成分继续增加,入血液的CTC增多,高危病理亚型增多,胸膜侵犯的概率增加,复发、转移的概率也增加。显而易见,尽管在医生心目中与纯实体肺癌相比仍然有着较高的治愈率,但同样在患者心中,此阶段并不属于转移成功之前的阶段,存在着较高概率的复发、转移。

对于按照GGN密度在肺窗、纵隔窗位分组的患者群体,我们可以认为那些纵隔窗位没有实性成分的IAC,若6年没有复发,也属于接近转移成功之前的阶段。纵隔窗位如果能看到实性成分,则意味着密度更高,也代表着肿瘤细胞占据空间的体积会增加。密度越高,肿瘤细胞越多,肿瘤越容易坏死脱落,也越容易诱导新生血管形成,进入血液的CTC也会相应增加。

对于按照肿瘤大小、高危病理亚型占比分组的患者群体,我们认为那些高危病理亚型存在的组合,都不能算是患者心目中的"转移成功之前"阶段。尽管这些组合很贴切地展示了种子的数量与质量之间的排列组合以及各自的复发风险概率,但这些复发风险概率一律是从最低不到10%至60%徘徊,距离患者心中几乎100%不会复发的期待还有差距。

总体而言,从宏观分析来看,对于患者而言,心目中的最佳"转移成功之前"阶段包括最优选择:AIS、MIA、IAC pGGN;次优选择:$0 < CTR \leqslant 0.25$、异质性mGGN。那最优选择的三者之间到底什么时候是最佳呢?这个问题我们可以放在微观世界里去推理论述。

值得一提的是,对于那些并没有在患者心目中"转移成功之前"阶段及时手术的患者,是否就一定是转移成功了呢?一定会复发、转移呢?答案是不一定。因为转移成功之前阶段指的是符合患者心目中的百分百不会转移、复发,不影响自然寿命。即便错过这个阶段再进行手术,也只是说存在一定概率的复发、转移,并非所有的患者都失去了治愈的机会。毕竟复发和转移最终取决于癌细胞在个体内与周围环境的复杂交互作用,存在一定概率的复发、转移,也就存在相应概率的根本治愈。

医生往往更在意5年、10年生存率的高低,从概率学的角度出发告知患者预后。患者往往更在意100%根本治愈,不影响自然寿命的方案选择。从概率学到个体差异,两者的出发点不同,故只有医患共同决策,才是解决争议的良策。

四、患者心目中"转移成功之前"阶段的微观逻辑推理

从宏观上第一种术后TNM病理推演方案到第二种的简化版影像组学分析:我们从临床患者的预后数据分析来看,可以得知具体的复发、转移细节。对于具备哪些特征的患者容易发生相应事件有了浅显的认知与了解,那么对于微观世界的分子层面特点,如果能够知晓得更多,是不是就能更好地把微观世界的改变与宏观世界的预后建立更完美的相关关系呢?如果能做到相应的微观分子-宏观预后紧密关联,那么也许滴血验癌的理想方案就会成为第三种方案。一滴血可以包含所有的肿瘤遗传学信息,对于肿瘤细胞的恶性程度、转移能力、转移成功阈值、转移成功阶段、复发推演等一系列预判提供了无创、便捷、精准的重要参考价值。

为了能早日精准预判转移成功之前阶段,医生也在不遗余力地对GGN腺癌的微观分子世界进行探索。我们来看2021年王俊院士的文献报道——从多基因组学研究中揭示GGN的免疫微环境分子特征。

该研究入组了 101 例良恶性结节患者,对患者的手术组织和配对外周血进行了基因组、转录组、免疫组库、循环肿瘤(circulating tumor DNA,ctDNA)高深度测序等多基因组学检测,对 GGN 与 SN 进行了多维度的对比,全面揭示了 GGN 特有的基因组与免疫微环境特征。从中我们可以了解以下信息。

(1) GGN 的 ctDNA 入血液浓度为 27%,显著低于 SN 的 29%,且与实性成分的体积相关,也就是肿瘤负荷、入血液的 CTC 种子数量与实性成分体积大小相关。

(2) GGN 肿瘤负荷低,释放的肿瘤相关抗原更少,故无法被免疫细胞识别,且存在较少的免疫逃逸。但因其又时刻处于免疫系统的清除压力下,所以不能过度生长。处于免疫平衡阶段,可能是其惰性表现的主要原因。这也是转移种子细胞数量较少的证据。

(3) 随着磨玻璃成分减少,实性成分逐渐增加,这也会导致更多基因产生突变,并释放更多新的抗原被免疫系统识别,因此免疫细胞浸润更强,同时伴随着人类白细胞抗原(human leukocyte antigen,HLA)杂合性缺失等更多的免疫逃逸事件,以及 ctDNA 逐渐释放入血。当产生的"积累效应"达到一定程度时,平衡被打破,使免疫系统与肿瘤的关系逐渐进入"免疫逃逸"阶段,肿瘤细胞开始快速生长。此研究从多个维度揭示了磨玻璃肺结节惰性生长的分子机制,为相应患者的诊治提供了重要的参考。

再如,最近日本学者在肺癌免疫微环境领域内的探索发现,较高密度的 CD163 + TAMs 是 STAS 发病率较高的独立预测因子,并确定了预后免疫标志物。CD25 或 CD163 + 免疫细胞浸润密度高是影响预后的独立因素。提示 M2 巨噬细胞与调节性 T 细胞的复杂关联可能影响 STAS 的发生和进展。这些发现为今后的 STAS 生物标志物研究提供了重要基础。虽然该分子标志物读起来拗口晦涩,但这些分子指标为人类提供出了更为精准的"战况"信息,为进一步制订作战计划作出了卓越贡献。

微观世界中的转移成功之前阶段非常复杂,随着检测技术的不断进步、免疫微环境中 AIS 各细胞亚群之间的相互作用机制解析、肿瘤转移起源与时间节点理论的日渐清晰,才可以完整揭秘。我们基于免疫逃逸理论与肿瘤平行演变学说的推理,描绘了微观世界里转移成功之前的阶段特征。

1. 免疫逃逸理论

GGN 腺癌属于惰性肿瘤,其分子层面的原因是免疫动态平衡的结果,随着免疫逃逸的发生,平衡被打破,同时伴随着GGN的直径增长、实性成分增多。在这个过程中,分子事件不断积累,致使肿瘤细胞基因的表达不断改变,恶性生物学行为不断增加,最终导致转移成功,形成转移灶。

从微观世界免疫逃逸的微环境改变角度来看,早一些切除原发病灶,是否可以打破癌细胞与免疫细胞之间的僵持阶段?是否可以杜绝癌细胞成长并获得进一步免疫逃逸的机会?对于癌细胞内部各个亚克隆细胞群体之间的交互作用,我们知之甚少,但切除原发病灶无疑是打乱了癌细胞的"排兵布阵部署",不给癌细胞发展关键性侵袭性分子特征的缓冲时间。从临床宏观上AIS、MIA术后10年无复发的数据来对照分析,似乎也印证了这一点。但是要尽早到什么程度,取决于对各备选阶段间分子转移能力高低的探索结果。对于分子转移能力的探索,势必要找出关键性的、侵袭性的分子突变的表达指标。

为了便于理解分子突变的指标,可以把人比作癌细胞,人类社会比作肿瘤,形色各异的人群就是肿瘤内部的亚克隆癌细胞群体。人类在地球上的生存发展史,就是癌细胞群体在人体内的转移史。

①山顶洞人时代,人类稀少,生存困难。②人类逐渐掌握了石器、火种的使用方法,形成部落,开始扩大自己的领地。③人类不断探索周围自然环境,组建了文明社会,马车代步而行。④现代人掌握了电能、核能的使用方法,以自行车、汽车、飞机等作为出行工具。⑤人类把目光投向其他星球,宇宙飞船、曲速引擎成为探索宇宙的目标工具。

肿瘤内部的各个亚克隆细胞群体,也像人类社会内部一样复杂。我们解析肿瘤内部微环境与癌细胞的交互作用,就好比外星人试图解析地球上特定区域的人类祖先发展史。

外星人若想了解原始人类如何繁衍昌盛、飞速发展,就必须找到划分人类各个阶段的关键性指标。而石器、火种、马车、电、自行车、飞机、核能、宇宙飞船、曲速引擎等诸多指标就成为人类不同时代的象征,从而让外星人对人类发展阶段有了充分的认知。

我们想要了解肿瘤内部各个亚克隆细胞群是如何发展的,就必须解析清楚各个细胞与周围微环境的交互作用,找到其各自发展阶段的关键性指标。这个指标就是癌细胞获得关键性、侵袭性分子突变的特征,同自行车、飞机等成为外星人研究的指标,是一个道理。

转移成功之前阶段,在微观世界应该是癌细胞获得关键性、侵袭性分子突变特征之前的时间节点。因此,对照 AIS、MIA、IAC 这类宏观上认定的转移成功之前阶段,研究这 3 种癌细胞群体之间、其各自亚克隆细胞群体之间的相关分子交互作用尤为重要。探索出分子转移能力的差异,也就意味着微观世界能够更为精准地获得转移成功之前阶段的新范围、新定义、新指标。与此同时,相应宏观世界 AIS、MIA、IAC 之间的差异比较也会更精准。到了那个时候,我们或许可以采用微观世界的分子特征作为分类指标,以确定手术最佳时机。

因此,即便对于在临床发现时初始直径只有 5 mm 的 pGGN,如果相应分子指标呈阳性,恶性程度高、进展更快、更容易转移,我们也会毫不犹豫地建议手术治疗。即使初始直径较大,但若相应分子指标呈阴性,恶性度低、进展极其缓慢、不容易转移,则不建议手术,而是建议随访观察。

下列几位患者,6～7 年内生长为纯实性 IAC,伴随淋巴结转移,属于增长较为迅速的 GGN。

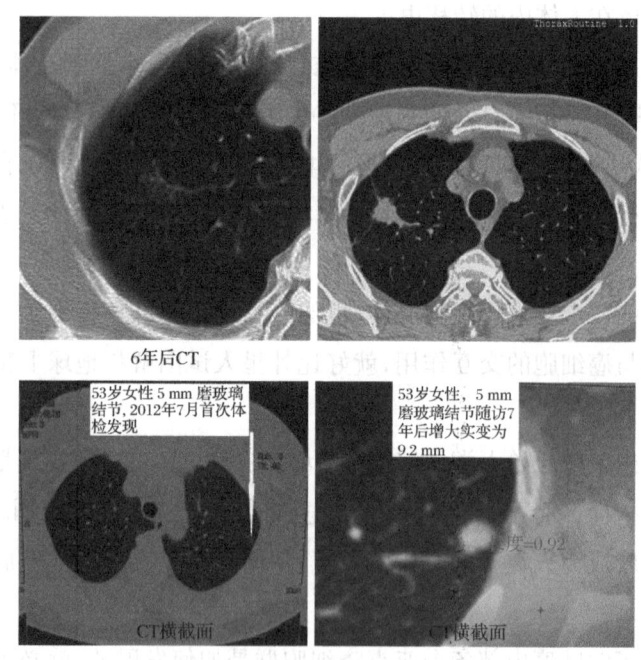

图 7-4 GGN 的变化

所以,关键性、侵袭性分子特征才是最根本的分类方法。如果我们能够找到这些微观分子指标,弄清楚 AIS 各个亚克隆细胞群之间的交互作用,推算侵袭性能力分子表型的时间节点,预演各种分子类型与微环境交互作用下的发展轨迹,那么,毫无疑问,我们可以筛选出上面两位患者的高危因素,在该 GGN 很小、很纯的时候采取手术切除,杜绝后续发生转移。

其实,医生也关注到了这一点,但是这些高危因素的筛选都需要依靠微观世界分子检测的进展。临床上,与高危因素相关的其中一个指标就是腺癌 VDT。2020 年的研究表明,VDT 是区分侵袭性肿瘤与缓慢生长肿瘤的关键参数,时间越短,恶性度越高。研究表明,VDT cut off 值应设置为 400 天,(不低于 400 或低于 400 天)是肺腺癌无病生存期(disease free survival,DFS)的独立危险因素。也就是说体积增加一倍需要的时间如果小于 400 天,意味着复发率会增高,病理亚型相对不好。该研究中 mGGN 之间的 VDT(597~647 天)并没有显著差异,但与实体腺癌之间有明显差异。这也说明大多数 mGGN 发展相对较慢。VDT 越长,生长速度越慢,则转移的风险越小。

VDT 是宏观临床上的时间指标,在少数恶性程度较高的 GGN 初始直径很小时,由于测量困难、误差等因素,很难清晰、及时、预见性地给患者判断的依据。因此,对于鉴别 GGN 生长速度的指标,如果能有液体活检方面更为精准的分子参数作为指标,将会更加有利于早诊、早治。

近年来源自微观世界的新方法有所发展,如抽血化验、液体活检。通过化验某种分子标志物来判断是否发生了转移成功,有时候可比影像学检查提早半年左右发现转移成功的倾向,利于早诊断、早治疗。但目前的研究多局限于纯实性肺癌,对于 GGN 腺癌的探索有限。

例如,手术前后的 ctDNA-MRD 检测:ctDNA 是来源于肿瘤细胞坏死、凋亡和分泌的小片段 DNA,可携带全面的肿瘤基因信息。针对 ctDNA 的检测,可以有效地反映肿瘤负荷,即 ctDNA 越多,提示肿瘤负荷越大。微小病灶残余(minimal residual disease,MRD)描述的是一种病灶的残余状态。ctDNA-MRD 技术,就是利用 ctDNA 的数值来判定是否存在微观的病灶残余。当 ctDNA 突破计算出来的阈值时,MRD 由阴转阳,提示肿瘤处于残余状态。如果 MRD 值一直是阴性,复发转移的概率就大为降低,这类患者就是潜在的根本治愈群体。

再如,通过对 CTC 的检测,提前预测了肿瘤的复发风险。对于术后 CTC 动态监测下数据持续走高的患者而言,这一结果往往预示着微小转移病灶的增大性生长。当免疫杀灭与免疫逃逸的动态平衡被打破,CT 上可以探测到的转移病灶就逐渐形成。其实对于 CTC、ctDNA 的分子检测,手术前后的特定阈值都可以成为预测因子,预测复发、转移的概率,只不过远远达不到 100% 精准预测。即便提前半年左右预知了微小病灶的增殖可能,但在现有指南的规范下,想要给予相应的治疗结论仍然需要进一步讨论。因为规范化的治疗是严格的、标准化的流程操作,这还需要进一步的循证医学积累,经专家讨论制定新的指南依据。还有一些关于外泌体囊泡的检测也在发展中,但目前对此我们知之甚少。

肿瘤的转移能力研究并非仅仅局限在肿瘤细胞本身的亚克隆群体之间的交互作用,在分子代谢领域也存在着相关指标的探索。例如在乳腺癌的相关研究中,比利时鲁汶大学的 Matteo Rossi 团队从代谢的角度给出了解答,他们发表在 *Nature* 杂志上的研究成果指出,原发性肿瘤中磷酸甘油酸脱氢酶(PHGDH)的异质性表达可以作为肿瘤侵袭性的标志。当原发性肿瘤中 PHGDH 高表达时,可发挥催化功能,提高肿瘤细胞增殖能力;而异质性或低表达时,则促进整合素发生糖基化,继而增强肿瘤转移和侵袭能力。

由于循环的肿瘤细胞与癌症转移能力相关,Matteo Rossi 团队对 CTC 内 PHGDH 的表达水平进行了分析,发现与相应原发肿瘤内 PHGDH 表达相比,人源肿瘤异体移植模型(PDX)中 CTC 的中位 PHGDH 表达降低了 2.5～10.7 倍。

接着,Rossi 团队证实,早期在远端器官"安家落户"的肿瘤细胞与在循环系统中"颠沛流离"的同胞一样,均会表现出异质性或低 PHGDH 表达。那么,晚期转移瘤中的 PHGDH 表达还会维持异质性或低表达吗?

答案是不会!与早期肺转移病灶相比,晚期肺转移病灶中的 PHGDH 表达显著增加。由此看来,肿瘤细胞的代谢过程存在双面性,通过调控 PHGDH "过山车"式表达来完成不同阶段的使命,需要转移时就降低 PHGDH 表达;一旦"稳定落户",便及时上调 PHGDH 表达,快速增殖以顺利实现"侵略者计划"。

原发性肿瘤中 PHGDH 异质性表达可作为肿瘤侵袭性的标志,这一发现不仅强调了代谢途径在整个癌症发展过程中的阶段性效应,也为肿瘤代谢治疗提供了新的研究思路。我们对癌症代谢不甚了解,故未来十年的研究重点是转移相关的人类癌症生物学,并探索出一种"个性化医学"方法,用于癌症治疗的靶向代谢。

尽管对于医生而言,这些指标对于预测复发、转移、术后的后续治疗都可以提供更多的指导建议。但由于这些指标也在研究探索中,所以对于 GGN 患者而言,也不过是暂时多了一个可参考的指标。

期待随着微观世界浩瀚的基因测序工程开展,能在检测技术更新迭代的螺旋上升中获得清晰展现。相应肿瘤的分子分期也应成为宏观世界 TNM 分期的微观投影,且随着检测技术的变革、循证医学的论证而日趋完善。

2. 肿瘤平行演变学说

平行演变学说认为肿瘤细胞播散发生在进展早期,原发灶与转移灶肿瘤进化是平行关系。而研究原发灶与转移灶之间的关系可利用 CTC 进行分析。利用聚合酶链式反应(polymerase chain reaction,PCR)技术分析单个肿瘤细胞,发现乳腺癌在早期阶段即存在 CTC,进入骨髓的休眠细胞可以在数十年后复发,所以仅切除原发灶并不能完全清除所有的肿瘤细胞。但肿瘤的早期播散并不会即刻形成局部肿瘤,只是获得转移潜能,因此需积累足够数量的致癌突变才能形成影像学可见的转移灶。

这种早期就播散到骨髓的休眠癌细胞,其实属于肿瘤的微转移,又称隐匿性转移,即癌细胞扩散至全身各个组织、器官,但尚未形成显性的肿瘤结节,也未产生临床症状。在临床上,常规病理方法或 CT 等影像学检查经常用于检测肿瘤转移,但却无法检测出骨髓、外周血、淋巴结中的微转移。我们简单回顾一下目前关于微小转移、隐匿性转移的现状。

骨髓内的微小转移很难检测,而微小转移灶的增殖性生长往往与外周血 ctDNA、CTC 的动态升高有关,相关分子检测技术也在不断发展。

对于淋巴结的微小转移定义,可参考 AJCC 的诊断标准:在常规病理检查阴性的淋巴结中检测到单个肿瘤细胞或肿瘤细胞团的最大直径小于 0.2 mm 即发生了淋巴结微转移。

对肺癌患者术后淋巴结标本进行单张石蜡切片及 HE 染色是实际操作中诊断淋巴结转移最常规的方法。这些残留的肿瘤细胞极易被正常淋巴组织掩盖或遗漏,即便同一个标本反复切 30 遍也仍然有可能会遗漏,因此需要运用分子生物学及免疫组化的技术进行进一步的检测。IHC、逆转录聚合酶链反应技术(reverse transcription-polymerase chain reaction,RT-PCR)、流式细胞术(flow cytometry,FCM)、蛋白免疫印迹和基因表达谱等是常用的检测方法。上述几种方法均为新学科,可靠性高,操作简便。缺点是需要专用检测设备、不易普及、价格高等,故目前在临床上并没有普及。

淋巴结微小转移与预后的研究仍存争议,但多数研究认为微小转移与预后不良有关。目前的临床实践证明,淋巴结微转移的临床重要性尚未得到充分重视,是否需要将淋巴结微转移作为肺癌临床分期的一个因素,有待进一步研究。标志物的种类繁多,但尚未有公认的理想标志物,因此,未来研究的一个重要方向就是发现一种敏感性、特异性高的分子标志物。

国内外研究认为,部分通过淋巴管转移的肿瘤细胞能激活机体的免疫应答,这些肿瘤细胞可以在机体的免疫监视下被抑制而多年保持静止状态,其中自然杀伤细胞介导的细胞免疫对肿瘤细胞的监视作用最明显。也就是说,这些微小转移灶在免疫细胞的监视下,可能处于休眠状态。我们并不清楚它们会在什么时候苏醒,这可能取决于人体免疫力与癌细胞之间的动态平衡时间。

如果在 GGN 腺癌早期,入血的癌细胞也在时刻进行着播散,那么人体内环境就相当于时刻暴露在肿瘤细胞的血行迁移过程中。癌细胞与人体血液脉管系统内的各种理化环境、免疫细胞作斗争。绝大多数比例的 CTC 会死在血海之中,其中被检测出来的"残肢断臂"为 ctDNA,"保留全尸""没死透"的肿瘤细胞为 CTC。彼此惨烈的较量,最终只能通过抽血化验来寻找微观世界"战斗"的痕迹。

我们不知道什么时候分出胜负,也不知道是否有些聪明的肿瘤细胞悄悄潜伏在骨髓、淋巴结或全身各个器官,通过"装死"休眠,躲过了免疫细胞的杀灭、受到免疫监视,处于动态平衡之中。但我们必须要知道在微观世界里,什么样的分子类型才是转移的关键节点,它又什么时候会发展为关键节点,发展为关键节点的分子机制;AIS、MIA、IAC(pGGN、CTR<0.25)之间是否存在关键分子转移能力差异的标志物。唯有如此,才可在它获得关键分子突变和转移必备分子表型前及时诊治。

假如所有的侵袭性分子特征、关键分子节点都在 AIS 病灶被发现之前就已经完善,那么无论在什么时机进行了手术切除,残余的骨髓内休眠细胞都有可能"卷土重来"。

因此我们不禁想到了人类进化史,自人类从大海里的单细胞生物进化而来,至少已有 35 亿年。人类的进化史投影在微观世界,那就是在各个亚克隆细胞群之间的吞噬与被吞噬、消灭与被消灭、融合与被融合的过程中,不断发展,最终形成以染色体遗传物质为核心的肉体躯壳。人类躯体已经成为人类基因组 DNA 序列的保护载体,代代相传维持着 DNA 序列的排列组合,并不断优化。

人体各个器官内的所有细胞,也都在努力分裂子代细胞,维持器官稳态。这片小宇宙内的所有生命、人体内的所有细胞,也都面临着凋亡终结的生死之劫。而癌细胞就是那不甘于死亡的生命个体,脱离了凋亡的指令,不断地分裂、播散、繁衍。

肿瘤细胞时刻警醒着人类要反思、自律,强身、健体、释然才是最高境界的醍醐灌顶。尊重医生的建议,了解疾病的规律,对照已知的临床数据,了解微观世界的进展,选择一个适合自己的阶段就可以。无论选择哪一个阶段,也无论术后属于哪一种分期,就算是存在转移灶,也请记住:物竞天择、适者生存、天人合一、神形聚敛,"磨癌"永眠!

致敬本篇引用的文献作者,感谢他们的努力付出,让患者对真相的探求更近了一步。

第8章

肺部磨玻璃结节手术方法之楔、段、叶切

对GGN患者进行手术,涉及两个关键问题:①在胸腔内,把GGN从肺里面切下来,有哪些具体的手术方式?②各类的GGN需要分别对应哪一种手术方式?这两个困惑成为了研究重点。

从手术方式角度,肺部GGN手术可以分为肺叶切除、肺楔形切除、肺段切除,后二者属于亚肺叶切除,以此名称与既往肺癌的标准术式肺叶切除相区别。其实对于肺癌手术方式而言,还包括全肺切除、支气管或血管成型袖式手术、隆突手术、扩大性肺切除手术、肺上沟瘤手术等。对于GGN而言,由于其惰性肿瘤的特点,发展较慢,恶性度低,一般用不到后面所说的手术方式,但在文中我们也会简单介绍一下此类手术相关的具体模式。淋巴结清扫是肺癌根治术的标准配置,所以文中也会单独列出。

从CTR角度分类肺部GGN,探讨各种类型的GGN分别对应于哪一种手术方式,已经成为了现阶段的争议焦点。我们分别以日本的JCOG0201、JCOG0804、JCOG0802临床试验及海内外相关文献为基础去阐述这个令人困惑的问题。

一、手术方式

1. 肺叶切除

肺叶切除是肺癌切除术中最常用、最经典的手术方式,适用于局限在肺叶内的恶性病灶切除。这种手术方式对肺功能有一定的要求,需要游离、切断通往肺叶的动静脉血管及叶支气管。

肺叶之间的连接称之为肺裂,在发育良好的情况下不需要游离,在发育欠佳的情况下需要一并离断。图8-1下左侧第一幅图是左下肺叶切除,把左肺的一半切除,也就是把动脉、静脉、支气管、肺裂处理切断。这些都是需要外科医生用手去操作的,如果碰到难以分离、血管与周围淋巴结粘连很紧等状况,风险还是不小的。

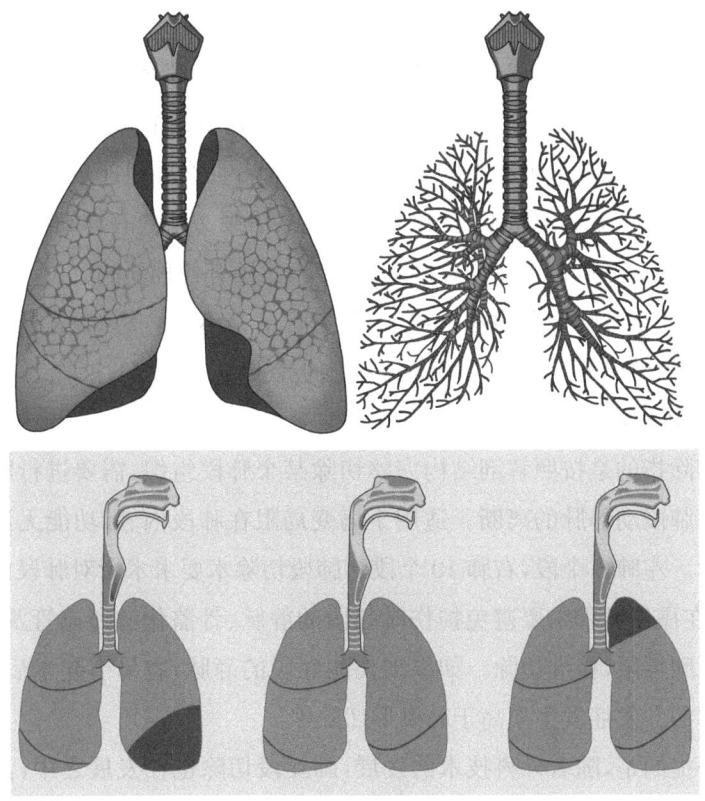

图 8-1 肺叶切除

肺叶切除是经典术式,既保证了肺癌的根治性,又降低了复发率。对于病灶局限在肺叶内的、术中冰冻结果为 IAC 患者而言,既往传统经验提示最好选择肺叶切除。

图 8-1 下右侧的两个手术示意图分别为楔形切除与肺段切除,统称为亚肺叶切除。

2. 肺楔形切除术

肺楔形切除术即把肺的一部分切下来,切下来的部分像一个三角楔子的形状。对于一些非常早期的肺癌,如 AIS、MIA,国际共识推荐可以采用这样的手术方式达到根治的目的,但对于病灶位置很深的患者,肺楔形切除并不是那么容易操作,往往选择下文提到的肺段切除术。

既往开胸手术的时候,肺楔形切除后需要用丝线缝合断端,随着微创胸腔镜手术的发展,多采用一次性切割缝合器关闭断端,也就是在切割肺的同时进行断端闭合,极为方便。

肺楔形切除术看起来很简单,其实操作起来也不是那么容易,其中最重要的是对小结节肺癌的定位判断。如果术中不能精准找到小结节肺癌,楔形切除选择的位置有误,切下来的楔形肺组织内并没有肺癌结节,那么外科医生将不得不进一步扩大切除范围。针对如何精准定位小结节肺癌,后续文章会有详细描述,既可靠医生金手指般的触摸感,也可靠经典的定位针,当然还有各种新的定位方法。

总之,不要小看肺楔形切除术,它的技术含量并不低。例如,怎样选择合适的器械、避免切缘的出血及漏气等都需要一定的经验。

3. 肺段切除术

肺段切除指的是按照解剖结构完整切除某个肺段组织,需要进行肺段的支气管离断以及肺段动静脉的离断。适用于病变局限在肺段内、肺功能无法耐受肺叶切除的患者。左肺 8 个段,右肺 10 个段。肺段切除术要求术者对肺段的解剖结构非常熟悉,在操作过程中要避免损伤毗邻段的静脉、骨骼化游离血管及段支气管,分辨清楚段间界限,精准切除。如果误伤相邻段的静脉,容易引起术后咯血,因此肺段切除术的并发症发生率高于肺楔形切除术。

值得一提的是,随着外科技术的发展,肺亚段切除也在发展之中,具体的手术理念是基于肺段还可以再细分为亚段的医学基础。如果结节较小,且位于不同亚段之间,那么联合亚段也就成为了可选术式。

亚肺叶切除的范畴里,近年来也发展了一些新的手术方式,例如,解剖性部分肺叶切除、功能保护性肺局部切除。这些新的术式基于是否精准解剖离断段支气管和血管或者着眼于肺功能的保护方面进行了花样翻新,取得了不错的效果。归根结底,无论何种术式都是细致化地落实最大限度切除病灶、最大限度保留健康肺组织的原则。

4. 全肺切除术

全肺切除术多适用于中央型肺癌,对心肺功能影响较大,需要把一侧的肺全部切除,只保留对侧的肺来呼吸。必须游离切断一侧肺动脉总干与相关肺叶的静脉,最后离断一侧肺的总支气管。全肺切除对于肺功能的要求较高,必须保证在切除一侧全肺后,对侧的肺可以满足人体的基本呼吸需要。无论如何,肺功能再好,损失了一半肺功能势必会带来生活质量的下降。因此,全肺切除需要慎重。对于某些严重的中央型肺癌,医生往往需要打开患者的心包才能游离切断血管,所以手术的风险较高。

5. 支气管或血管成型袖式手术

该术式指的是把肿瘤侵犯的支气管或血管连同病变部位切除后,对残余肺的支气管或血管进行缝合、对接、重建,从而避免了切除过多的健康肺组织,保留了患者的肺功能。以支气管成型、袖式为例,把病灶及累及的支气管切除,然后对剩下的缺损进行修补,这叫作成型;把累及的支气管两端完全离断,然后再对接吻合起来,这叫作袖式切除。血管的成型、袖式也是如此。支气管或血管的成型、袖式切除术对于外科医生的缝合技术提出了挑战,术后的并发症发生率要高于肺叶切除。

6. 隆突手术

隆突手术指的是切除隆突这个重要部位,然后进行呼吸通道的重建,手术复杂,并发症的发生率高。隆突是一个特殊的位置,位于左、右主支气管与气管的交界处,是人体的一个要塞。空气从外界吸入后,经过隆突分别向左右两侧的肺深部而去,没有隆突,肺的通气就无法实现。在进行隆突切除的时候,必须保证肺的通气,这就需要麻醉医生要有高超的技术来实现已经离断的总支气管内的通气。

7. 扩大性肺切除手术

肺癌在生长过程中,会侵犯周围组织和邻近脏器或结构。最常见的受侵器官有胸壁、椎体、膈肌、心包、食管和上腔静脉。如果肺癌侵犯超过脏胸膜,那么受累的邻近结构或脏器是否能够切除的可能性相差很大,其预后与能否完全切除有直接的关系。扩大性切除是指在常规术式的基础上,将肺以外受侵犯的组织一并整块切除,可包括部分胸壁、椎体、膈肌、心包、左心房、上腔静脉侧壁及胸廓顶部。该术式的基本目的为尽可能彻底切除肿瘤,其并发症的发生率和死亡率高于常规术式。但若应用于合适的患者,可延长患者的生存期。

简单地说,就是把肺以及外侵的组织一并整块切除。这里面涉及的技术十分复杂。例如,切除胸壁,需要对胸壁进行重建,恢复骨骼的稳定性;椎体的侵犯往往需要后期的椎体重建;膈肌切除范围如果广泛也需要人工材料重建;主动脉受侵犯需要进行主动脉的替换;左心房受侵犯可以切除一部分;上腔静脉受侵犯需要置换大血管;心包切除后需要补片修补;食管受侵犯需要联合切除、消化道重建。体外循环下进行扩大性肺切除术使得一些过去无法切除的肺癌和气管肿瘤得以实现,扩大了手术范围,但也存在争议,它的创伤大,并发症多,治疗效果不明确。

因此,扩大性肺切除手术并非常规术式,需要有经验的医生选择合适的患者,这样才可能会有良好的效果。

8. 淋巴结清扫手术

肺癌患者手术时,如果术中冰冻明确为 IAC,那么可以考虑系统性或特异性清扫淋巴结,因为有可能已经发生了淋巴结转移。系统性清扫指的是对于该侧肺癌淋巴回流的所有区域进行大规模的摘除,特异性清扫指的是针对具体特定部位的回流区域进行摘除。系统性清扫与特异性清扫分别适用于不同的患者,其中以实体瘤为表现的肺癌倾向于系统性清扫,以 GGN 为表现的肺癌倾向于特异性清扫。但两者的适用范围仍然存在学术争议,较难统一。

淋巴结摘除有 2 个概念:一是淋巴结清扫;二是淋巴结采样。清扫指的是把一侧肺所有的肺部淋巴结都摘除干净,并发症的发生率高,但清除已转移的癌细胞彻底性强。采样指的是对于肺部所有的淋巴结不进行清扫,只是进行各组淋巴结的不完全摘除,目的是明确肺癌分期,方便后续治疗。

淋巴结清扫与采样之争由来已久,支持清扫者认为只有清扫干净才算切除干净,可以提高生存率。淋巴结采样支持者认为如果淋巴结存在转移,则肺癌已经成为一种全身性疾病,局部切除已经无法治愈,清扫再干净也仍然不彻底,且容易引起乳糜胸等并发症,所以明确分期后的治疗更为重要。两者的学术之争也各自有文献支持,目前我们的经验及临床原则是:对于 AIS、MIA 不需要清扫及采样淋巴结,IAC 最好还是进行系统性清扫或者特异性清扫,然而多项研究表明 CTR 在 0.5 以内的 IAC,纵隔淋巴结清扫术式往往是不必要的。

理想的状态应该是这样:如果没有发生转移,淋巴结不清扫、不采样最好,可减少损伤;如果转移仅仅发生在局部的淋巴结,清扫肯定比不清扫要好;如果转移发生在多处淋巴结或者潜在远处转移,清扫干净局部也只是肉眼干净,仍需要后续的一系列综合治疗才可以巩固手术效果。临床实践中肺癌患者的个体差异很大,理想状态的设定仅仅是假想,所以留给外科医生的抉择也是艰难的。如何加强进一步研究,明确哪种淋巴结清扫更为科学,至关重要!这需要大样本的随机试验去证实,从而指导临床工作。

总体而言,肺部 GGN 发展较慢、恶性度相对较低,大多数手术方式局限在肺叶切除、楔形切除和肺段切除。因此我们应在初步了解各种手术方式是如何具体操作的前提下,探讨不同分类的 GGN 应该怎样采取相对合适的手术方式。即既最大限度地把肿瘤切干净,又最大限度地把健康肺组织保留,在不过多影响肺功能的前提下,同时实现肿瘤的根治性切除,以延长寿命,提高生活质量。

二、磨玻璃结节样腺癌手术方式的选择

早在1995年Ginsberg教授回顾性比较了不超过3 cm T_1N_0 NSCLC手术方式对生存的影响,结果显示肺叶切除组患者的RFS和OS优于亚肺叶切除组,因此肺叶切除成为IAC手术方式的"金标准"。

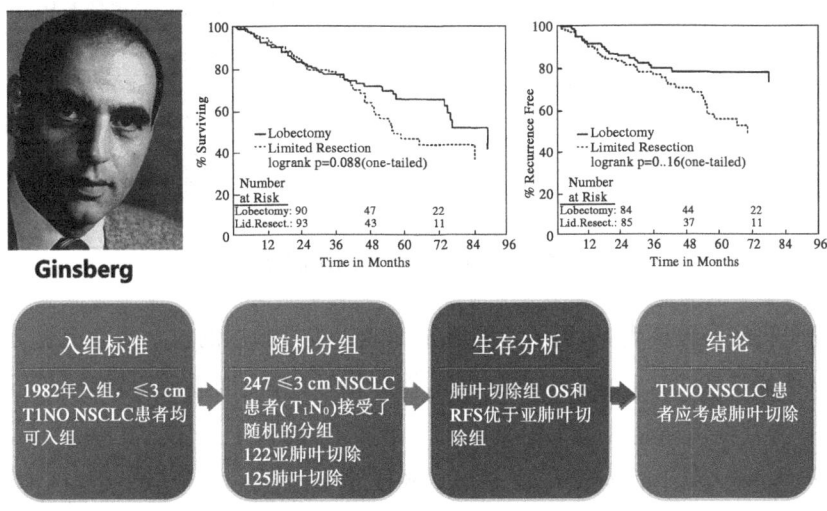

图8-2 Ginsberg教授的分析

然而,Ginsberg研究纳入的多为2 cm以上实性肿块,30年间肺癌人群病理组织学类型也发生了转变。随着影像学筛查技术的进步,小体积或磨玻璃样阴影肺肿瘤的早期检出率增加,如周围型小肺癌(瘤体直径不超过2 cm)的检出率明显提高,那肺癌手术是否也可以更加精准?目前腺癌的发生概率占据了大多数,且肺部GGN腺癌的发病率较高,基于实性肺癌得出的手术方式受到挑战。既往研究表明,亚肺叶切除在早期GGN腺癌中有一定价值,但大多是回顾性研究,证据不足。日本临床肿瘤学组(Japan Clinical Oncology Group, JCOG)针对早期磨玻璃结节样肺癌诊断及治疗开展了一系列高质量的前瞻性临床试验。

1. JCOG0201研究

JCOG0201研究是一项始于2002年的前瞻性、多中心、观察性研究。该项研

究的目的是确定放射学诊断的早期非侵袭性肺癌的定义。在探索性分析中,对于直径不超过2 cm且CTR≤0.25的肿瘤,诊断非侵袭性腺癌特异性的概率约为98.7%。因此,JCOG肺癌研究小组将这种放射学表现定义为影像学非侵袭性肺癌。

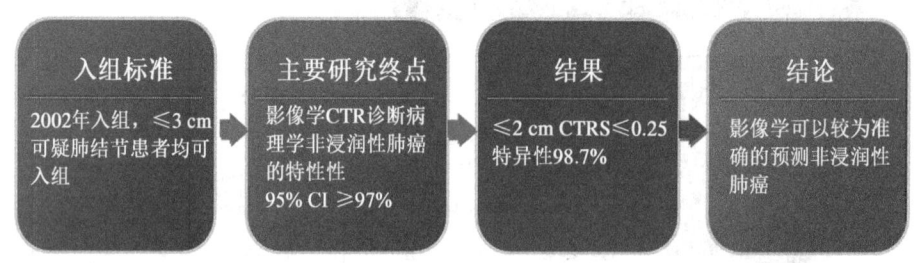

图8-3 JCOG0201研究的意义

这里提醒各位读者,放射学诊断的早期非侵袭性肺癌的科学概念究竟是什么。该定义指的是从CT上看GGN的特征,属于惰性的、向四周侵犯转移很有限的肿瘤,并非指其在病理显微镜下不是IAC。事实上,在该定义下,CTR≤0.25、GGN直径在2 cm以内,切除后大概37.8%的概率是IAC,62.2%为AIS、MIA。该研究发现符合这样特征的GGN患者最有可能从亚肺叶切除中受益,也就是说不需要切除整个肺叶就有可能实现了根本治愈,这类患者的5年生存率达到了97%左右,10年生存率约为94%,没有淋巴结转移。因此,也就有了之后进一步的前瞻性临床研究JCOG0804及JCOG0802。

2. JCOG0804研究

JCOG0804研究为一项单臂验证性临床试验,以评估GGN为主型周围型肺腺癌亚肺叶切除术的有效性和安全性。研究对象为薄层CT最大肿瘤直径不超过2 cm且CTR≤0.25的肺癌患者。JCOG0201研究表明,该CTR影像学特征可以较为准确地预测非浸润性肺癌,因此JCOG0804研究设计不要求术前必须活检,但如果术前活检证实为IAC的患者则不纳入该研究。研究中楔形切除占80%,除非遇到明显异常淋巴结,否则楔形切除术不要求必须做淋巴结活检。

第 8 章
肺部磨玻璃结节手术方法之楔、段、叶切

JCOG-0804 多中心单臂验证性临床试验

肿瘤直径≤2 cm、CTR≤0.25患者，推荐亚肺叶切除作为首选手术方式

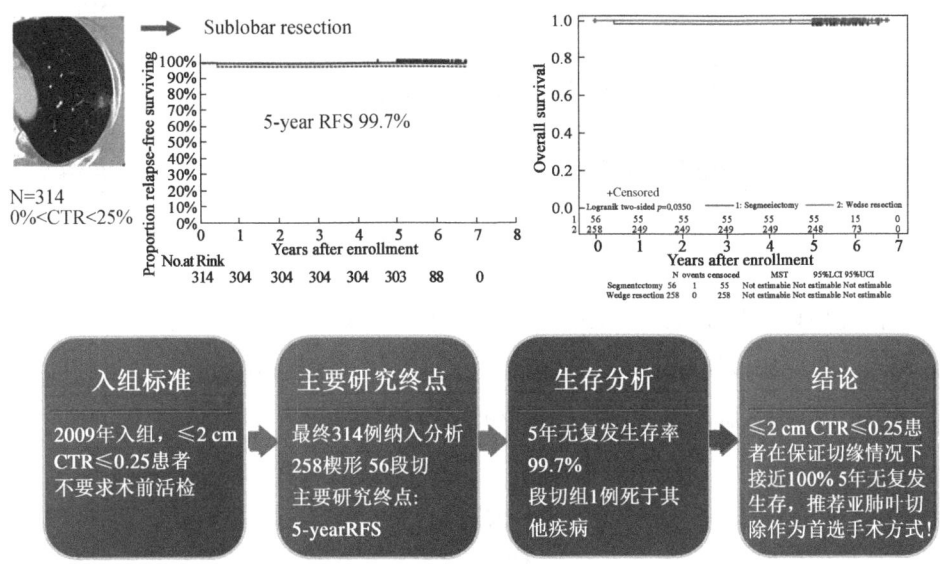

图 8-4　JCOG0804 研究的意义

该研究中 5 年的无复发率为 99.7%，333 例患者中仅有 1 例非局部复发，淋巴结无转移，没有高危病理亚型。因此，该研究证实了此类 GGN 患者（最大肿瘤直径不超过 2 cm 且 CTR≤0.25）经亚肺叶切除可以达到根治的效果，今后具备此特征的患者可以采用楔形切除或者段切的方式。

3. JCOG0802 研究

2022 年，*The Lancet* 在线刊登了由 WJOG 和 JCOG 开展完成的一项大型多中心随机对照研究 JCOG0802/WJOG4607L 的最终结果。不同于 JCOG0804，JCOG0802 重点研究周围型放射学 IAC，对其选择不同术式会给患者的远期预后带来深刻影响，这正是近十年来 JCOG0802 备受瞩目的关键所在。该研究纳入的患者为直径在 2 cm 以内且 CTR>0.5 的 GGN 患者，放射学特征是相对侵袭性强的肺腺癌。关于此研究的争议较多，因此对这一类患者肺段切除与肺叶切除的充分比较显得尤为重要。

肺叶切除术切除的肺组织越多，理论上损失的肺功能也越多。如果肺段切除可以替代肺叶切除，那么具备相应影像学特征的 GGN 患者就可以从中受益，达到

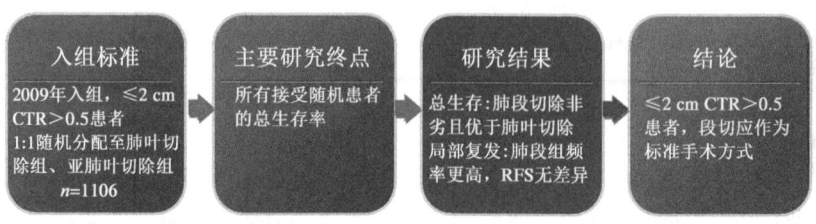

图 8-5　JCOG0802 研究的意义

最大限度地切除肿瘤及最大限度地保留健康肺组织的原则。于是,越来越多的学者将目光投向肺段切除术,它可将肺叶中的某一个肺段直接切除。如果肺叶切除是砍"树干",那么肺段切除则是切掉"树干"上的"树枝"。

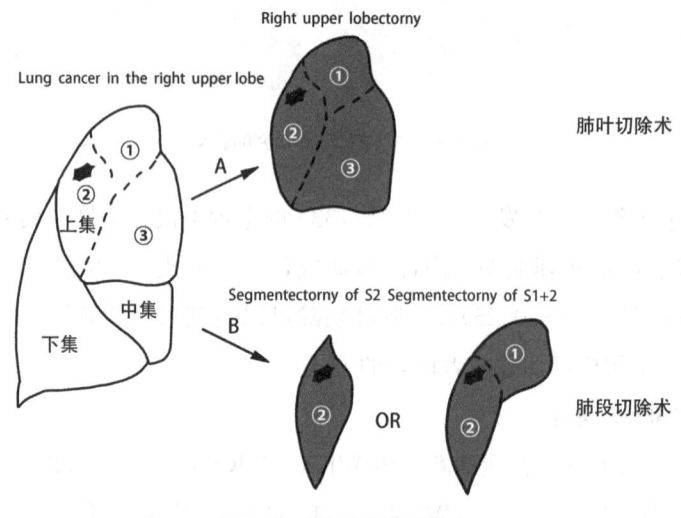

图 8-6　肺叶和肺段切除术

然而,以往却从未有研究在随机试验环境中探索过肺段切除术的生存和临床益处,那么肺段切除术究竟有没有能力与肺叶切除术一决高下呢?

来自日本国立癌症中心、日本圣玛丽安娜医科大学等机构的研究人员在日本的 70 家机构中进行了这项随机、对照、非劣效性试验。在 2009—2014 年,共有 1106 名临床 IA 期 NSCLC 患者(肿瘤直径不超过 2 cm;实变肿瘤 CTR>0.5)参与接受肺叶切除术($n=554$)或肺段切除术($n=552$)。

(1) 生存率比较：肺段切除术胜。

在肺段切除组中，22例患者转为肺叶切除术，1例患者接受了宽楔形切除术。中位随访7.3年，肺段切除术的5年总生存率为94.3%（95% CI：92.1~96.0），肺叶切除术的5年总生存率为91.1%（95% CI：88.4~93.2）。

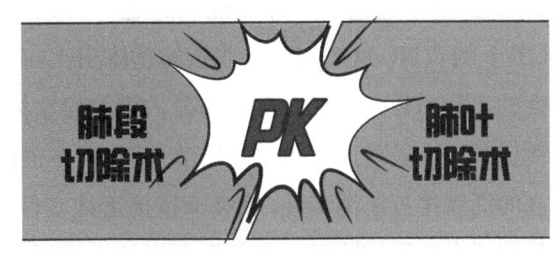

图8-7　两种术式的优劣

(2) 5年无复发生存率比较：无明显差异。

肺段切除术的5年无复发生存率为88.0%（95% CI：85.0~90.4），肺叶切除术的5年无复发生存率为87.9%（95% CI：84.8~90.3）（HR 0.998；95% CI：0.753~1.323；$P = 0.9889$）。

(3) 局部复发比较：肺叶切除术胜。

肺段切除术局部复发的患者比例为10.5%，肺叶切除术为5.4%（$P = 0.0018$）。

(4) 肺功能恢复比较：肺段切除术胜。

肺段切除术后6个月和1年的FEV_1中位数下降率分别为10.4%和8.5%，明显优于肺叶切除术的13.1%和12.0%（$P<0.0001$和$P<0.0001$），同时也意味着肺段切除更多的肺实质保证了其在术后远期肺功能的恢复上有优势。

(5) 其他疾病死亡比较：肺段切除术胜。

肺叶切除组死亡的83例患者中有52例（63%）死于其他疾病，尤其是第二原发肿瘤，呼吸、心脑血管疾病，而肺段切除组58例死亡患者中仅有27例（47%）死于其他疾病。

两组术后出现一种或多种2级或更严重的并发症的发生率相似（142例患者接受了肺叶切除术，148例患者接受了肺段切除术）。

研究人员表示，这项研究是首个显示肺段切除术与肺叶切除术对NSCLC患者OS有益处的3期试验。总体来说，对于直径小于2 cm且CTR>0.5的NSCLC患者，推荐肺段切除术。

此研究首次通过3期临床试验证实了肺段切除的益处，但也存在一定的业内看点。

首先，这是一个非劣效性实验，即检验这种手术是否不劣于另一种手术的试验,在本研究中也就是检验肺段切除手术是否并不逊色于肺叶切除手术,"不劣于"的意思是"不逊色于",并非强调超越。研究中有一个重要的参考指标,就是薄层CT上的CTR,这个比值并非指的是体积比,而仅仅是直径比。结节都是三维立体性的,当CTR=0.5时,实性部分占据肿瘤整体体积的百分比则远远小于50%,总体仍是以磨玻璃成分为主的结节,转移概率很低,预后好。如果是CTR>0.8或更高的话就接近于纯实性,那对于越接近纯实性结节的2 cm以下的肺癌患者而言,是否适合肺段切除呢?我们觉得可能尚需斟酌其他条件,例如潜在的病理亚型微乳头、实体型的比例,如果这些高危险因素的病理亚型占比很高,可能肺叶切除更好。尽管该研究中纯实性结节的数据后来也证实在5年生存率方面依旧是肺段切除术胜出,但根据上海市肺科医院的文章提示,实体肺癌无论结节大小,肺叶切除依旧是优于肺段切除。因此对于直径小于2 cm且CTR>0.5中偏实性的NSCLC患者,仍对肺叶切除更优的观点存在疑惑与争议。

在肺功能上,这个临床实验最初是希望将组间FEV_1降低的中位数差异提高到10%以上,但在术后1年的随访中,两组患者FEV_1下降显著性差异仅为3.5%($P<0.0001$),未达到具有临床意义的10%的预定阈值。因此,在决定到底是做肺段切除还是肺叶切除上,不同的专家就会有不同的考虑。那么对于高危病理亚型、易复发的患者,我们要考虑是不是一定要在意这3.5%的受益率呢?

同时,还要考虑局部复发率,尽管总体无复发生存率方面没有显著差异,但肺段切除术局部复发的患者比例为10.5%,肺叶切除术为5.4%($P=0.0018$),两者是1倍的关系。因此也会有医生认为,肺叶切除手术局部复发率低,可能肺叶切除手术更好一点。毕竟对于早期肺癌,尤其是年轻患者而言,局部复发同样是令人关心的问题。局部复发后采用现有的靶向药物或者免疫药物,让患者的生存率提高并不是件困难的事情,但这与局部不复发又是两个概念。局部复发的原因有待进一步阐明,目前尚不能确定是否是由于STAS或肺段切除的范围问题。

此外,如果考虑死亡率,虽然总体上肺叶切除术的死亡率更高,但在肺叶切除亚组的后续随访中,非肺癌死亡的概率有所增加,包括呼吸系统和脑血管疾病。

由于5年OS在这个临床实验中达到了非劣性的阳性结果,那就能得出文中的结论:肺段切除术仍应成为CTR>0.5、总直径不超过2 cm周围型肺癌的标准手术方式。但在现实世界里关于临床手术方式的选择,还是要多方面权衡,辨证论治,而非机械化照搬。

最有趣的是，此篇文章的日本作者 Hisao Asamura 教授在之后的公开信件里声称：JCOG0802 研究的结论应该是将肺叶切除术作为治疗选择，而不是肺段切除术。该文章仅仅是一个根据实验设计而得出来的研究结论而已，最终展现的是有效性的研究场景，相应的也就描述了一个有问题的研究结论。肺段切除的手术时间更长，长于肺叶切除 30 min，术后局部复发率和漏气率也更高，但肺叶切除组的死亡人数更多，是因为肺外病变而非肺部肿瘤的原因。我们应该合理区分研究结论和临床实践。

在学术界，诸如此类的争议并不多见，尤其是研究者对文章结论与临床实践的解释采取了截然不同的态度，这也令针对此研究的解读更加扑朔迷离。我们相信，肺段切除与肺叶切除的争议还要维持一段时间，但这也更加体现了现实中早期肺癌手术方式的复杂性、多变性。医学研究的每一篇文章，都局限于该研究纳入的患者群体，并基于此推导出一个适合研究设计的结论。但这个结论是否真的能够外推到所有具有类似特征的患者，仍然是一个概率学上的问题，可能仅仅能作为一个结论。对于备受瞩目的 JCOG0802 临床试验，得出了一个适用于研究文章但并不一定适用于临床实践的结论，虽难免令人感慨医学研究的不易，但也不禁令人赞叹医者实事求是的工匠精神。

科学存在不确定性，之前的科研结论在后续也可能被推翻。例如 2019 年发表在 *Nature* 子刊的有关肠癌转移的分析，研究认为大多数转移性肠癌患者，在初始病灶 $0.01\ cm^3$ 的时候，细胞就获得了转移能力，且淋巴结转移在病程的早期，与远处转移的后期播散过程属于平行共进关系。此篇文章也对 2019 年之前的肠癌转移观点进行了批判。变化是永恒的，不变是相对的，文章是暂时的，实践是永恒的。

JCOG0201、JCOG00804 和 JCOG00802 临床试验的开展给 NSCLC 传统手术方式带来了冲击，但基于高质量临床研究结果的肺癌术式的选择使患者受益。未来将会有更多的临床试验来探讨不同分期肺癌手术方式的选择，肺癌的外科治疗也会越来越精准和规范。

对于肺部 GGN 的手术方式，肺段切除、楔形切除与肺叶切除之间的对比研究存在着一些争议。事实上，宏观影像学特征与微观病理学亚型，共同从肿瘤的种子数量、质量两个方面关联了预后，这比单一的影像学指标评估更加可靠。因此，手术中冰冻病理也成为了辅助判断手术方式的又一可靠指标。

可以这么推断：病灶越小，实性成分越少、病理亚型越好，3 种手术方式之间肿瘤根治性的差异越小。如何保证既能最大限度地切除肿瘤及坏死组织，又能最大限度地保留健康的肺组织，是肺癌手术方式选择的原则。而追求最佳的手术方式也自然成为医患共同关心的话题。

三、磨玻璃结节手术方式选择的倾向性建议

简单而言，就目前的数据分析来看：AIS 与 MIA 可以选择亚肺叶切除中的楔形切除，以保留更多的肺功能且不清扫淋巴结。GGN 中的 IAC（最大肿瘤直径不超过 2 cm 且 CTR≤0.25），选择肺楔形或者肺段切除都可以。对于病灶位置较深的患者，建议选择肺段切除，肺楔形切除的边缘应该足够，至少大于 2 cm 或者不小于肿瘤最大直径。无论采取何种亚肺叶切除方式，都应该选择病灶直径小于 2 cm 的肺癌患者。在 JCOG0201 长期随访 10 年的过程中发现，GGN 中的 IAC（最大肿瘤直径不超过 2 cm 且 0.25＜CTR≤0.5）患者的生存率在 92% 左右，复发率也很低，在其他大宗报道里也没有出现高危病理亚型。因此，该类患者也倾向推荐采用肺段切除的方式进行手术，如果能结合术中冰冻病理亚型的指导就能更为精准。

目前学术界对于 JCOG0802 里的 IAC（直径 2 cm 以内且 CTR＞0.5）的争议颇多，我们推荐基于手术中的冰冻病理，结合该研究的结论将其应用于临床。例如 IAC 以贴壁亚型为主，推荐亚肺叶切除＋淋巴结采样；以腺泡型、乳头型为主，推荐亚肺叶切除＋淋巴结清扫及采样；复杂腺体、微乳头、实体型病理亚型超过 5% 的患者，推荐肺叶切除＋系统性淋巴结清扫。2 cm 以上的 mGGN 倾向肺叶切除，其中 CTR≤0.5 的患者倾向肺段切除。

对于 2 cm 内 GGN 的亚肺叶切除，如果结节位于肺外周 1/3，一般推荐楔形切除；如果位于单个肺段内，推荐肺段切除；如果位于多个肺段之间，推荐肺叶切除。据 2020 年日本学者在美国胸科学会主办的杂志上的报道：联合段切（2 个段）与肺叶切除带来的肺功能损伤在大小方面并没有显著差异。因此，同肺叶内多个段的切除与直接切除肺叶的区别可能并不大。

亚肺叶中，肺段切除术与肺楔形切除术两者的根治性孰强孰弱仍无法明确，有文献报道对于ⅠA期肺癌，肺段切除术优于肺楔形切除术，也有文献报道两者没有差别。这些文献报道选择的患者、病理类型、观察时限都不完全相同，缺乏随机化的大规模数据支持。因此，这一切尚待今后的大数据分析结果而定，此类研究目前

已经成了亚肺叶切除研究的焦点。正在进行中的 JCOG1909（ANSWER）和 JCOG2109（AWSOME）两项不同条件下肺段切除与楔形切除随机对照的试验结果会让指征更明确。

肺段切除术的支持者认为淋巴结转移也是预后直接相关因素，段切可以游离支气管根部，清扫根部的段间淋巴结，有助于辨别是否存在转移，根治性更加彻底。肺楔形切除术的支持者认为只要切缘足够，根治性就足够，且简单易行，并发症的发生率低。况且某些小结节肺癌所处的位置并不一定正好就在拟切除肺段的中心区域，处于段间平面的小结节肺癌做肺段切除并无优势。由于在各种临床试验及文献报道中（详见第 7 章），$CTR \leqslant 0.5$ 的 GGN 患者极少观察到局部淋巴结转移，且病理亚型没有高危因素。因此，淋巴结转移的问题在合理选择的 GGN 患者中并不是衡量因素，属于极低概率事件。淋巴结转移在 GGN 中的确也是低概率事件，即便是在 $CTR > 0.75$ 的 mGGN 腺癌中，淋巴结转移的概率也仅仅是 5.4% 左右。这是一场有趣的争论，我们认为经过合适选择的 GGN，再结合术中的冰冻病理有无高危亚型进行比较，这两种手术方式都是可以的。

2024 年 9 月发布的《中华医学会肺癌临床诊疗指南（2024 版）》中，亚肺叶切除的适应证为："①对于外周型、$T_{1a\sim b}$、N_0 的含有磨玻璃成分的 NSCLC，应强烈考虑进行亚肺叶切除术，首选肺段切除术。②对于外周型、$T_{1a\sim b}$、N_0 但是肺功能储备差或者存在其他重大合并症不适宜进行肺叶切除术的高危患者，推荐楔形切除术，其次考虑肺段切除术"。

2024 年 3 月 NCCN 指南《非小细胞肺癌 2024V3 版》也更新亚肺叶切除的适应证为："对于外周型 T_{1ab}、N_0 肿瘤，应强烈考虑进行亚肺叶切除术：肺段切除和楔形切除，肺段切除术（首选）或楔形切除术是适用于肺功能储备差或存在其他重大并发症不宜进行肺叶切除术的特定患者"。

2024 年 9 月线上发布的《日本肺癌诊疗指南 2024 版》关于临床ⅠA1-2 期 NSCLC 外科术式的推荐意见为："强烈推荐对临床分期ⅠA1-2 期、$CTR \leqslant 0.25$ 的外周型 NSCLC 患者行亚肺叶手术（肺段切除或楔形切除）；强烈推荐对临床分期ⅠA1-2 期、$0.25 < CTR \leqslant 0.5$ 的外周型 NSCLC 患者行肺段手术；强烈推荐对临床分期ⅠA1-2 期、$CTR > 0.5$ 的外周型 NSCLC 患者行肺段手术或肺叶手术"。如表 8-1 总结所示，中、美、日三国 2024 年版指南针对临床分期ⅠA1-2 期外周型 NSCLC 患者外科手术的术式建议不尽相同。

表 8-1　中、美、日三国指南针对临床分期 Ⅰ A1～2 期（T_{1ab}, N_0）
外周型 NSCLC 患者外科手术术式的建议对比

指南	CTR≤0.25	0.25＜CTR≤0.5	0.5＜CTR＜1	CTR=1
中华医学会肺癌临床诊疗指南（2024 版）	亚肺叶切除（首选肺段切除）			肺叶切除
非小细胞肺癌 2024V3 版	亚肺叶切除（肺段切除和楔形切除）			
日本肺癌诊疗指南 2024 版	亚肺叶切除（肺段/楔形）	肺段切除	肺段切除或肺叶切除	

根据上表所示，针对非实性小结节（含磨玻璃成分），中、美、日三国指南推荐行亚肺叶切除，但是亚肺叶术式的细分有所不同：《中华医学会肺癌临床诊疗指南（2024 版）》推荐亚肺叶切除，优选肺段；NCCN 指南《非小细胞肺癌 2024V3 版》推荐亚肺叶切除，未做优选推荐；《日本肺癌诊疗指南 2024 版》则根据 CTR 比值细分推荐：CTR≤0.25 行亚肺叶手术（肺段切除或楔形切除），0.25＜CTR≤0.5 行肺段手术，CTR＞0.5 行肺段手术或肺叶手术。

日本学者在 2024 年 11 月第 77 届 JATS 学术年会上的报告也提出了新的观点。观点一：需要随机对照实验决定最佳术式。观点二：CTR≥0.5 时肺段切除优于楔形切除。观点三：CTR≤0.5 时楔形切除是可以选择的。观点四：即使 CTR＞0.5，当肿瘤存在于胸膜正下方（边缘距离脏层胸膜＜1 cm）时，楔形切除有可能成为根治手术。

虽然对于亚肺叶切除而言，有很多不确定性，但可以肯定的是：在一定范围患者（直径 2 cm 以内，CTR≤0.5）的选择下，做得好的楔形切除术，其结果胜过做得差的肺段切除术；做得好的肺段切除术，其结果胜过做得差的肺楔形切除术。外科医生的价值即体现于此，因此那些介于段切与楔形切之间的亚肺叶切除的手术方式，也如火如荼地在发展着。事实上，我们推测，对于淋巴结没有转移、病理亚型没有高危因素、CTR＜0.5 的 IAC，只要切缘足够，楔形、段切、解剖性局部切、功能保护性局部切的肿瘤根治性效果应该没有差异。切缘足够就最大概率地避免了 IAC 潜在的 STAS，而这个因素可能是局部复发的重要因素。

值得一提的是，AIS、MIA 的手术方式为楔形，且无需清扫淋巴结。当它们病理升级为 IAC 之后，手术方式就要根据影像学特征、病理亚型来确定是否倾向于肺段切除或者肺叶切除；若确定了是肺段切除后，还要面对楔形切除与肺段切除之间的权衡考量。因此，AIS、MIA 也就成为了公认的手术方式最简单、预后最佳、生活质量最高的病理阶段。当然也因为 GGN 腺癌的惰性生物学行为，这一部分病理阶段中的 AIS 也成了是否需要开刀的争论焦点；而这个争论焦点也恰恰体现了事物的辩证两面性，哲学思维的介入更加有利于该争论的解决。

医学存在局限，外科医生的任务不仅是做好一台手术，而且应该从实践出发，探索科学规律，针对不同类型的患者采取个体化的手术治疗方案，让患者受益最大化。理性对待医学研究中的争论，在对于患者手术方式的选择上，尽可能采取现有循证医学证据下不影响复发和转移的术式，且与患者充分沟通，共同制订具体方案。医学的发展道路曲折漫长，医生与患者都需要与时俱进、不断学习、相互理解、换位思考，唯此方可共创和谐。

第9章
肺部磨玻璃结节精准切除必备之定位大法

随着胸部 LDCT 检查的普及,越来越多的肺结节被发现。肺结节有一定的恶性概率,早期手术切除仍然是治疗的首选,可以带来预后受益,其中电视辅助胸腔镜手术(video-assisted thoracic surgery,VATS)是肺小结节的主流微创术式。但是由于肺小结节在肺表面难以被看到,术中通过手指触摸或者通过器械滑行定位病灶的成功率低,导致手术用时延长,部分患者因无法准确定位而导致中转开胸,甚至手术失败。如何在术前准确定位病灶,帮助术者在术中顺利寻找病灶,实现最大限度地精准切除肿瘤、减少肺功能损失,同时减少中转开胸率,是胸外科医生面临的重要课题。由此,本章将详细介绍目前临床常见术前定位技术的概况、步骤和优缺点等。

低剂量螺旋 CT 技术的普及和发展使越来越多的肺部结节被检查出来,相对于胸部 X 线片,CT 的阳性检出率成倍地提高。肺结节是指位于肺实质中边界较清晰的直径不超过 3 cm 的结节,可单发或多发,影像学表现为局灶性、类圆形、密度增高的肺部阴影,分为 SN 和 PSN,PSN 包括 pGGN 和 mGGN。肺小结节通常指直径不超过 1 cm 的结节。

肺部结节因大小和密度的不同,病理类型也有所不同,包括早期肺癌、肉芽肿性病变、炎症、结核和错构瘤等。一般而言,肺部结节随着直径的增大,恶性概率增大,尤其是对于磨玻璃样结节,AIS 和 MIA 常表现为磨玻璃样病变,混合性磨玻璃样结节中常含有侵袭性腺癌成分,但单从影像学进行鉴别诊断相对困难,经皮肺穿刺活检的准确率也不高。

2006 年,*The New England Journal of Medicine* 发表了国际早期肺癌行动项目(the international early lung cancer action,IELCA)肺癌筛查项目的长期预后结果,报道显示,影像学筛查疑似肺癌的孤立性肺结节(solitary pulmonary nodule,SPN)早期手术切除患者的 10 年总生存率为 88%(95% *CI*:84%～91%),而在

1个月内接受手术切除的患者其10年总生存率可达92%(95% CI：88%～95%)，这项研究确立了早期手术在恶性SPN中的一线治疗地位。

随着胸外科手术技术的发展，VATS为肺部GGN的诊断和治疗提供了一种全新的微创诊疗方式，胸腔镜手术的疼痛感减少、住院时间缩短、手术并发症减少等特点，使其应用越来越广泛。然而，相比传统开胸手术中可以依靠医生手指触诊来寻找病灶的位置，VATS则基本无法实现将手伸入胸腔内充分触诊肺组织，尤其是对于距离胸膜较深、体积较小、密度较低的GGN，其术中准确定位、取得病理较难且常依赖于术者的经验，因此手术时间有所延长。有学者报道，VATS中因无法找到结节而被迫中转开胸率高达46%，更有甚者即便开胸手术切除标本后也无法找到病灶。

因此，如何在术前准确定位病灶，以帮助术者在术中顺利寻找病灶、减少中转开胸率，是VATS肺部GGN手术治疗成功的重要环节。对于可能造成术中定位困难的肺结节，均建议行术前肺结节定位，包括结节体积较小，直径小于1 cm的肺内孤立性周围型结节；结节距离胸膜较深，离肺边缘大于1.5 cm；结节密度较低，影像学表现为pGGN或SSN等。目前已经涌现出了多种方法用于VATS术前肺部结节的定位，主要包括CT引导下经皮穿刺辅助定位、支气管镜下穿刺辅助定位和CT虚拟3D辅助定位，其中CT引导下经皮穿刺辅助定位最为常见。

一、CT引导下经皮穿刺辅助定位技术

(一) 经皮穿刺带钩钢丝定位法

经皮穿刺带钩钢丝定位法是临床上应用最多的定位方法，使用较多的材料为Hook-wire乳腺穿刺系统。Hook-wire乳腺穿刺系统最早应用于乳腺癌定位，国内2009年开始将其用于肺结节定位，该系统由套针及内含的尖端带倒钩的钢丝组成，带钩钢丝可以穿过并锚定病灶。

1. 定位时机

定位应在手术开始前进行，从定位完成到手术开始的时间间隔越短越好，一方面可减少患者因穿刺引起的疼痛等不适；另一方面及时手术可以处理因穿刺引起的并发症，包括气胸、肺出血和咯血等。

2. 体表穿刺点和进针路径的选择

穿刺前行胸部CT薄层扫描，层厚1.5 mm，选择合适的体位和穿刺部位，确定

最佳的进针深度、角度和路径。穿刺路径的选择应该遵守两个基本原则。

（1）最短距离原则：应该避开肋骨、肩胛骨等阻挡结构，选择距离结节最短的路径，垂直进针相对于按一定角度进针更加容易控制且精确度更高。

（2）穿刺路径应局限于段内或叶内原则：穿刺路径应该局限于某一肺叶组织或肺段组织内，特别对于结节

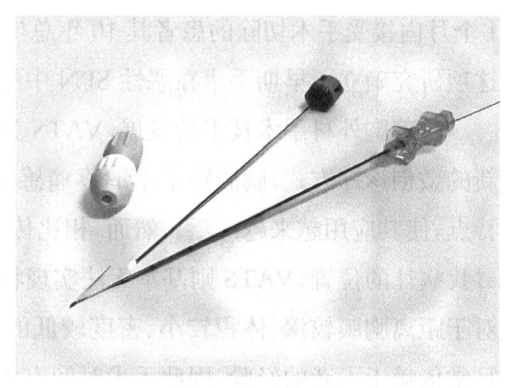

图 9-1 Hook-wire 乳腺穿刺系统

位于肺叶交界处时，应该仔细辨认相邻的肺叶；对于结节位于肺段交界处时，应该在穿刺前充分评估可能采取的段切手术方式，让穿刺路径尽量局限于切除段内，防止相邻肺段组织的损伤。在肺结节的穿刺中，上叶后段结节穿刺难度较大，因为后段处于肋骨和肩胛骨间一个封闭的局限空间内，后段结节的穿刺，经常需要避开肩胛骨而从背面或者腋下以较大角度较长距离进针。

3. 穿刺定位的一般步骤

（1）定位前行 CT 扫描确定病灶位置，确定患者体位、进针点位置及进针角度与深度。

（2）消毒铺巾后，给予 2% 利多卡因局部麻醉，逐层浸润麻醉至壁胸膜下，用 Hook-wire 套针缓缓刺入肺组织中，达到目标深度（胸膜下 2 cm），再多进入 5 mm 后留置。

（3）重复局部低剂量断层扫描，将套筒针尖斜面朝向病灶方向，再固定金属钩同时后退套管针，金属钩会顺着套筒针尖斜面朝向目标方向自动膨胀打开，这时轻拉金属线会有阻力感。

（4）再次进行局部低剂量断层扫描，确定金属钩膨胀良好并锚定病灶，若位置满意则在穿刺局部用薄膜敷贴覆盖，固定导丝。

4. 针尖位置的选择

术前的穿刺定位，不同于穿刺活检，并不要求一定要穿刺到结节本身，根据具体情况的不同可灵活对待，有时穿刺到结节周围，甚至定位到结节所在的平面就已足够，因为追求精确度反复调整穿刺位置，除了增加患者的痛苦，还会增加出现气

胸、肺出血等并发症的风险,针尖释放位置因情况不同大致有以下几种。

（1）定位到结节所在点或周围：这是最常见的位置,定位精确性有助于术中对切缘的判断,一般切缘距结节 2 cm 以上即可。

（2）定位到结节所在平面：有时结节位置比较深,或者周围有重要的器官和血管,此时不强求定位到结节所在的点或者周围,仅需定位到结节所在的平面,术中根据具体情况,将定位针所在的平面人为分解,将相应的肺组织切除即可。

（3）浅表结节的定位策略：临床上经常遇到一些胸膜下较表浅的结节,此类结节本身并不增加穿刺的难度,但由于针尖钩住的肺组织较少,受呼吸或术中牵拉的影响容易引起穿刺针移位或者脱落。所以,医生可适当增加进针深度至距离胸膜 2 cm 以上,或可联合亚甲蓝行双重定位。

5. 优势与不足

（1）优势：该定位方法具有操作简单、耗时短,操作成功率高,费用低廉,穿刺针定位点明确,方便病灶的切除等优点,同时可以满足手术医生在胸腔镜直视下观察的需求,而无需 X 线透视定位,因此在临床上得以广泛应用。

（2）不足：有一定的概率出现并发症,常见有气胸、血胸和定位钩移位或脱落等,多无明显症状,少数略有胸闷,大部分无需特别处理,可通过吸氧缓解,部分患者穿刺后疼痛剧烈。定位后无法取消手术,应在 1～2 h 内进行 VATS 手术。

（二）经皮穿刺微弹簧圈定位法

微弹簧圈最先应用于血管栓塞,是介入操作中常用的医疗器械之一。由人造纤维包绕中央的不锈钢丝,CT 引导下经穿刺针向肺部小结节病变部位放置,微弹簧圈在人肺内呈螺旋状。1994 年首次被应用于术前微弹簧圈肺内定位肺结节,术中 X 线透视辅助定位。微弹簧圈一端定位于肺内靶病灶附近,另一端留置于周围和脏胸膜外或胸膜间隙内,为双重定位法。

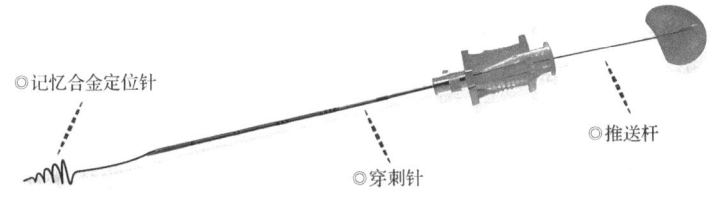

图 9-2　微弹簧圈定位系统

1. 定位时机

应在手术开始前进行，与 Hook-wire 定位相比，弹簧圈具有固定可靠、不易脱落的特点，术前准备更为从容，患者定位后等待时间可以较久，不必立即手术。

2. 穿刺定位的一般步骤

（1）定位前行 CT 扫描确定病灶位置，确定患者体位、进针点确定位置及进针角度与深度。

（2）消毒铺巾后，予 2% 利多卡因局部麻醉，逐层浸润麻醉至壁胸膜下，取穿刺针穿过胸壁至小结节临近肺组织，去掉穿刺针内芯。

（3）插入带连接头的导引针，将连接头滑动至穿刺针顶端并旋转固定。

（4）根据穿刺距离，使用推送针释放头端弹簧圈到合适位置成螺旋状结构。

（5）控制连接头，将引导针和穿刺针整体退至推送针退出标记处的位置。

（6）将推送针完全推送至抵触导引针，此时弹簧圈尾端完全释放于肺脏胸膜表面或部分位于胸壁。

（7）CT 确定位置后，将穿刺针、导引针、推送针整体拔出。

3. 优势与不足

（1）优势：与 Hook-wire 定位相比，微弹簧圈柔软易弯，对肺组织损伤小，且有血栓纤维涂层，可以降低气胸、肺出血的发生率及严重程度。由于弹簧圈不透 X 线，VATS 术中可以通过术者直视或手指的触觉以及 X 线透视等多种方法达到精准定位的目的。能够实时定位病灶，减少术中探查损伤及时耗；准确切除病灶，并最大限度地保护正常肺组织；机体创伤小，患者易于接受。

（2）不足：仍有一定的概率出现并发症。微弹簧圈的结构较带钩钢丝复杂，穿刺针、导引针、推送针的配合使用增加了定位时间。由于弹簧圈体积小，触摸感觉具有一定的困难，术中有时需要通过 C 形臂定位才能确定弹簧圈定位部位，这在一定程度上会增加手术辐射量及难度。

(三) 经皮穿刺液体材料注射定位法

在 CT 引导下经皮穿刺注射液体材料，包括亚甲蓝、医用胶和碘油等。

1. 亚甲蓝定位法

亚甲蓝又名美蓝，其水溶液在氧化性环境中呈蓝色，被用作化学示踪剂。1994 年，亚甲蓝最早被用于 VATS 术前肺结节定位，术中可以直视所有染色结节且触诊确实；术后观察显示，胸管内的引流液和患者的痰液、尿液或粪便均未染成蓝色，表明亚甲蓝不会扩散到血液中,证实了亚甲蓝在肺结节定位中的安全性和可行性。

亚甲蓝定位后并发症少见,是一种操作简单且价格低廉的定位方式。在穿刺针到达结节附近后,向穿刺针内注射少量染料,使定位附近的肺组织染色,随后缓慢退出穿刺针至胸膜下区域(<1 cm)时注射少量染料,使对应区域的脏胸膜染色。在定位结束后进行 CT 扫描,发现结节周围区域和胸膜下区域呈磨玻璃样密度即可。注射亚甲蓝时应注意稀释以减少患者疼痛,注射量不宜过大,小于 1 mL 为宜,以免染色范围过大。穿刺时应让患者配合好呼吸,避免剧烈呼吸导致结节随呼吸移动过大而致定位失败。需要注意的是,亚甲蓝可能引起胸膜广泛染色,导致小结节定位困难甚至失败。此外,如果患者肺部胸膜色素沉着,颜色与亚甲蓝相混,也可导致定位困难,病灶部位难以准确识别。

然而,在实践中,亚甲蓝仍存在一些不足,使其在临床应用上不如 Hook-wire 和微弹簧圈广泛。亚甲蓝易弥散,因此其定位存在显著的时间限制,要求胸腔镜手术最佳时间在定位注射后的 3 h 内进行,易给手术安排和衔接带来不便。由于容易扩散,手术间隔时间较长易使肺表面定位区域变大,导致手术切除区域过大,造成正常肺组织的不必要损失。随着亚甲蓝的弥散和等待时间延长,较深部结节在肺表面无法观察,亦会导致定位失败。

由于亚甲蓝价格便宜、材料易取得、定位中患者痛感相对较轻,研究者在发挥其上述优势的基础上,多采取与其他方式相结合的定位方法,与单纯使用亚甲蓝注射定位相比,显著提高了定位成功率。亚甲蓝可联合注射医用胶定位肺小结节,医用胶注入肺小结节周围后迅速凝固,使亚甲蓝无法扩散,与单纯使用亚甲蓝注射定位相比,可缩短手术时间、住院时间,减少术后并发症,但必须即配即用,以免医用胶迅速凝固堵塞定位穿刺针道。亚甲蓝与 Hook-wire 和微弹簧圈定位系统结合使用,将定位区域所对应的胸膜下区域进行染色,可以有效地避免钩丝滑出或者微弹簧圈内缩入肺实质内导致定位失败的问题。

2. 医用胶定位法

医用胶含有正丁基氰基丙烯酸酯,在血液中的阴离子存在下可迅速形成一层高拉伸强度的弹性薄膜,确保其网状结构牢固地黏附在组织上,主要用于对器官、组织创面渗血的封闭、止血。医用胶可以在体内迅速固化,确保定位的准确性,同时可阻断血管断端,使血液凝固,从而减少因穿刺导致的漏气和出血,尤其适用于同侧多发结节的定位及手术。

定位时，在CT引导下确定穿刺进针点，进针至结节附近0.5～1.0 cm后，回抽确认无血液并有空气后，缓慢注入医用胶至结节边缘及脏胸膜，再次CT扫描确定2个注射位置是否正确，可在医用胶中混入亚甲蓝染料，此方法使得在VATS术中更易发现脏胸膜上的标记。医用胶定位法需精确控制穿刺针路径和针头的位置，如果过近，胶弥散可能污染结节，干扰病理诊断；如果距离结节较远，切割目标肺组织时可能出现病灶遗漏。

医用胶定位法具体有以下优势：①方便易得，价格低廉，无毒无害，生物安全性好；②医用胶固化后短时间内不会被组织吸收，更长的衔接期有利于医生在定位室与手术室之间为患者进行从容安排；③医用胶形成的硬节在胸腔镜下用手指或者器械都可以轻易触及，具有良好的术中辨识度；④注射后迅速形成凝胶，阻塞穿刺损伤的肺组织，防止气胸、血胸的发生，并发症的发生率更低；⑤即使患者因为各种原因注射后不能立刻手术，也不会对患者的定位和术后生活质量产生明显影响。医用胶定位法具体有以下不足：①医用生物胶注射适用于实体性小结节，但对于混合型和非实体性小结节，易因医用生物胶弥散造成结节与胶水互相混合，影响病理阅片和诊断；②少数患者因为胶水渗入支气管，会产生刺激性咳嗽，甚至咳出凝固的胶水颗粒，注射速度过快可能造成肺栓塞。因此，必须注意医用胶注射速度、注射剂量以及注射部位，在发挥该技术准确定位优势的基础上，进一步提高安全性。

3. 碘油、含碘对比剂定位法

碘油（高密度造影剂）是一种价格便宜且易于获取的造影剂，常用于消化道的造影。碘油在注入体内后，可比周围组织吸收更多的X线，使得显影更令医生满意，同时碘油在体内比钡剂排泄快，停留时间短。

定位时，应用20号或者25号的穿刺针，在CT引导下穿刺入目标结节周围，距离小于1 cm。抽出针芯后确认穿刺针没有穿入血管或者气管之中，缓慢注入0.2～0.6 mL碘油。碘油无水溶性，如果不慎进入血管容易引起栓塞事件，所以注射碘油过程中需要不断回抽，在保证定位碘油显影的同时，尽可能地减少碘油的用量。

碘油或含碘对比剂定位法具有以下优势：①与亚甲蓝、医用胶等不同，碘油对于术中及术后病理的检测不会造成较大影响；②显影区域表现稳定，定位精确度高，可以注射入比邻目标结节的位置，可较明确地确认手术切除的中心位置；③碘油在肺组织中弥散度轻，停留时间长达3个月，在定位室与手术室间的衔接时间宽裕。碘油或含碘对比剂定位法具有以下不足：①作为一种不溶于水的化合物，仍存在潜在的全身血管栓塞的风险；②部分报道提出其易导致定位组织炎性反应，甚至发生肺炎；③要求术中将患者置于X线透视下，增加了患者及术者的辐射暴露，这也限制了碘剂定位在临床中的使用；④甲状腺功能亢进、甲状腺肿瘤、有严重心肝肺疾病、急性支气管炎症和发热等患者要慎用。

(四) 经皮穿刺辅助定位技术的风险与技术瓶颈

1. 经皮穿刺辅助定位有一定的并发症风险

CT引导下经皮穿刺辅助定位技术因其操作简单、手术时间短、成功率高、费用低廉等优势，成为临床最常用的术前定位方式。目前最常应用的定位技术为Hook-wire定位。因该技术并发症发生率低，保证了VATS手术的安全性和有效性，使得VATS手术中转开胸的发生率显著降低。由于经皮穿刺辅助定位技术存在一定的风险及并发症，定位后患者应尽快进行VATS手术。在杂交手术室内进行Hook-wire定位，缩短了从定位到手术的过程及时间，可有效地减少相关并发症的发生，但因目前杂交手术室数量少，资源有限，因而限制了Hook-wire定位的开展。已有研究证实弹簧圈定位法安全有效，尽管有因弹簧圈在肺内移位等并发症导致中转开胸甚至手术失败的报道，但其并发症的发生率仍显著低于Hook-wire定位，甚至有学者认为，弹簧圈定位的并发症的发生率是最低的。若因为各种原因终止手术，Hook-wire定位针则难以处理。与以上2种定位方法相比，经皮穿刺注射碘油定位避免了置入金属物的风险，且最新的Meta分析表明，其成功率在所有辅助定位技术中最高，不过因辐射暴露需术中穿戴铅衣是该技术的劣势。

2. 经皮穿刺辅助定位的并发症

（1）气胸：为最常见并发症，因穿刺针刺破脏胸膜导致气胸。虽然气胸的发生率高达35%，但大多数患者无明显不适，少数重度肺气肿患者需行胸腔闭式引流术。

（2）胸腔内出血：常见原因为肋间血管或者肺内血管破裂，发生率约为15%。一旦发生血胸，可在VATS术中止血，术前无需处理。

（3）定位点移位：定位点移位是穿刺定位严重的并发症，可直接导致定位失败。其中Hook-wire定位针脱落的概率最高，约为6%，弹簧圈和碘油分别为3%和1%。

(4) 其他：部分 Hook-wire 定位病例报道出现空气栓塞，发生率为 0.07%～0.15%。其原因考虑可能与患者咳嗽、深大呼吸或麻醉呼吸机的正压通气相关。此外，有个案报道弹簧圈滞留在肺组织内，原因可能为定位点较深，行肺楔形切除前未取出弹簧圈，导致切除范围无法包含弹簧圈而使其遗留在肺组织内。

3. 经皮穿刺辅助定位的瓶颈

（1）肿瘤距脏胸膜较远，距离大于 4 cm 时，穿刺相关并发症的发生率明显增高，肺叶切除常为最佳选择。

（2）肿瘤靠近心脏大血管，尽管技术上是可行的，但穿刺可能导致致死性大出血，不建议穿刺定位。

（3）少数患者穿刺路径因肩胛骨、肋骨等阻挡可能导致失败。

二、支气管镜下穿刺辅助定位技术

（一）电磁导航支气管镜下穿刺定位技术

电磁导航技术最早应用于神经外科、骨科、耳鼻喉科等领域，2000 年以来欧美发达国家相继使用了一项全新的诊断技术——电磁导航支气管镜（electromagnetic navigation bronchoscopy，ENB），该技术以电磁定位技术为基础，同时结合了计算机虚拟支气管镜与高分辨螺旋 CT 的特点。该项技术是近年来介入肺脏医学的新进展，主要应用在周围性肺部疾病的诊断、纵隔及肺门淋巴结的诊断、呼吸介入治疗的定位等方面，对肺外周病灶、纵隔及肺门淋巴结获取病理组织的成功率较高，其准确定位功能有助于外科手术、放射治疗、呼吸介入治疗的新方法的

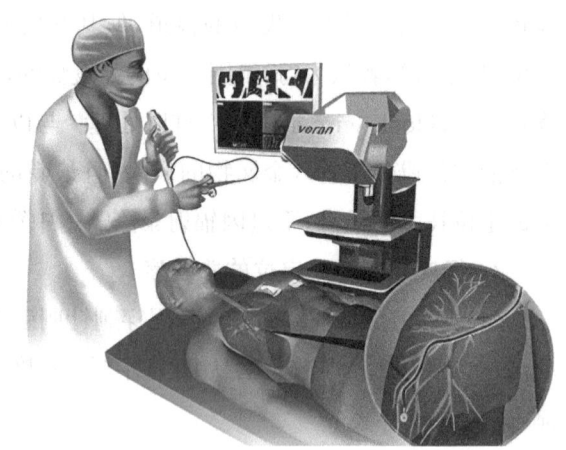

图 9-3　电磁导航支气管镜下穿刺定位技术示意图

开展，为介入肺脏医学提供了一种新的定位方法。

电磁导航系统主要由 3 个部件组成：一块可以产生弱电磁场的电磁定位板；一个作为定位传感探头，位于可弯曲导管上的微传感器；一台可以将 CT 图像进行

虚拟仿真和三维支气管重建的计算机，可进行图像处理和对弱磁场中的微传感器运动进行实时监控。

支气管镜磁导航系统的操作可以分成 2 个部分，分别是术前虚拟导航和术中气管内磁导航。

1. 术前虚拟导航

术前虚拟导航即影像采集和绘图。计算机软件把以 DICOM 格式储存的高分辨螺旋 CT 数据进行三维重建，重建后产生的虚拟支气管图像可供医生作术前导航参考。在导航计划管理计算机上，操作者在虚拟支气管图像中标记 5~7 个解剖标记如隆突、右主支气管等，然后在螺旋 CT 图像上找出目标位置，并在相应的虚拟支气管树的靶区作出标记。计算机软件可自动找出通往目标位置的气道，用颜色线显示导航路径供医生参考及确认，也可通过手动自行设定导航路径或仅作部分修改，沿着预设路径，便能准确到达预定病灶部位。

2. 术中气管内磁导航

术中气管内磁导航即支气管镜定位和实时导航。麻醉后（局麻或静脉麻醉）经鼻将可弯曲支气管镜插入气管，通过延长工作通道（extended working channel，EWC）置入导航定位装置（locatable guide，LG）。通过软件确认虚拟支气管镜图像所选定的标记与体内探头的位置，经计算机系统将两图像叠加校正，综合生成直达靶区的导航计划图，探头可被实时监控校准。根据监视器显示的三维重建 CT 图像以及虚拟支气管树，按照导航计划图，操作者只需在每个支气管分叉将导航定位导管转向提示视窗显示方向，转动导航定位导管手柄，轻轻拉动手柄，导管前端即可按照设定方向旋转，进入通往目标位置的支气管。当到达靶区时，固定 EWC，然后将 LG 从 EWC 中退出，经 EWC 置入活检钳等操作器械，进行针吸、刷检、活检、注射药物或染色剂等操作。

（二）虚拟肺图定位技术

虚拟肺图定位（virtual assisted lung mapping，VAL-MAP），最早由日本的 Masaaki Sato 等于 2014 年提出并应用于临床，该技术利用支气管镜向小病灶周围注射荧光染料，再通过计算机 3D 构图进行同时标记，即绘制肺图（lung mapping）。这种技术除了可用于定位肿瘤，还可以依靠肺图提供的肺表面几何信息为胸腔镜下亚肺叶切除以及选择安全充分的切除边缘提供导航。

具体步骤如下：①首先手术团队根据患者术前虚拟支气管镜及 3D 图像规划

目标病灶周围的标记点,对于肺楔形切除,一般选择病灶周围2～3处进行标记;对于肺亚段切除,选择3～4处进行标记。②然后在虚拟支气管镜导航下将带有金属前端的鞘管经支气管镜通道推进到标记处,并尽量抵达脏胸膜,透视下确认位置后,注射靛蓝胭脂红进行染色。③染色定位结束后,退出支气管镜及鞘管,再次行CT扫描及3D重建,此时的3D重建图即虚拟肺图,包括目标病灶以及周围的染色标记点。④根据虚拟肺图中目标病灶和标记点的位置关系调整并确定手术边缘,术中可根据多处染色标记并按计划完成手术。

目前,虚拟肺图定位仅在国外进行了小范围的验证与应用,国内鲜有相关报道。据国外报道,虚拟肺图定位已在直径小于1 cm的孤立及多发肺结节的楔形切除术、常规肺段切除术(通过肺段动脉定位)、非常规肺段切除术(亚肺段切除、通过肺动脉定位的肺段切除、扩大性肺段切除等)、肺叶切除术以及双侧肺段切除术中完成了超过100例的验证,并表现出良好的安全性与可操作性。目前已出现了VAL-MAP 2.0版本,在多处染色基础上联合微弹簧圈定位,进一步精确了切除的深度,定位成功率高。VAL-MAP的优势是多处定位进而能够更好地确定手术边缘,安全性及有效性高,但不足之处是过程较为烦琐,定位后需要尽快手术。

(三) 锥体束CT辅助定位技术

锥体束CT(cone-beam computed tomography,CBCT)技术是目前较先进的数字减影血管造影(digital subtraction angiography,DSA)仪器所具备的一项功能,可采用锥形束X线对投照体进行360°扫描,投影数据是二维的,但重建后可得到三维图像,相比普通CT的一维投影和二维重建有一定的优势。医生根据CBCT扫描图像进行肺部三维重建,定位肺结节,规划支气管镜路线,然后在CBCT实时引导下经支气管镜置入导管至目标肺结节,注射染色剂或放置微弹簧圈进行定位。该定位法安全性好,定位成功率高,相比电磁导航系统费用低。不足之处是肺结节的路径是定位者根据CBCT重建的图像自行规划的,在实际进镜过程中可能需要多次更换路径才能到达目标位置。此外,定位过程需要使用CBCT实时引导,术者术中需要辐射保护。

(四) 支气管镜下穿刺辅助定位的优势与不足
1. 经支气管镜下穿刺辅助定位技术的优势
研究表明,与传统的经皮穿刺辅助定位相比,经支气管镜下穿刺辅助定位技术可以有效地减少气胸、出血等并发症,并能对一些解剖学上难以穿刺的位置(如肺尖)进行定位。ENB 作为一种有创手段,截至目前的报道几乎无气胸、出血等并发症的大宗病例报道。可以肯定的是,经气管镜下穿刺辅助定位技术比经皮穿刺辅助定位的并发症更少,安全性更高。

2. 经支气管镜下穿刺辅助定位技术的不足

以 ENB 为主的定位方法虽然并发症更少,但也有阻碍其临床推广的局限性,需在未来发展中予以完善。以 ENB 下穿刺定位为例:第一,定位的精度受到支气管镜技术的制约,改用更细的注射导管可帮助引导支气管镜进入更细的外周支气管,从而提升对外周肺小结节的定位精度,但会显著提高操作的难度。第二,定位操作步骤烦琐,对麻醉的要求较高,需要经验丰富的医生进行操作,操作时间较大多数传统定位方法更长。第三,定位费用较高,不利于临床推广。与此同时,ENB 下穿刺定位同样面临复杂的多学科协作、术前路径规划以及术中导航操作的限制,因此尚处于临床探索阶段。目前,国内已形成 ENB 技术的中国专家共识,旨在规范操作技术、提高诊断率、减少并发症和拓宽应用指征。

三、CT 虚拟 3D 辅助定位技术

(一) 3D 打印辅助定位技术

目前,CT 引导下经皮穿刺辅助定位是根据患者二维 CT 图像,规划穿刺路径并手动掌握穿刺角度。在实际操作中,为实现穿刺针准确"命中"结节,患者往往需要接受多次 CT 扫描,增加辐射暴露风险;同时,在穿刺过程中,穿刺针的反复调整则明显增加气胸、出血等并发症的发生率。而穿刺导板的应用则便于穿刺点及穿刺角度的选择,降低穿刺并发症的风险并提高穿刺成功率,有助于做到精准穿刺。

根据导板研发的先后顺序,可将精准穿刺诊断专用导板划分为 3 个系列:①制式导板,根据其外形又可分为 3 种型式,包括方形矩阵式、矩形矩阵式和矩形矩阵内圆形可旋转式,该系列具有无法移动、定位不够精确和交叉污染等缺点;②3D 打印共面导板,又分为 3D 共面矩形导板、3D 打印共面数字化导板和 3D 打印共面数字化金属标记导板,缺点是材质不透明、个体化不足;③3D 打印非共面导板,是指对患者进行术前模拟定位,通过扫描、勾画靶区、输入计划系统进行计划设计、输入 3D 打印机打印个体化导板等步骤,个体化设计使导板与胸壁贴合紧密,定位方便、安全,缺点是造价高。

具体操作如下：①首先根据CT进行三维重建、导航路径设计及定位导板建模，完成三维建模；②再使用3D打印机根据胸廓、肋骨等结构及病灶在肺内的相对位置确定穿刺点，完成3D打印模板；③然后将3D打印模板置于胸壁贴合定位，在模板穿刺点处经皮穿刺放置Hook-wire或微弹簧圈进行定位，定位结束需要再次扫描确定位置后送去行VATS手术。

我们所在科室为简化CT引导下经皮穿刺辅助定位的操作流程，根据患者术前CT信息，利用3D打印技术，设计了一种个性化穿刺定位导板。该导板预先标记穿刺针位置与角度，操作者根据患者体表解剖标志放置导板，然后根据导板标记位置完成定位穿刺。临床试验结果显示，导板辅助肺穿刺定位可明显简化经皮肺穿刺定位流程，降低CT扫描剂量。

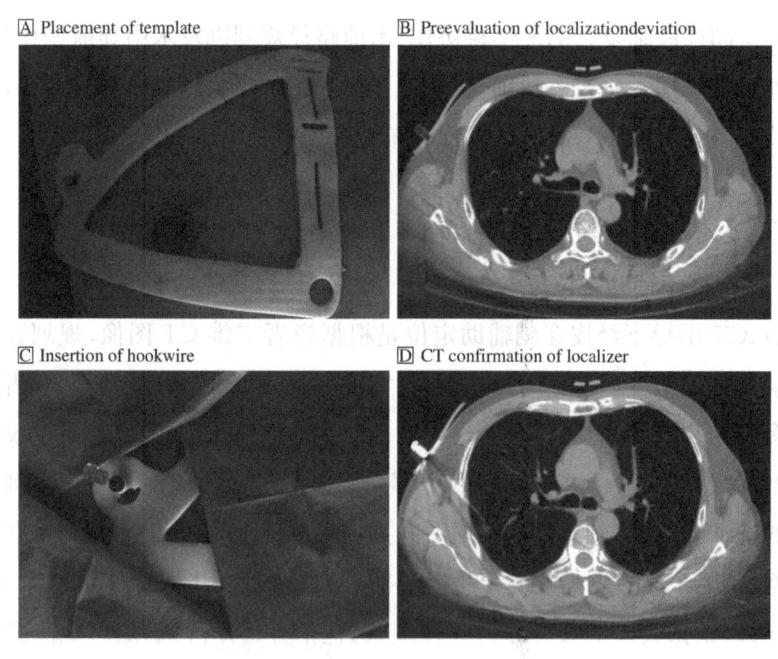

图9-4　科室利用3D打印技术，设计了一种个性化穿刺定位导板

（二）虚拟现实辅助定位技术

虚拟现实（virtual reality，VR）技术，又称灵境技术，是利用计算机构造与真实世界相似的数字化虚拟环境，通过输出设备提供给用户关于视、听、触等感官模拟，使用户仿佛身临其境，及时、无限制地观察三维空间内的事物，通过各种输入设备

与虚拟环境中的事物进行交互。该技术具有沉浸性、交互性和构想性 3 个基本特征，被广泛应用于产品展示、工业制造、医学诊疗和教育培训等领域。

三维重建 VR 导航技术是外科手术领域的最新影像技术。该技术已经应用到包括脊柱外科、口腔科、心脏外科、整形外科和胸外科在内的多种外科手术治疗中，并取得了良好的效果。应用 VR 技术构建的三维数字模型可经任何角度进行自由旋转和可视化交互，较传统二维影像更加直观形象，可用于术前评估模拟、术中导航，还有助于解剖学和外科手术的教学。

术前通过计算机软件快速、准确地将患者的 CT 影像重建为 3D 图像，通过可穿戴式虚拟现实设备，术者可多角度观察结节与周围动脉、静脉、支气管的位置关系，掌握血管走行和变异情况，精确测量管径和距离，显示肺段解剖边界，辅助划定手术切缘，降低了术中血管损伤和出血风险。

第 10 章

亚肺叶切除核心秘密之受益最大化

肺癌是全世界发病率和死亡率最高的恶性肿瘤之一,而手术是唯一确定能根治肺癌的治疗手段。对于所有的肿瘤根治手术来说,彻底切除肿瘤,防止肿瘤的复发,使肿瘤达到治愈或者最大限度地延长患者的生存期是肿瘤根治手术的根本目的。1960 年,Cahan WG 等报道了肺叶切除手术。1995 年肺癌研究组(lung cancer study group,LCSG)研究确立了肺叶切除及系统性淋巴结清扫作为早期 NSCLC 的标准术式。2017 年的 NCCN 指南和 2015 年的 ACCP 指南仍然也遵循该原则。

在肺叶切除成熟以后,一些更加精细化的手术方式也随之出现,这些切除范围小于肺叶切除的手术统称为亚肺叶切除术,包括肺段、肺亚段及楔形切除术。其中肺段、肺亚段是以更小的解剖学单位进行手术切除。而楔形切除是对于一些肺外周的肿瘤,单纯以肿瘤为中心,仅通过保留一定区间的安全切除距离将肿瘤切除,这种手术方式不以肺部自身的解剖学结构为标志来确定切除范围。

肺组织与人体其他的一些可再生组织,如肝脏、骨髓等不同。肺组织切除后是不可再生的,也就是说所有的肺切除术都会损失肺组织及肺功能,切除范围越大,损失的肺功能越多。随着肺癌疾病谱的变化,越来越多的肺癌是在早期被发现的,对于这些早期的肿瘤,或者是高龄的肺癌患者,毫无疑问并没有必要统统行肺叶切除手术,而且是过度粗放的操作。那么,如何在肿瘤根治效果和保留肺功能之间达到一个最佳平衡,为每一位患者选择最佳的、精准的、个性化的手术方案,是肺癌手术需要长远思考的一个问题。

一、亚肺叶还是肺叶

关于肺叶切除与亚肺叶切除的选择和利弊,学术界始终在进行研究和讨论。相比于肺叶切除,亚肺叶切除有可能保留更多的肺功能,带来更短的手术时间、更小的手术创伤及更低的手术并发症风险;但是随着切除范围的减少,是否会产生更高的复发风险或缩短患者的生存期？随着研究的深入和肺癌疾病谱的改变，学术界对这两种手术方案的态度和选择也在逐步发生变化。尤其是对于早期肺癌患者及高龄肺癌患者这两类人群。

最早亚肺叶切除的适用范围仅限于肺功能或其他身体状况不能耐受肺叶切除的肺癌患者，称为妥协性亚肺叶切除。随后有医生开始主动对一些早期的肿瘤采用亚肺叶切除，称为意向性亚肺叶切除。之后有研究对肺叶和亚肺叶两种方式进行了一些回顾性研究，来对比其肿瘤治疗效果和并发症发生率的优劣。

Ginsberg 等于 1995 年报道了一组纳入 247 例肺叶切除和亚肺叶切除（肺段切除术及肺楔形切除术）治疗早期 NSCLC 的临床研究，结果显示：亚肺叶切除术较肺叶切除术的术后复发率增加 75%，总死亡率及肺癌相关死亡率分别增加 30% 及 50%，且进行亚肺叶切除既不能减少术后并发症和围手术期死亡率的发生，也不能保留更多的肺功能。Yendamuri 通过对 1987—2008 年 NCCN 监测到的流行病学和最终结果数据库（SEER）中直径不超过 2 cm 的 NSCLC 进行分析发现：1988—1998 年，亚肺叶切除的生存率和无病生存率均劣于肺叶切除；1999—2004 年，肺楔形切除仍然劣于肺叶切除，但肺段切除同肺叶切除获得了类似的生存率；2005—2008 年，亚肺叶切除中上述 2 项指标与肺叶切除无差异。故有许多机构开始对早期肺癌实施较小范围的切除，尤其是解剖性肺段切除。Schuchert 的回顾性研究、Cao 和 Nakamura 的荟萃分析均表明：对于一期患者，亚肺叶切除能够获得与肺叶切除相同的效果。

1. 磨玻璃成分为主的早期肺癌

以上研究均是针对肺叶与亚肺叶切除手术的一些回顾性研究，还没有足够的说服力。直到 2022 年，日本临床肿瘤协作组 JCOG 发布了一项具有跨时代意义的研究结果，即 JCOG0802 研究，该研究采用随机对照的方法，对早期肺癌进行肺叶或肺段切除的选择提供了最高级别的循证医学证据。研究结论显示，对于直径小于 2 cm，且实性成分大于 50% 的肿瘤，肺段切除的生存率优于肺叶切除，肺段切除组 5 年的总体生存率更高（94.3% VS 91.1%）。在肺功能保护方面，肺段切除组 1 年后肺功能平均下降 8.5%，而肺叶切除组 1 年后肺功能平均下降 12.0%，两者相差 3.5%，未达到预期的 10% 的阈值。局部复发方面，肺段切除组的局部复发率是肺叶切除组的 2 倍（11% VS 5%）。肺段切除组的局部复发率增加了 2 倍，可能是由于切除范围较小；但该组的生存率却更高，与肺叶切除术相比，肺段切除术后患者更频繁地进行了额外的强化切除以及对复发或第二原发性肺癌的治疗。研究者推测，保留了更多肺实质的肺段切除术不仅有助于进一步治疗原发性肺癌的复发和第二原发肺癌，而且有助于进一步治疗可能存在的其他癌症和致命疾病。亚组分析发现，几乎全部亚组均显示肺段切除能给患者带来更大生存获益，尤其是在男性患者、年龄≥70岁者、CTR=1的肿瘤和非腺癌患者。但是肺段切除术所需的手术时间更长，长于肺叶切除术的30 min，术后局部复发率和漏气率更高。可见肺段切除相比肺叶切除对肺功能的保护作用有限，但是比肺叶切除术有更好的总生存率，该研究的结论是推荐将肺段切除作为这类早期肿瘤的标准治疗方式，但是文章作者 Asamura 教授也承认，这一项研究仍不足以推翻肺叶切除的地位，改写目前的实践指南。因为这是目前唯一的一项随机对照研究，也需要其他国家不同民族的更多的随机对照试验来进行佐证。

2. 高龄患者的选择

由于老年群体的特殊性，许多70岁以上的老年人会同时合并慢阻肺、糖尿病及心脑血管疾病等慢性疾病，故对抗手术风险的能力显著低于年轻患者，且预期生存期亦低于年轻患者。如针对这些老年患者仍然应用来自年轻患者的研究结果，可能存在过度治疗的情况，并可能造成术后并发症甚至病死率的增加。来自美国梅奥诊所的数据表明：老年患者（≥80岁）肺叶切除术的并发症发生率为48%，死亡率为63%，两者均显著高于年轻患者。对于一期老年 NSCLC 患者能否从创伤较大的根治性肺叶切除术中获益更大仍然存在分歧。2005年，Mery 等通过回顾性研究 SEER 数据库中14555例一期及二期 NSCLC 患者发现：在71岁以上人群中，肺叶切除和亚肺叶切除在远期生存率上无差异。2016年，Razi 等再次利用 SEER 数据库对75岁以上的一期患者进行了分析，结果显示对于此类患者无论是肺楔形切除、肺段切除还是肺叶切除，其结果对生存率均无影响。同样的结论还来自匹兹堡大学研究中心：在75岁以上的一期 NSCLC 患者中，亚肺叶切除能够获得与肺叶切除类似的生存率，且术后并发症的发生率更低。

随着临床诊断及手术水平的提高，肺癌的治疗既需要"规范化"，也需要"个体化"。鉴于老年患者自身条件的特殊性且预期寿命有限，采用相对创伤较小的亚肺叶切除可能获得与肺叶切除相同的效果，对亚肺叶切除适应证的把握、切缘的距离及淋巴结清扫范围的规范化是亟需解决的问题。对于手术风险相对较高的老年患者，妥协性亚肺叶切除能够在一定程度上降低手术风险。早在1999年 Takizawa

等就通过比较 40 例亚肺叶切除和 40 例肺叶切除患者 12 个月后的肺功能发现：进行亚肺叶切除术较肺叶切除术能够更好地保护残余肺功能。过去 10 年间国际上共有 30 余篇论文报道了肺叶切除与亚肺叶切除治疗早期 NSCLC 的效果比较，其中 7 篇研究对象为年龄超过 70 岁的老年患者，这 7 项研究均得出了亚肺叶切除能够获得和肺叶切除类似的 1 年、3 年和 5 年生存率，但这 7 篇论文均为回顾性研究，研究结果的证据级别偏低。

主张对老年患者进行亚肺叶切除的研究者认为，在完整切除肿瘤基础上，最大限度地保留有功能的肺组织能够减少围手术期并发症的发生。反对亚肺叶切除的学者认为，虽然这些结果证实了亚肺叶切除和肺叶切除能获得相同的效果，但这些研究均为回顾性研究，结论的证据级别较低；且研究中并没有说明这些进行亚肺叶切除的患者是意向性亚肺叶切除，还是因为高龄、心肺功能差以及其他并发症而难以耐受肺叶切除不得不行的妥协性亚肺叶切除，故存在显著的选择偏倚。

二、解剖性切除还是非解剖性切除

亚肺叶切除包括解剖性的肺段切除、肺亚段切除和非解剖性的楔形切除，解剖性切除能够依据解剖结构将肺癌引流区域的肺组织完整切除，并同时进行一定的淋巴结采样，但缺点是手术较为复杂，对技术要求较高，肺段的界限较难精准确定，且术后并发症的发生率高于楔形切除。当肿瘤位于 2 个肺段交界部位又必须要扩大手术范围时，切除 2~3 个肺段才能保证足够的切缘。肺楔形切除对手术技术的要求相对较低，且手术创伤小、时间短以及术后并发症的发生率低，这对老年患者的优势明显，但总体生存率低于肺段切除。

2013 年，Yendamuri 等回顾性分析了 3525 例来自 SEER 数据库 Ⅰa 期 NSCLC 患者的生存资料，结果显示肺段切除在生存率方面显著优于楔形切除，且在年龄超过 70 岁的患者中这种优势依然存在。2014 年，Reveliotis 等通过回顾性分析 45 篇文章对这一问题作了综述，认为肺段切除能够获得更好的局部控制率和远期生存率，建议优先选择肺段切除治疗早期肺癌。2016 年，Hou 等的荟萃分析表明，对于肿瘤直径不超过 2 cm 的患者，楔形切除能获得与肺段切除相同的效果；但对于肿瘤直径超过 2 cm 的患者，肺段切除的优势明显。

然而，Smith 等通过回顾性分析了 1568 例行肺楔形切除和 378 例行肺段切除的 Ⅰa 期 NSCLC 患者的资料发现：行肺段切除患者的生存率显著高于行肺楔形切除的患者,但这种优势在年龄超过70岁的人群中并未显现。2012年,来自美国匹兹堡医学中心的数据表明,对Ⅰa期NSCLC患者,肺段切除和楔形切除在5年生存率上无差别。Tsutani等的一项前瞻性研究比较了56例行肺段切除和93例行肺楔形切除的Ⅰ期肺腺癌患者,两组在无病生存率和总体生存率上并无差异。但这项研究中对于Ⅰa期患者更多地采取了楔形切除术,而Ⅰb期的患者更多地采用了肺段切除的方式,故此项研究可能存在潜在的选择性偏倚。2016年,Altorki等通过回顾性研究分析了289例cT_1N_0 NSCLC患者,虽然解剖性肺段切除的患者进行了更多的淋巴结清扫,但生存率上两者并无差异。

2022年,JCOG发布了关于亚肺叶切除治疗早期肺癌的另一项重磅研究——JCOG0804研究,这是一项单臂验证性临床试验,用于评估亚肺叶切除(楔形切除术和肺段切除术)在磨玻璃为主型(肿瘤长径不超过2 cm,实性成分比例不超过0.25)周围型肺癌中的有效性及安全性。最终纳入264例(79.3%)行楔形切除术、58例(17.4%)行肺段切除术和11例(3.3%)行肺叶切除术的患者。结果显示,333例患者中,2例死于其他原因,5年的总生存率为99.4%(95% CI:97.5～99.8)。不同手术方式的生存率没有差异。

肺段切除与楔形切除的远期效果比较尚存争议。总体而言,目前更多的研究结果都支持肺段切除术治疗早期肺癌的疗效优于楔形切除。但上述结果均来自没有进行年龄分层的研究,目前还没有专门针对70岁以上的Ⅰ期患者进行的前瞻性研究。

通过总结文献,我们发现满足以下条件的老年患者可试行亚肺叶切除:①肿瘤直径小于2 cm的周边病灶,并确保切缘大于2 cm,必要时行术中病理确保切缘阴性;②术前CT显示GGO成分大于50%;③术中应进行淋巴结采样,确定无阳性淋巴结;④肿瘤若位于S_1～S_3肺段,则应尽量避免进行亚肺叶切除。

目前,关于支持亚肺叶切除治疗老年早期肺癌的证据主要来自回顾性研究,相对创伤较小的亚肺叶切除能否成为老年早期NSCLC患者的标准术式,尚需要大规模的随机对照实验证明。

第11章
肺部磨玻璃结节的盲切技术之精益求精

一、盲切的概念

对于位置相对比较浅表的肺部 GGN,即一般指距离胸膜表面在 2 cm 之内的 GGN,医生往往通过做一个局部的楔形切除,就能彻底切除治愈 GGN。与此同时,患者受到的创伤也很有限,因为切除的肺组织并不多。

这一类肺部 GGN 通常需要术前先行穿刺定位(通过定位针、钩、弹簧圈等),通过术前定位,将定位针放置在 GGN 附近,指示结节所在位置。手术中医生可以快速准确地找到结节所在位置,同时精准切除结节,尽可能减少对周围正常肺组织的切除,所以越来越多医生会选择在术前定位后行肺楔形切除手术。

然而,每个患者的结节位置并不相同,每个患者的身体体型和结构有差别,并不是每个患者的每个结节都适合术前穿刺定位。盲目的、不恰当的术前定位,不但不能降低手术风险和缩小切除范围,反而会给手术带来麻烦,更会增加手术切除范围,给患者带来不必要的伤害。所以,并不是所有肺结节都需要术前定位,有一部分的 GGN 不需要术前定位,术中通过非创伤的方法就能直接准确切除,这就是今天我们重点讨论的"盲切技术。"盲并非指盲目,而是指在不定位的情况下,没有穿刺针引导的前提下进行的直接切除。

二、可以考虑不定位盲切的肺部磨玻璃结节

简单来说可以概括为 2 类:一类是"看得到、摸得着"的结节。这类结节往往距离胸膜很近,一般在胸膜下 1.5～2 cm,又或者结节密度比较高,与周围肺组织在质地上形成鲜明反差,这样的结节很容易摸到,因此,这类 GGN 最适合不定位盲切(图 11-1)。

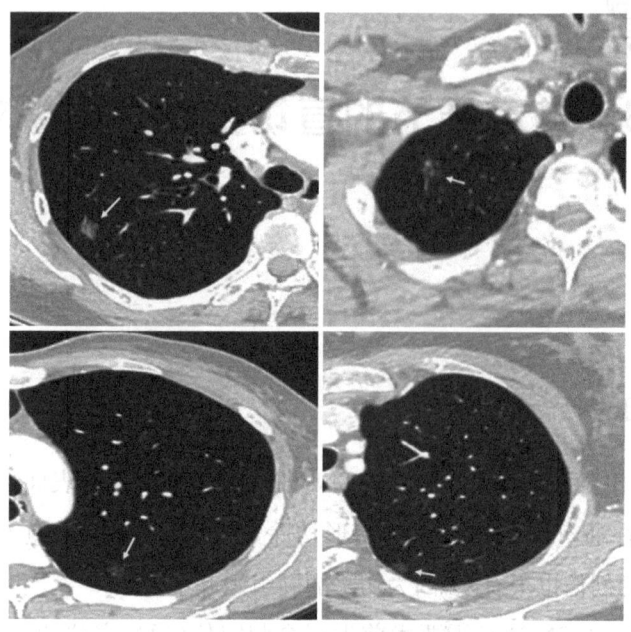

图 11-1 不定位盲切的结节

另一类结节,可能不能一下子"看得到、摸得着",但这类结节通过胸腔内的固定解剖标志和肺表面的区域位置可以准确判断位置。比如,通过术前 CT 的轴线关系和肺的边界角度来判断划分区域,这些角度往往位置相对固定,在胸部 CT 片中可以作为固定标识点(图 11-2)。

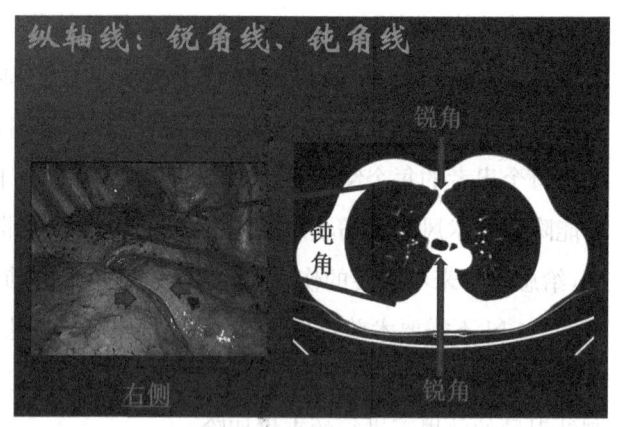

图 11-2 标志线定位(一)

还有些结节的位置可以通过肺边缘和肺裂的天然标志线来确定准确的区域,这些肺的边缘和肺裂是天然的肺叶分界线,可以帮助我们找到距离结节最近的边界,确定结节所在的范围(图 11-3)。除此以外,左右肺的最高点、最低点、中点位置也是术中不定位盲切时很好的参照点,有了这些参照点,其周围的结节都可以利用这些参照点进行盲切(图 11-4)。

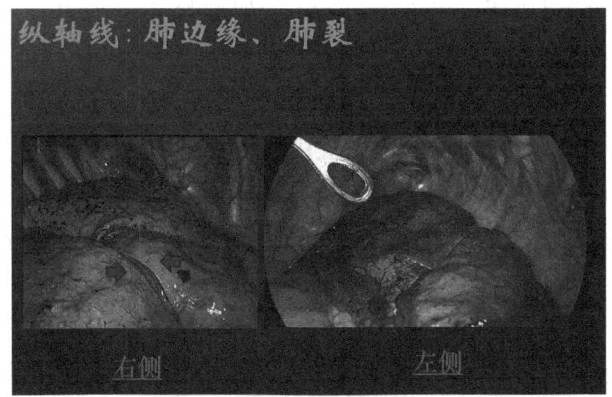

图 11-3 标志线定位(二)

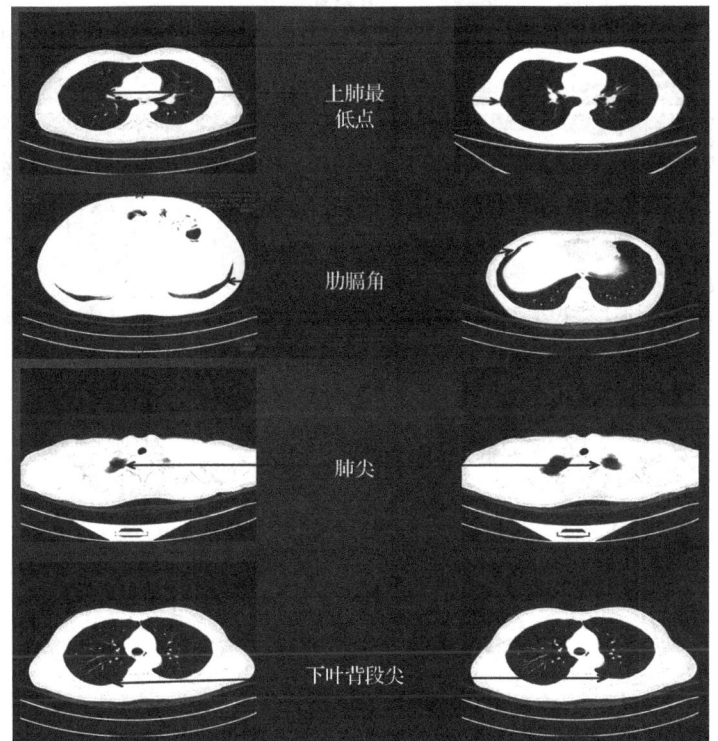

图 11-4 标志点定位

三、提高不定位的肺部磨玻璃结节盲切的成功率

首先,详细的术前 CT 和三维重建是很有必要的。术前 CT 的解剖结构的辨

认,结合肺内和胸壁的固定标记点(主动脉弓、脐静脉弓、下肺静脉),能把大部分肺外周的 GGN 的切除范围限定在一个相对确定和精确的范围内。在这个基础上,术者结合胸腔的纵轴线和横轴线就能准确规划手术切除的范围和手术路径(图 11-5)。目前,由于高分辨率 CT 的应用,三维立体成像和图像结构重建已经不是难事,很多医院的放射科都能独立完成。因此,术前三维重建对这些不定位盲切的 GGN 的定位有非常重要的意义和作用,能够帮助医生更加直观和准确地锁定结节的位置,从而达到精准切除。

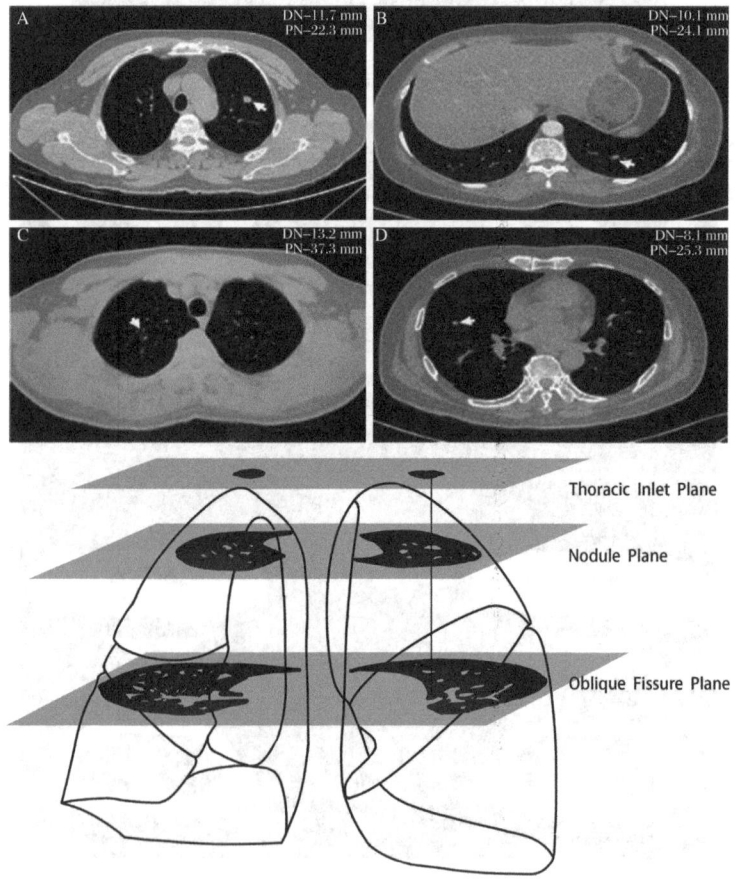

图 11-5　胸腔纵轴线和横轴线定位

其次,在完成图像和胸腔内的肺实质解剖结构的划分之后,正式切除之前,术者一定要验证图像和影像规划。具体来说,就是用手术医生的手或者器械再次确认结节是否在上述规划的区域范围内。在规划的切除区域内探及到了结节,我们就可用直线切割吻合器将结节所在的肺组织切除。我们将这种手术技巧归纳为分布盲切结节的操作策略，即利用手指和外科手术器械进行逐步锁定结节，然后利用手术器械最大程度固定锁定结节，在保证安全的切缘距离的基础上，最小范围地切除正常肺组织（图11-6）。这一方法在我们医院得到广泛应用，有关相关技术的文章也发表在胸外科国际期刊。

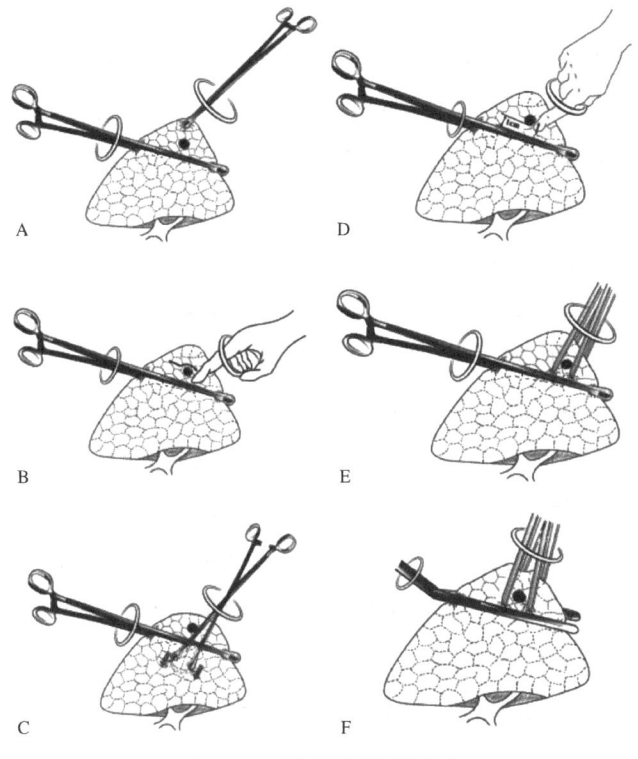

图 11-6　盲切结节的操作策略

综上，相当比例数量的肺部 GGN，确实可以不需要术前穿刺有创定位就能盲切解决。然而，这里所说的不定位盲切并不是指医生随意胡乱切除，是指不需要有创定位的、对患者没有物理伤害的另一种准确定位方法。不定位盲切手术同样需要手术医生术前仔细阅读、研究患者的胸部 CT，科学严谨地根据每一位患者不同的 GGN 进行详细合理的规划，精确辨认并寻找术中可以用来标记结节的解剖标志，缩小切除范围。术中还需要手术医生采用各种办法、利用各种器械、凭借自己的智慧，反复确认结节所在的位置，以求最终能成功安全地切除肺部 GGN，为患者保留更多健康的肺。

在我们看来，不定位盲切肺部 GGN，完全安全可行，但需要选择合适的患者和合适的 GGN，不能一概而论。更重要的是，采用不定位盲切肺部 GGN，其实是把困难和风险留给了医生，把无创、安全、舒适留给了患者，这就需要手术医生具有极高的责任感和胸外科手术技术，二者缺一不可。

四、盲切的经验外推——拓展术式之解剖性部分肺叶切除术

对于早期肺腺癌来说，亚肺叶切除可以取得令人满意的远期预后。因此，这一手术方式重新引起了胸外科医生的兴趣。2010 年前后，我国一些较大型中心的胸外科医生开始积极探索通过肺段切除治疗早期肺癌，当时，标准肺段切除术的应用较为局限，即使是现在，临床上真正适合做标准肺段切除术的患者也是有限的。受肿瘤位置分布的随机性和肺内脉管结构变异的多样性等因素影响，严格按照肺段解剖来分离肺段间交界面可能反而会导致肿瘤切缘距离的不充分。

中国医学科学院肿瘤医院根据其医院 3336 例患者资料，对"解剖性部分肺叶切除术（anatomical partial lobectomy，APL）"的理念与短期疗效进行了总结，并指出 APL 对早期肺癌患者来说是安全可行的。传统意义上的亚肺叶切除，包括楔形切除和解剖性肺段切除。而 APL 不单纯是某种解剖范围上的具体术式（如肺段切除、亚段切除、联合亚段切除），作为一种全新的早期肺癌外科治疗理念，它不拘泥于实际的段间交界面，也不强求保留细小的段间静脉全程，而是更加关注早期肿瘤的切缘距离需求和临床可操作性。

在我们看来，这种手术方式是肺部 GGN 盲切的经验外推、拓展术式。GGN 的盲切很少考虑淋巴结的转移，必要时也可以游离肺段门与肺叶间的淋巴结进行清扫采样。盲切讲究的是以结节为中心，保留充分切缘，这也是 APL 手术方式所提倡的核心。

APL 是以肿瘤学原则/切缘距离为基础，以保留更多健康肺组织为目的，基于肺段和亚段解剖结构的部分肺叶切除术。医生以病灶为中心，规划需要切除的肺实质（靶肺组织）范围，精确解剖处理掉靶肺组织的中心主要结构（血管和支气管）后，按照术前规划的切除范围，结合术中操作的可行性，进行解剖性的部分肺叶切除。

从具体术式范围上讲，它不局限于精准的肺段切除、亚段切除或联合亚段切除，在满足切缘距离需要的前提下，它也包含扩大的肺段切除、扩大的亚段切除、扩大的联合亚段切除和解剖性楔形切除等。相对于解剖性肺段切除这一解剖学概念

而言，APL 的包容性更强，更重视保障肿瘤学要求上的切缘距离和手术操作中的简便安全。

1. 适用 APL 的患者

对于大多数早期肺癌患者，尤其是 2 cm 以下含有较多磨玻璃成分的早期肺腺癌和多发病灶患者来说，APL 其实都是适用的。临床实践中，位于中外 1/3 肺野的、最大直径不超过 2 cm、CTR≤0.25 的结节，APL 是完全可行的；对于 CTR 更大、直径更大的结节，我们也在通过临床研究积极探索。

2. 接受 APL 患者的主要优势

首先，APL 的术式更加灵活，更有利于临床的实际操作。比如对于某些邻近段间的 GGN，如果进行双肺段切除可能导致损失的肺组织过多；而进行联合亚段切除，可能操作较为复杂或切缘距离不充分。但按照 APL 的理念，可以通过分析该结节切除范围内的脉管流域范围，在解剖离断相应的脉管结构后，再行解剖性的部分肺叶切除，这样既可以保障肿瘤切缘的充分性，又兼顾了手术操作的简便性和安全性。换而言之，这种手术方式也就是盲切的加强版，离断以结节为中心周围一定距离内的任何脉管，保证以结节为中心的灵活的盲切方式。

其次，APL 强调了肿瘤学切缘距离的保障。对于一些结节来说，标准的肺段切除术显然无法得到一个安全的切缘距离，而这类患者更可能从 APL 中获益。

3. APL 的适应证目前存在的争议

从具体术式上讲，由于 APL 包含了解剖性肺段切除术、解剖性亚段切除术和联合亚段切除术等术式，因此 APL 的适应证应更为广泛。但对于 AIS、MIA 这类 10 年无复发率约等于 100% 的患者，楔形切除就已足够，过度的段门结构解剖反而是没必要甚至是有害的。对于一些具有高危因素的结节，则可能需要进行肺叶切除术。JCOG0802 研究显示，肺段切除具有更高的局部复发率，但该研究所进行的都是标准肺段切除术，前面我们也提到，对于一些特殊位置的结节，标准的肺段切除术很难保障充分的切缘距离。而 APL 理念则首先强调了以肿瘤为中心的切除范围规划，因此从理论上来说，在 APL 理念指导下的手术切缘应该更加充分，局部复发的风险也会更低一些。总而言之，APL 在早期肺癌中的适应证的拓展，还有待通过前瞻性临床研究进一步明确。

4. 对胸外科医生来说，实施 APL 存在的挑战

首先，是精准的术前规划。APL 实施过程中最重要的是以肿瘤为中心的切除范围规划,而最可靠的切除范围规划手段是三维重建软件和技术。术前术者通过三维重建、辨域定流,分析脉管的流域范围,明确最小切除范围所需处理的肺段或亚段的脉管结构,寻找最合适的处理路径和次序。同时,这一过程还需要兼顾结构变异的复杂性和实际操作的简便性,因此需要术者具备一定的手术经验。

其次,是对技术的灵活运用。APL 不单纯是某种手术方式,而是一个基于早期肺癌所提出的肿瘤学治疗理念,它包括以肺段切除为基础的系列亚肺叶切除技术,因此可以说肺段和亚段切除技术是实施 APL 的基础。在传统的肺段切除方面,国内很多大型中心都积累了丰富的实践经验,这些成熟的经验和技巧为 APL 的实施、推广与普及奠定了基础。胸外科医生需要熟练掌握并灵活运用这些技术,不拘泥于解剖学上的肺段和亚段边界,更关注病变在肿瘤学上的切缘距离需要和微创外科时代保留更多健康肺组织这一重要目标。

正是由于不定位的肺局部盲切术,导致了 APL 的出现,让其渐渐走到了胸外科医生的面前,逐渐被越来越多的医生认可和应用。

在 APL 的患者中,有相当一部分的结节无法进行术前定位,比如结节的解剖位置在胸腔的内侧带(肺内野);又或者结节所在的位置在生理骨骼或者重要血管神经后方,体表定位针不能直接穿过;再或者经皮肤穿刺定位,针在肺内的走行很远,超过需要切除肺的病变区域的长度,这类定位会大大增加切除本不必要切除的肺组织的概率。在上述这些情况下,不定位的肺部分切除术就成为了外科医生的首选治疗选择。

肺部 GGN 的盲切技术,需要精益求精的经验积累、理念更新,也需要合适的患者选择,方能使得这项技术更加实用、有效,广为流传。

第12章

术中冰冻与术后常规病理之真实对照

紧张的手术正在进行,脏器已被打开,手术医生却停下手中的刀,等待切除的肿瘤病理结果的报告。切除的肿瘤会被第一时间送到病理科进行术中快速冰冻,这是手术过程中进行的快速病理诊断,是决定手术台上患者手术性质和范围的临床与病理急会诊。"快"字体现在从标本切除至发送报告的整个过程,标本快速送至病理科后,会由病理医生率先针对性取材,病理技术员通过特殊的包埋剂将组织快速制成冰冻块,在冷冻机内切成薄片,依次染色和封胶后制成病理切片供医生诊断。全程大约 30 min,技术员须在分秒必争间有条不紊地完成一系列复杂和高难度的冰冻制片。尽管术中病理可以为手术医生解决大多数问题,但还有一些无法做出诊断的病例,需要耐心等待常规石蜡病理结果才能给出最终答案。

第1节 揭秘术中冰冻那些事

从患者被推进手术室开始,家属就会在手术室外焦急地等待,他们最关心的问题就是手术会成功吗? 其次就是患者到底得了什么病?

无影灯下,手术台上,肿瘤已经切除,"患者到底得了什么病"这个问题不管是手术医生还是患者家属都迫切地想知道结果,手术进行中就获悉的疾病结果叫做

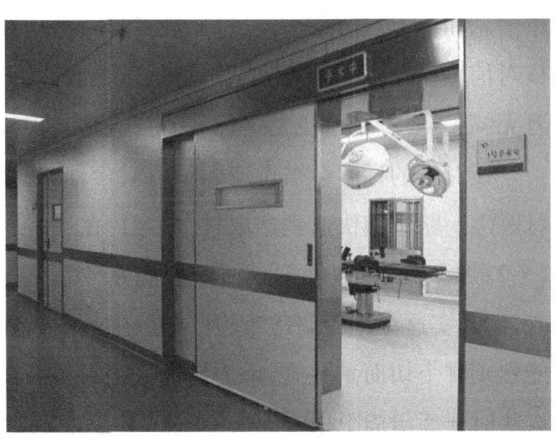

图 12-1 手术室

术中快速冰冻病理诊断,简称"术中冰冻"。这是大多数人都不熟悉的,今天我们就来揭秘术中冰冻那些事。

之所以称为"快速",是因为标本送至病理科后 30 min 左右即可出具病理诊断报告,而常规石蜡报告由于制片复杂需要 2~3 日。术中冰冻是外科手术室与病理科之间的一种急会诊,术中难以确定是良性肿瘤或恶性肿瘤时会选择做术中冰冻,进而为临床医生下一步的手术方案和治疗提供建设性指导意义。举一个例子,如果肺楔形切除的术中冰冻结果提示炎性病变,则手术到此为止。如果提示是 IAC,则术者可能会补充切除肺叶手术及区域淋巴结清扫。因此,术中冰冻不光要"快",还要"准",这就要求经验丰富的病理科医生在短时间内就做出良恶性的诊断。

从患者身上切下来的病变组织,医生会将其称为"标本",

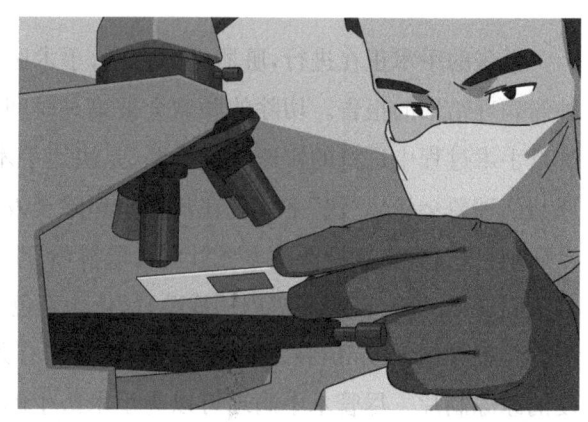

图 12-2 观察病理切片

那么术中冰冻为什么会如此"快速"呢?"快"字可体现在标本从手术室到病理报告出具的各个环节中,只有病理科的所有成员协同合作才能做到严谨细心地控制每个环节准确无差错。首先标本送到病理科后,会有收发人员在最短时间内进行标本核对、登记、编号等工作,这个步骤时间紧迫且非常重要,必须确保患者信息、底单信息和标本袋信息一致,包括姓名、住院号、性别、年龄、部位和淋巴结。事实上,核对信息存于标本接收到报告发放的每个步骤中,目的是确保患者的病理诊断万无一失,要严格避免发生标本的张冠李戴。

核对好的标本会被迅速送至取材台,此时病理科会回荡起"冰冻"的号令声,取材医生一路小跑快速到达取材台,大约在 3 min 内完成判断病变最重的切面、选取 1~2 块标本滴入包埋剂(类似于"胶水")后置于冰冻托上的动作。听上去非常容易,但其实这个流程非常考验取材医生的眼力和判断力,很多病变需要仔细检查才能甄别哪个切面是肿瘤,哪个切面是可疑浸润灶,以及哪个切面浸润灶最大,甚至有些时候凭借肉眼根本无法准确选取最重病变,这些情况均会造成冰冻和石蜡不符。冰冻取材是病理诊断的第一步也是关键一步,直接影响病理诊断的结果是否准确,因此,病理医生都务必重视冰冻取材的重要性。

术中冰冻的"快"还体现在制片速度,术中冰冻需要借助"冰"的优点,但用的却不是冰,因为冰晶很容易破坏组织,影响医生的诊断。一般用冰冻切片包埋剂,类似于"胶水",可以将组织牢固地固定在冰冻

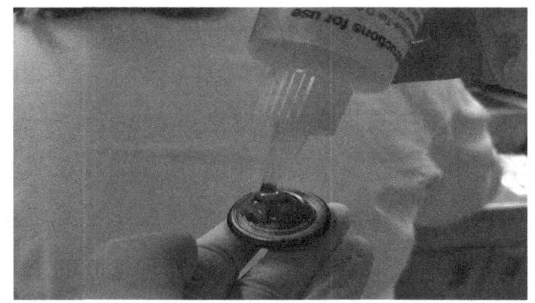

图 12-3　制作标本

托上,在 3 min 内组织借助"胶水"迅速冷却凝固,之后会有经验丰富的病理技师小心翼翼地将组织修平,根据自身经验取肉眼所见最重的病变切面制成 4~5 μm 的薄片。这一过程非常考验医生的技术,如果组织修的过多或者过少都会导致冰冻切片的病变与实际情况不符,最终导致误判。此外,由于肺组织非常柔软,其制片较其他器官组织更加困难,经常会发生切片折叠、褶皱、切空的情况,故而肺组织切片更加考验病理技师的水平。因此,冰冻切片的制作也是影响冰冻结果的重要因素之一。

如图 12-4 这张薄片是没有颜色的白片,会被浸入固定液中固定约 1 min,为了方便显色并在显微镜下观察,还需要进行大约 10 min 的 HE 染色、滴入中性树胶,盖上载玻片等一系列步骤,至此,冰冻切片才算制作完成。染色剂的时间和浓度都需要提前进行配制和检验,如果切片染色出现问题,如颜色过深、过浅、对比度不明显、有杂质等,都表示切片制作失败,病理医生难以在显微镜下进行诊断,那染色之前的所有步骤都需要重新再来。

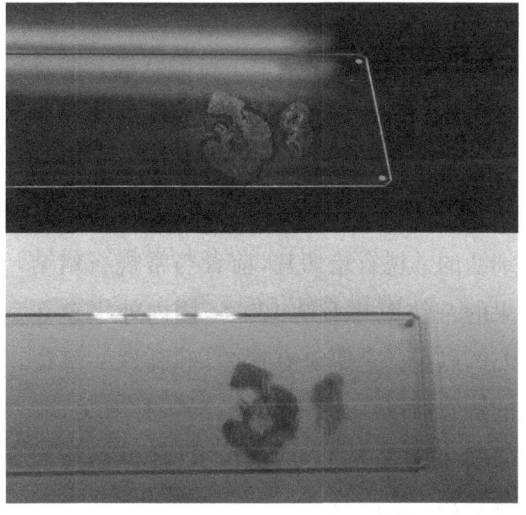

图 12-4　冰冻切片

经历上述 20~25 min 的制作时间后,这张宝贵的冰冻切片终于送到了报告医生手中。一张高质量的冰冻切片需要技术员长期的练习和经验总结,病理医生拿

到切片后会立即开始严谨的读片工作,大约在 5 min 内完成观察切片和审核报告的任务,为患者病变的良恶性、手术方式作出重要的诊断,如果诊断存在疑问,还会请上级医生复片或科室讨论后才定论。一张小小的冰冻切片得之不易,它在整个治疗中起着至关重要的作用,决定着疾病性质、手术范围,甚至对一个家庭今后的生活都会产生影响。因此,病理医生平时要充实自己的理论知识,更要把患者的生命安全放在第一位,时刻谨记病理诊断的重要性。

第 2 节 术中冰冻结果的可靠性

当患者家属拿到术中冰冻报告的同时,临床医生还会特别嘱咐一句:手术结束后还要继续等待常规石蜡病理结果。此时家属心里不禁会犯嘀咕,术中冰冻和常规病理结果难道会有差异?手术时给的冰冻结果难道不准确吗?

术中冰冻作为肺部肿瘤手术中非常重要的一环,对疾病诊断和手术方式有极大的指导价值,但现实中却常常面临冰冻诊断结果与术后石蜡结果不符的窘境。前者就像快洗照片,耗费的时间短,但是照片的质量和清晰度会大打折扣,术中冰冻仅仅是一个粗略的判断,永远无法代替慢工出细活的常规石蜡切片,前者与常规石蜡结果的一致率并不是 100%,国内外报道在 95% 以上。之所以有误差,和肺这一部位的特殊性以及冰冻制片的局限性有关,其原因主要有三点:取材误差、冰冻切片质量欠佳和诊断误差。

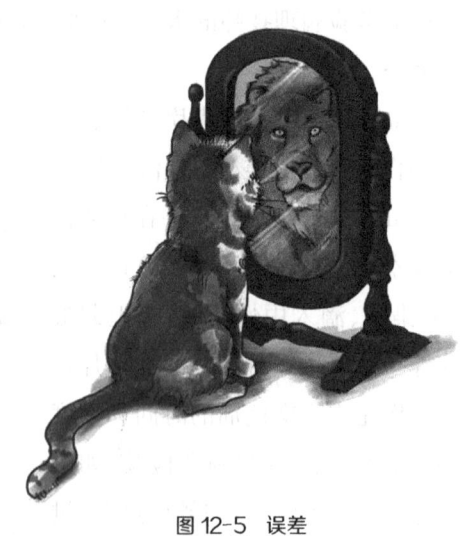

图 12-5 误差

由于术中冰冻对手术方式具有至关重要的作用,因此,病理医生务必选择最重病变进行取材,而肺肿瘤的取材误差就可能导致术中冰冻结果与术后石蜡结果不符的情况。举一个简单的例子来比喻便于理解,我们可以将肺肿瘤比喻成一颗苹果,那苹果核就是最重的病变,在左右对称部位将苹果一分为二即可以显示其最大面,这听上去似乎没有什么难度,多数病变用这个方法也可以解决取材误差的问题。

但肿瘤的形状不是规则的圆形或椭圆形,而是长梭形或多边形等不规则形状时,最重病变的位置也会发生改变,就需要将病变多切面切开,凭借肉眼来比较和判断颜色灰白、质地更硬的可疑最重病变区域并进行取材。当结节较小时,取材医师肉眼找到结节位置会变得更加困难,更何况是在小结节上找数毫米的灰白区。因此,当实在无法鉴别哪块组织病变更重时,取材医生会选取两块组织进行诊断,但并不是每个病例都需要增加取材块数,否则会拖慢冰冻的速度,尤其是对我们医院来说,每天有百余例的肺标本,所以每增加一块标本,都会明显延误后续标本的诊断速度。因此,术中冰冻不仅考验取材医生的细心,更考验其眼力!每位取材医生在上岗前都会接受长时间的培训,深知手中的标本对患者的重要性,必定会百分百谨慎地对待每一例标本。

造成冰冻和石蜡诊断不符的另一个原因是冰冻切片质量不佳。技术员接过组织后,会对这枚组织进行一系列的操作加工:组织冷冻包埋、修片、粘片、固定、染色、封胶。这些步骤环环相扣,一步也不可少,任何一个步骤出现问题都会造成切片质量不佳,影响诊断结果,每一张切片都是经过技术员的"精雕细琢"才能最终展现在医生面前。钟南山院士曾说,如果将病理医生比喻为"法官",那么病理技术员就是"还原现场"的"警察",只有法官和警察协同合作才能将"嫌犯"定罪。

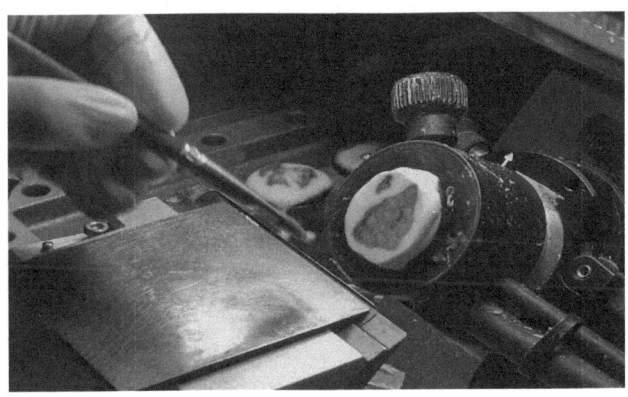

图 12-6 制作切片

冰冻切片的质量分甲、乙、丙三级。甲级:切片完整、匀称,无皱褶刀痕卷边现象,组织细胞结构清晰,无冰晶等人为假象出现,切片与常规石蜡切片相似。

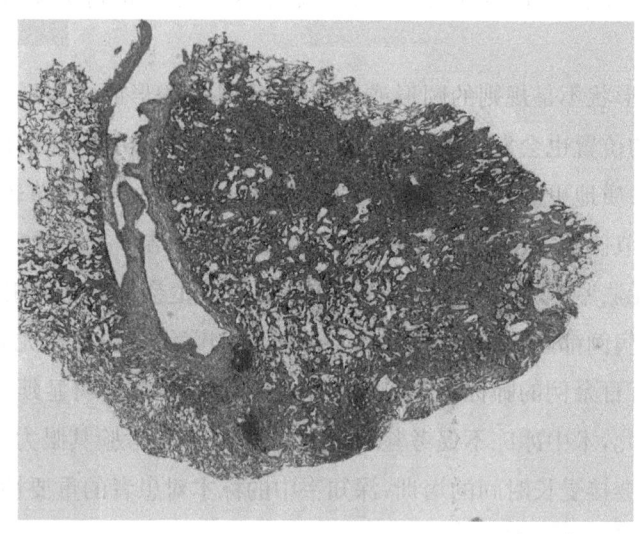

图 12-7 病理染色(一)

乙级：基本同甲级，但切片稍有皱褶，冰晶等人为假象少，不影响诊断。

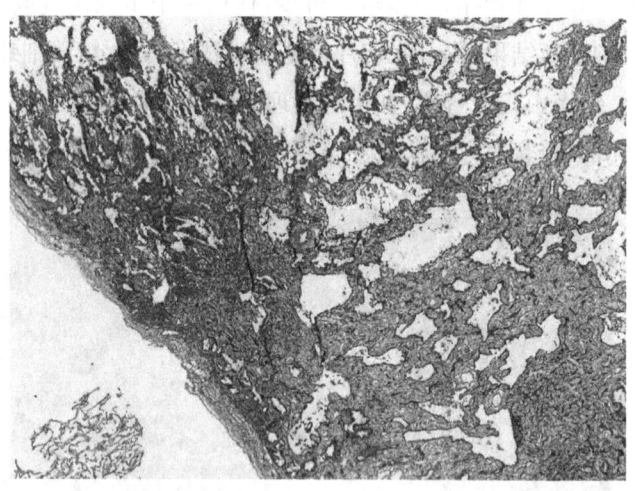

图 12-8 病理染色(二)

丙级：切片不完整，皱褶、裂纹及冰晶痕迹等人为伪差明显，组织图像层次不清，需要重做。

除取样误差、冰冻切片质量不佳外，诊断误差也是影响冰冻和石蜡诊断不符的另一个原因，包括诊断过度和诊断不足。因此，胸外科医生通常会综合考虑术中冰

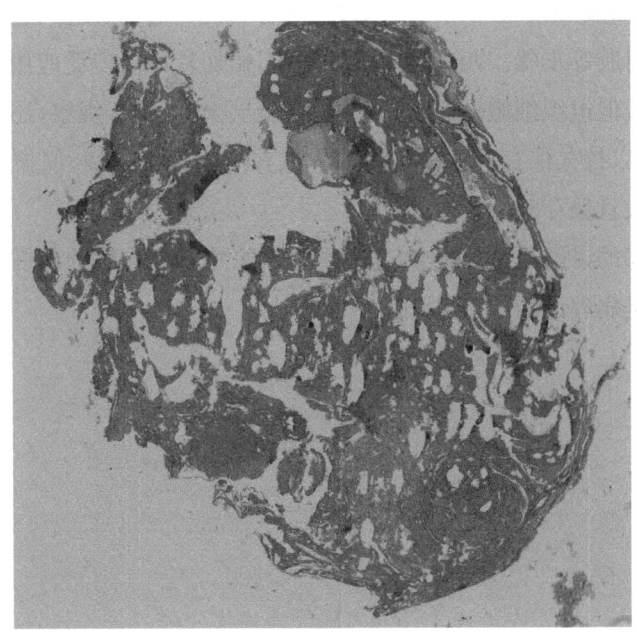

图 12-9　病理染色（三）

冻切片结果和术前影像学判断，即便术中冰冻切片的结果出现误判，在诊疗流程上也不会影响患者的预后。术中冰冻碍于其制片的局限性，且肺部结节某些形态诊断存在灰区，病理医生的误判在某些程度上是难以避免的。文献报道将3000余例患者进行分类，当把AAH、AIS和MIA归为一类时，术中冰冻与术后石蜡之间的总体一致率为93.7%。也有研究分析上述三种诊断的预后，AIS和MIA的术后5年无复发率均为100%。因此，非浸润性腺癌的术中冰冻和术后石蜡不符并不会影响患者预后，更不必因此改变手术方式。在上述探讨术中冰冻和术后石蜡一致性的研究中，纳入的结节＜2 cm，实性成分小于50%，3031例患者中有92例（6.3%）术中冰冻是非浸润性腺癌，术后石蜡升级为IAC，在这些患者中，淋巴结均未见转移，5年无复发生存率仍为100%。因此，即使此类患者术中冰冻出现低估，亚肺叶切除术在治疗上也是充分的，不需要补充治疗。上海市肺科医院病理科近年来一直致力于增加科室各位医生病理诊断的一致率，将误诊率降到最低。每周会在晨课中讨论疑难和灰区冰冻切片，并多次主办了肺腺癌术中冰冻精准化诊断阅片项目培训交流会，病理科以此为契机和全国各地病理同仁进行了深入的交流。

如果说术中冰冻制片讲究的是"快"，那么术后石蜡制片就需要经过"千锤百炼"才能制作而成,组织会依次经过取材、固定、脱水、透明、浸蜡、包埋、切片、贴片、染色、透明、封胶等步骤。两者各有优缺点,石蜡切片可以广泛应用于常规制片中,制作时间较长但组织细胞形态结构完好、细胞层次好,便于观察;还可以进行IHC。此外,切片可以持久保存。冰冻切片的优点在于制片更快捷、简便,但质量受多种因素影响较大且保存时间较短。

通过上述的讲解,可以得出结论:术中冰冻并不是疾病的最终答案,术后石蜡常规诊断才是病理诊断的"金标准"。

第13章

肺部磨玻璃密度影患者的快速术后康复

随着LDCT肺癌筛查的普及,越来越多的肺部GGO病变被检测到,肺部GGO已成为胸外科肺切除手术的主要疾病。GGO型肺腺癌是一类特殊的临床亚型,术后预后良好。因此,GGO患者的围手术期治疗应与SN的患者有所区分,临床治疗上需要对GGO患者采取快速术后康复(enhanced recovery after surgery, ERAS)的治疗方案,使他们能够更快地康复,从而减少住院时间(length of stay, LOS)和相关成本。对GGO患者实施ERAS方案,能够使患者在手术治疗前尽可能健康,在手术中获得最佳治疗效果,并在术后康复时获得最佳的护理。因此,ERAS方案应该成为GGO患者的标准治疗、护理方案中至关重要的一环,需要多学科、多模式、全流程合作完成,以不断优化GGO患者的临床管理、满足诊疗需求。

ERAS方案是一种基于循证医学的多模式、多学科外科患者管理体系。该方案通过实施标准化的围手术期护理措施,显著改善了外科患者的临床预后并降低了治疗成本。研究表明,ERAS方案在大多数外科领域均能有效缩短LOS和降低术后并发症的发生率,从而改善患者的预后。例如,从术前2小时的通宵禁食改为术前口服糖类(碳水化合物)饮料,以微创手术代替大切口,管理液体以寻求平衡为目标而不是大量静脉输液,避免放置或尽早移除引流管和导管,尽早下床活动,并在手术当天提供饮料和食物。强化后的术后恢复方案使患者的整体LOS缩短了30%~50%,并发症也相应减少,同时减少了再入院和相关费用。ERAS的流程详见图13-1。ERAS的临床获益主要通过减轻与手术相关的生理稳态紊乱和应激反应来实现的。其核心机制在于降低机体的分解代谢水平和需氧量,有效减少术后器官功能障碍的发生,促进患者康复。

近十年来,接受外科治疗的肺癌患者群体特征发生了显著变化。首先,早期肺癌特别是表现为肺部GGO病灶的患者比例在逐渐增加。其次,高龄(超过65岁)

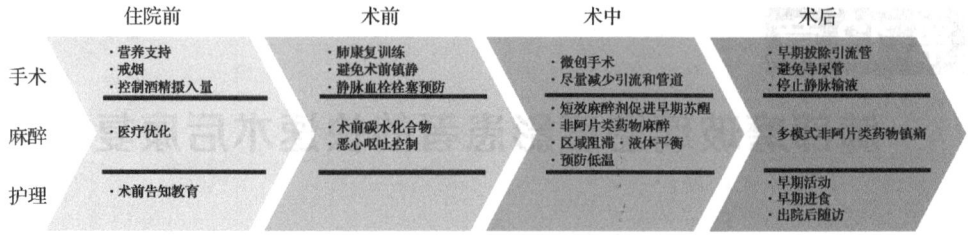

图 13-1　快速术后康复(ERAS)流程图

和伴随基础疾病(如糖尿病、高血压、慢性阻塞性肺疾病等)的患者显著增加。需要接受肺结节切除术且术前长期服用可能影响手术治疗药物(如抗凝药、免疫抑制剂等)的患者数量呈上升趋势。最后,胸外科的治疗技术和方式也在迭代。VATS 已成为主要的手术方式,开胸手术逐渐成为胸腔镜手术的补充方式。局部肺切除术的比例在增加。对于直径小于 2 cm、CTR>0.5 的肺结节的治疗,以肺段切除为代表的精准解剖性切除已证明了其在总生存率、无复发生存率上的优势。因此,GGO 患者在术前评估、术后康复管理上也应做出相应的调整和变化,以实现 ERAS 的微创、精准、快速的理念。

一、胸外科 ERAS 方案的研究进展

回顾和荟萃分析表明,肺癌手术中的 ERAS 方案与减少并发症、缩短 LOS 和节省成本有关。近期,针对胸外科手术的特定 ERAS 指南已经发表,其中显示出诸如减少阿片类药物的使用、最大限度地减少液体超负荷、缩短 LOS、降低医院成本以及减少肺和心脏并发症等益处(表 13-1),指南对现有证据进行批判性审查,并对肺部围手术期护理的要素提出了建议。

表 13-1　肺部快速术后康复指南:ERAS 协会和 ESTS[欧洲胸外科医师学会(European Society of Thoracic Surgeons)]的建议

术前阶段
1. 入院前告知、教育和咨询
患者应定期接受专门的术前咨询
2. 围手术期营养
术前应筛查患者的营养状况和体重减轻情况
营养不良患者应口服营养补充剂

(续表)

增强免疫的营养可能对术后营养不良的患者起作用

3. 戒烟

应在术前至少4周停止吸烟

4. 酒精上瘾管理

术前至少4周应避免饮酒(酗酒者)

5. 贫血管理

术前应识别、调查和纠正贫血

6. 肺康复和术前康复

肺功能或运动能力处于临界值的患者应考虑进行康复训练

入院阶段

1. 术前禁食和碳水化合物治疗

在麻醉诱导前2 h应允许喝清液体,在麻醉诱导前6 h允许进食固体食物

口服碳水化合物可降低术后胰岛素抵抗,应常规使用

2. 麻醉前用药

应避免术前常规使用镇静剂

围手术期阶段

1. 静脉血栓栓塞预防

接受肺实质大部分切除术的患者应接受药物和机械静脉血栓栓塞(venous thromboembolism, VTE)预防治疗

VTE高危患者可考虑延长低分子量肝素(low molecular weight heparin, LMWH)预防治疗长达4周

2. 预防使用抗生素和皮肤准备

常规静脉内抗生素应在切皮前60 min之内给药

3. 预防术中体温过低

围手术期应使用对流主动加温装置维持正常体温

建议连续测量核心温度以确保有效性和依从性

4. 标准麻醉方案

单肺通气期间应使用肺保护策略

应结合使用区域和全身麻醉技术

(续表)

短效挥发性或静脉麻醉剂或两者组合都是等效的选择
5. 术后恶心、呕吐控制
应在所有患者中使用降低术后恶心、呕吐基线风险的非药物措施
中危或高危患者需要采用多模式药理学方法预防术后恶心呕吐
6. 区域麻醉和疼痛缓解
建议使用区域麻醉,以减少术后阿片类药物的使用
椎旁阻滞可提供与硬膜外麻醉相当的镇痛作用
除非有禁忌证,否则所有患者均应定期服用对乙酰氨基酚和非甾体抗炎药
对已有慢性疼痛的患者应考虑使用氯胺酮
地塞米松可用于预防术后恶心呕吐和减轻疼痛
7. 围手术期液体管理
应避免实施过度限制性或过于宽松的液体疗法,以促进患者恢复正常的血容量状态
平衡晶体液是首选的静脉输液,优于生理盐水
应尽快停止静脉输液,代之以口服液体和饮食
8. 预防心房颤动
术前服用β受体阻滞剂的患者术后应继续服用
镁缺乏患者可考虑补充镁剂
对于有风险的患者,术前给予地尔硫䓬或术后给予胺碘酮是合理的
9. 开胸手术
如果需要开胸,应保留肌肉
推荐保留肋间肌肉和神经
在手术期间重新闭合肋骨应保护下肋间神经
10. 胸腔镜微创手术
早期肺癌推荐采用 VATS 方法进行肺切除
术后阶段
1. 胸导管引流管理
应避免常规外接吸引器
数字排水系统减少了决策的可变性,应该使用
即使每日的引流量很大(高达 450 mL/24 h),也应取出胸管

(续表)

解剖肺切除后应使用单管引流而不是两根胸管
2. 尿管管理
在术前肾功能正常的患者中,不应常规放置导尿管以监测尿量
胸硬膜外麻醉患者置入导尿管是合理的
3. 早期活动和辅助物理治疗
患者应在手术后 24 h 内活动
某些高危患者可考虑预防性使用小的气管切开术

二、磨玻璃密度影患者的术前评估与预康复训练

ERAS 方案虽然最初关注于患者的术后管理,但如今已发展到包括患者的整个围手术期阶段,其重点是术前、术中和术后的管理。术前阶段包括术前评估、制订手术计划、通过康复训练优化术前的机体生理功能和营养状况,以及科学管理和制订住院患者康复的实际预期目标。

1. 术前评估

虽然手术切除是 GGO 患者的最佳选择,但对于有潜在心肺功能障碍的患者,外科医生必须平衡其手术获益与手术风险。这些患者可能会出现术后短期、长期并发症的风险增加与生存率降低。因此,术前进行心肺功能评估是十分必要的。

通常,较低的术后预测(postoperative predictive,ppo)FEV_1 和 DLCO 值可用于排除患者的手术可能性。根据联合 ERAS/ESTS 临床实践指南,$ppoFEV_1$ 和 ppoDLCO>80%的患者的手术风险低且可接受,可以进行手术。如果任一参数降低,则需要对患者进行进一步评估。较高风险的 $ppoFEV_1$ 和 ppoDLCO 截断值是 30%。

运动试验,主要是心肺运动试验(cardiopulmonary exercise testing,CPET),是预测术后并发症和死亡率的金标准技术,尤其对识别临界患者十分重要。通过运动实验可确认患者的运动能力和最大摄氧量(Maximum oxygen uptake,VO_2max)参数。VO_2max>20 mL/(kg·min)或>75%表示低风险,而 VO_2max<10 mL/(kg·min)或<35%表明死亡风险高,是手术禁忌证。如果 VO_2max 介于 10~20 mL/(kg·min)或 35%~75%,则手术风险为中等,需要再考虑 $ppoFEV_1$ 和 ppoDLCO 值来决定是否手术切除。

ACCP 在 2013 年发布的指南认为,$ppoFEV_1$ 和 ppoDLCO>60%的患者的手

术风险较低，建议 ppoFEV$_1$ 或 ppoDLCO＜60%且均＞30%的患者于爬楼梯试验或往返步行试验阴性后再进行 CPET。而 ppoFEV$_1$ 或 ppoDLCO＜30%的患者需要直接进行 CPET 以评估手术风险。

2. 预康复训练

过去的胸外科快速康复项目仅仅关注营养评估、贫血矫正和戒烟等方面。现在认为，除了以上项目，胸外科患者在术前需要更加积极地参加体育康复锻炼，通过改善患者的肺功能或运动能力，一方面降低患者术后并发症的风险，另一方面降低高危患者的手术风险。那些有心肺功能障碍而无法接受手术的患者，可以在接受术前康复训练后再进行手术。术前身体调节或预康复是增强个体功能和生理能力的过程，则能够承受压力事件并可能有助于术后恢复。

需要进行肺康复训练的对象是合并高危因素的肺癌患者（表 13-2）。术前评估的高危因素有 6 项。①高龄：年龄≥65 岁（若合并吸烟，男性年龄超过 60 岁、女性年龄超过 70 岁为高龄）；②长期大量吸烟（吸烟史≥400 年支）；③气管定植菌；④气道高反应性（broncho hyper reactivity，BHR）；⑤最大呼气流量（peak expiratory flow，PEF）＜250 L/min；⑥肺功能临界状态或低肺功能（marginal pulmonary fuction，MPF）。

表 13-2　肺癌患者合并高危因素的术前评估

分类	高危因素诊断标准
高龄	年龄≥65 岁（若合并吸烟，男性年龄超过 60 岁，女性年龄超过 70 岁为高龄）
吸烟史	① 吸烟史≥400 年支且已戒烟≥15 日
	② 或肺部听诊有干啰音或湿啰音
气管定植菌	① 年龄≥70 岁
	② 吸烟史≥800 年支
	③ 重度慢性阻塞性肺疾病（chronic obstructive pulmonary disease，COPD）
BHR	① 支气管舒张实验
	② CEPT 过程中出现干啰音或哮喘时血氧饱和度（SPO$_2$）下降超过 15%
	③ 服用抗过敏药物或激素等
	④ 爬楼梯训练前后 PEF 值下降超过 15%
PEF	PEF＜250 L/min
BPF	① FEV$_1$＜1.0 L 和 FEV$_1$%＜50%～60%
	② 年龄超过 75 岁和一氧化碳弥散量（DLCO）为 50%～60%

肺癌微创外科的核心是快速肺康复。肺康复训练如今是公认的慢阻肺患者管理的基石,康复计划包括体育锻炼和患者教育。即使是住院2周的康复训练也能显示出短期获益,而传统的康复训练计划通常是8~12周。加速肺康复能显著提高患者的运动耐力,改善呼吸困难症状、通气功能,降低术后肺部并发症及肺部感染,缩短LOS,改善术后生活质量。肺康复训练如今已是肺减容手术和肺移植手术管理的重要组成部分。对于GGO患者而言,特别是合并COPD的患者或多发性GGO患者,他们的肺功能可能更差或术后会损失更多的肺功能,均能从术前的康复训练中获得好处。

三、磨玻璃密度影患者的快速术后康复

胸外科快速术后康复主要通过降低手术创伤和减少机体应激反应,近期达到缩短LOS和降低医疗费用,实现"无痛和无风险"的治疗目标。在胸外科术后阶段,GGO患者的疼痛管理、早期活动、早期进食和预防恶心呕吐是ERAS的主要目标。

1. 管道管理

对于体检发现GGO且无明显伴随疾病的患者,他们的ERAS的方案是以微创技术的合理应用为核心,优化手术相关流程,缩短平均LOS或开展日间手术。这类患者的术中麻醉时间更短,手术复杂度相对较低,手术时间缩短,相应肌松药的使用量更少,所以术后可以不必留置导尿管。如果出现尿潴留应马上采取热敷、诱导等处理,并尽量使患者自行排尿。对做了部分肺切除的患者,由于其胸腔引流量更少,术后放置两根胸腔引流管或单根粗引流管(周径大于28法式单位)也是不必要的,可以采用细管引流或不放置引流管。术后应尽早拔除引流管,若无漏气,引流量低于300 mL/d即可拔除。

2. 症状管理

对于术前合并有基础疾病的群体,患者往往表现出咳嗽、气喘、胸闷、疼痛等症状。这类患者术前应积极治疗、控制症状,这样有助于降低术后并发症、提高住院期间的治疗依从性和住院生活质量。肺癌患者术后咳嗽的危险因素包括术前有咳嗽症状和麻醉时间长,通过肺康复训练可以有效降低患者术后咳嗽的严重程度。术后可以使用祛痰、平喘药物,配合抗生素祛除气道炎症,缓解支气管痉挛,减轻咳嗽症状。

GGO患者术后镇痛管理应做到精准镇痛。胸外科术后疼痛部位主要是切口和引流管口。术后镇痛可以采用肋间神经阻滞或口服甾体镇痛药物，不可以采用对胃肠道功能影响大的药物。这些综合措施可以帮助患者实现早期下床活动，促进胃肠道功能的快速恢复。其次，缓解疼痛的主要手段不是过分依赖镇痛药，而是运用综合手段来改善患者的伤口和引流情况。切口可以采用红外光照射、物理治疗等方法缓解肋间肌肉痉挛，促进血液供应，减少炎性介质的释放。最好在术后早期就拔掉引流管。围手术期合理应用甾体镇痛药物同样可以达到吗啡类药物的效果，且能显著降低恶心、呕吐反应。

GGO患者术后出现气喘、动则气促和轻度呼吸困难是影响其术后正常生活的主要原因之一。术后管理方法上可以利用术后气短主观评分来量化患者对气短的主观感受，通过评估患者的术后步行距离来评价患者运动后气短耐受程度。重要的是检查患者术后肺功能，评价通气功能的严重程度。

3. 肺康复训练

ERAS的重点目标依然是肺康复，除了药物治疗，还可以加强躯体、四肢肌肉和呼吸肌的训练以改善患者的术后肺功能（表13-3）。术后使用肺量计做吸气训练，或做功率自行车运动训练，或采用爬楼梯训练都可提高患者的运动耐力和呼吸肌耐力，改善其呼吸功能。

表13-3　GGO患者术后肺康复训练方案

抗感染（有明确感染证据）
祛痰（必需）
雾化吸入
口服
平喘（必需）
糖皮质激素、支气管扩张剂：术前、术后3日
激励式肺量计吸气训练：每组进行10次/2小时（白天），疗程3～7日
功率自行车运动训练：每次约30 min，每日2次，疗程7～14日
爬楼梯训练：每次约30 min，每日2次，疗程7～14日

4. 多学科支持

GGO患者的ERAS除了依赖胸外科团队、麻醉科的精细手术、麻醉管理，逐步优化、完善的术前检查、准备、手术操作及术后管理外，还需要多学科的全流程参与，共同制订针对早期肺癌患者的管理方案，让 GGO 患者的围手术期管理日间化，术后康复快速化。

营养科对患者的饮食进行专业化管理，例如术前给患者喝糖水，术后 2 h 为患者准备开胃汤，以利于患者胃肠功能的快速恢复，改善头晕的症状，为患者定制当晚及第 2 日早上的餐食，并给予出院后饮食指导。康复科负责术前心肺功能评估、术后运动及咳嗽管理，以及出院后居家康复管理。日间手术中心医护团队负责围手术期管理并根据病情协调各个科室及时处理紧急情况。GGO 患者的围手术期快速康复管理的成功实施需要多学科团队协作，离不开"医、护、麻"以及辅助科室的全力配合。

四、磨玻璃密度影患者的术后随访

2019 年发布的美国临床肿瘤学会（American Society of Clinical Oncology, ASCO）指南指出，接受根治性治疗的肺癌患者应在术后 2 年内每 6 个月接受 1 次术后随访检查，在 2 年后每年接受 1 次术后随访检查。对于 AIS 和 MIA 以及 pGGO 的 IAC 患者，考虑到其 5 年无复发生存率接近 100%，可以适当延长患者的术后随访间隔时间，术后 2 年内每 1 年接受 1 次术后随访检查，术后复查不必进行头颅 MRI、骨扫描、PET/CT 等。

GGO 患者住院治疗呈现短、平、快的趋势，LOS 明显缩短。因此，GGO 患者的术后管理理念应朝着"优化出院后管理、完善随访追踪制度"的方向发展，既可有效保障医疗质量，又可帮助患者加速康复。医生可以通过电话、微信、互联网平台与患者进行在线沟通，时刻关注患者的术后康复情况。利用远程会诊的优势，实现患者"手术在院、康复在家"的新型治疗模式，这样更加适合 GGO 患者复查时间间隔长的特点，并且可避免患者反复来医院复查。

第14章

肺癌非手术治疗方法之———SBRT

立体定向放射治疗(stereotactic body radio therapy,SBRT)已成为无法或拒绝手术的早期周围型NSCLC患者的标准治疗方法。SBRT在精准定位的基础上,给予病灶以消融毁损的高放射剂量,同时周边正常组织的放射剂量要达到快速衰减,从而实现更好地保护。近年来的研究表明,对于可手术的早期NSCLC患者而言,SBRT疗效不劣于手术,且创伤更小。然而,医学界对应用SBRT治疗早期NSCLC仍存在很大争议。如何选择可以从SBRT治疗中得到最大获益的早期NSCLC人群,是目前的研究热点。国际上多个指南[欧洲肿瘤内科学会指南(ESMO)、NCCN]认为SBRT优于常规放疗及其他局部消融治疗方法。尽管回顾性和小样本前瞻性临床研究证实,SBRT与根治性手术的疗效相当,但仍需要大规模前瞻性Ⅲ期研究数据来证实SBRT是否能作为手术的早期NSCLC患者的治疗选择。

一、定义

SBRT又称立体定向消融放疗(stereotactic ablative radiotherapy,SABR),是将放射治疗的高剂量精确投照到颅外体部肿瘤病灶上,从而使肿瘤受到高剂量照射而肿瘤周围正常组织受到低剂量辐射的一种特殊放疗技术。通俗地说,就是通过多个角度(可不在一个平面上)将射线瞄准小病灶进行集中照射,好比多把激光枪从不同角度聚集在一个小物体上进行强力轰击。这种放疗技术不同于其他放疗技术,其特点在于能够在精准定位的基础上,对病灶区域实施消融性高放射剂量,同时通过剂量快速跌落技术,最大限度地保护周围正常组织。

自SBRT出现后,它长期作为不能耐受手术或因其他原因无法手术的早期NSCLC患者的首选替代方案。这种放射技术适合于较小的病灶,而且病灶随呼吸而移动的幅度不能太大。肺部肿瘤的SBRT单次给予肿瘤的放射剂量比常规放疗要高很多,但通常只有 4~8 次,所以疗程比常规放疗(30 次左右)要短很多。相比手术,SBRT 最大的优点就是可以最大程度地保存肺功能,而且无创伤、无需麻醉、无疼痛,因此比手术有更好的耐受性。

二、患者的选择

1. 适应证

(1) 肺癌多学科诊疗团队(MDT)诊断为 NSCLC,组织病理学确诊、PET/CT 扫描或动态 CT 扫描结果提示恶性肿瘤。

(2) 临床分期为 $T_1N_0M_0$ 或 $T_2N_0M_0$(肿瘤直径不超过 5 cm)或部分 T_3(仅有胸壁侵犯,肿瘤直径不超过 5 cm)。

(3) 因高手术风险不宜手术,或患者在接受手术评估后拒绝手术。

(4) 周围型肺癌;中央型肺癌(除外超中央型肺癌)。

2. 相对适应证

(1) 初次常规分割放疗、SBRT 或亚肺叶切除术后复发挽救性 SBRT 治疗。

(2) 多原发肺癌(MPLC)。

(3) 合并重度间质性肺病的患者。

(4) 超中央型肺癌。

3. 禁忌证

(1) 在治疗计划 CT 扫描中临床上无法界定肿瘤范围,例如周围有实变或肺不张。

(2) 妊娠或哺乳期女性。

三、操作流程

1. 体位固定

体位固定通过控制患者的自由活动度及减少患者呼吸动度,减少患者的摆位误差。根据各中心所选固定装置的准确性以及体位固定的重复性,系统摆位误差应控制在 3 mm 以内。

2. 定位

肺部肿瘤呼吸幅度较大,对于任何在肺部动度大于 10 mm 的肿瘤,须采取适当的措施控制呼吸动度。常用方法包括腹部加压、主动呼吸门控、呼吸训练、被动呼吸门控。推荐应用四维计算机断层扫描（four-dimensional computed tomography，4DCT）呼吸时相融合控制技术对患者进行扫描，以获得10个呼吸时相的 CT 图像。

3. 预计划

在医生完成靶区和危及器官勾画后，物理师进行物理计划设计。确定治疗坐标中心，设计照射野，进行剂量计算。（图 14-1）

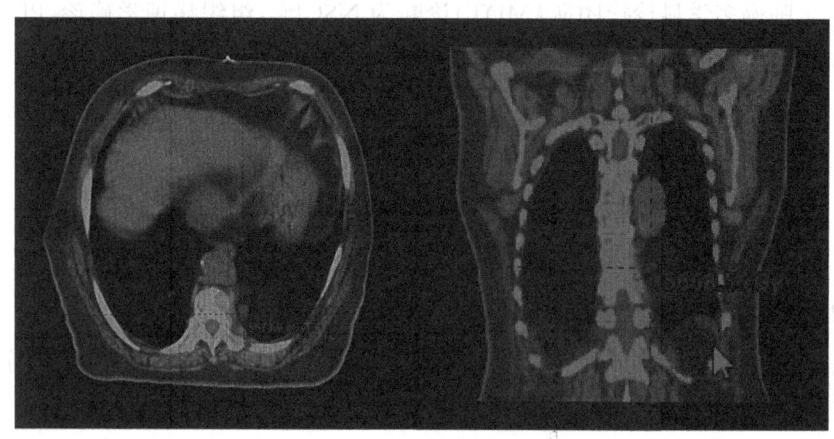

图 14-1　SBRT 靶区勾画

4. 靶区修正

医生调出 4DCT 图像，对勾画的内靶区（internal target volume，ITV）进行修正并进行确认。

5. 计划设计及验证

物理师依据放疗处方进行计划设计，和医生一起进行评估。评估完成后，进行治疗前的剂量验证。

6. 治疗方法

影像引导肺癌 SBRT 在加速器治疗床上进行，患者体部固定后，医生根据治疗坐标参照激光灯对患者进行摆位，在多个时相观察靶区运动是否超出所设定的高剂量射线范围，确认合格后，校准摆位误差，修正移床值，开始治疗。放疗过程中患者肿瘤随呼吸运动范围一直在计划靶区（planning target volume，PTV）和处方剂量射线范围以内，误差小于 2 mm。（图 14-2）

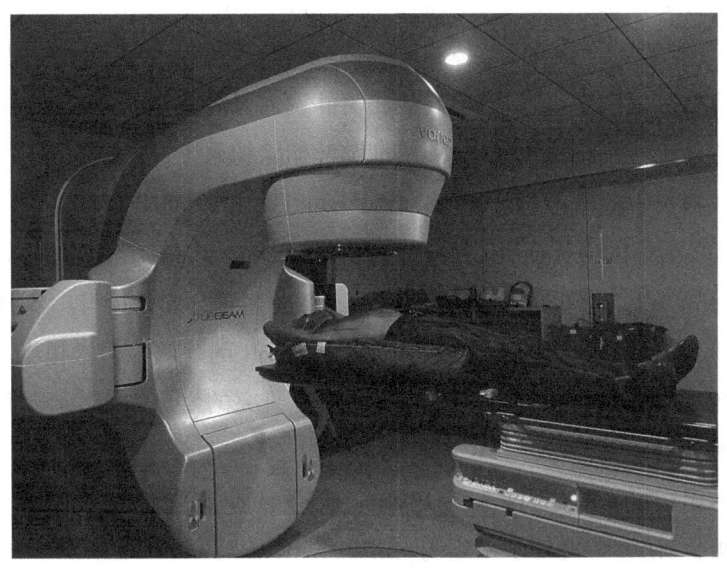

图 14-2 SBRT 操作机房

四、在不适合手术 NSCLC 患者中的应用

目前,对于合并严重慢性内科疾病、高龄或因其他原因无法耐受手术的早期 NSCLC 患者,SBRT/SABR 是国际上公认的标准治疗手段。美国放射肿瘤治疗小组(American Radiation Therapy Oncology Group,ARTOG)发布的报告指出,其 0236 试验证实无法手术的早期 NSCLC 患者接受 SBRT/SABR 治疗后的 2 年和 5 年的局部控制率分别为 97.6% 和 93%,3 年生存率为 55%,5 年生存率为 40%。

如果患者比较年轻,身体条件良好,没有严重的心肺疾病,可以耐受手术,则首选手术。如果患者 80 岁或以上,伴有较严重的心脏病、肺功能差(肺大疱、弥散性肺气肿等)或其他复杂的内科疾病,比如,长期的冠心病引起的心脏功能严重下降,有大面积的脑梗死或脑卒中病史,经外科医生评估后无法耐受手术风险,或者患者拒绝手术,此时接受 SBRT 将是最佳选择,其疗效和手术相当。其次是肺癌早期没有转移,但由于位置不好,患者需要切除一个肺叶,甚至更多的肺组织,这样的情况下手术创伤比较大,SBRT 也可以在考虑的范围之内。

五、可手术的早期 NSCLC 患者的应用

可手术的早期 NSCLC 患者通常是指患者临床分期为 Ⅰ 期,即 $T_{1\sim2}N_0M_0$,肿

瘤本身根治性完整切除（肺叶切除加系统性淋巴结清扫）无困难，而且患者的心、肺、脑等主要脏器功能和身体整体素质经过胸（肺）外科医生、麻醉科医生和呼吸内科医生等评估可以耐受手术，无较高的相关并发症风险。目前，对于该部分患者的标准推荐治疗仍然是根治性手术切除，即肺叶切除加系统性淋巴结清扫。

随着放疗技术的不断进步，近年来对于可手术治疗的早期 NSCLC 患者进行 SBRT/SABR 治疗的对比研究成为热点。在进行临床决策时，大多数临床医生试图将患者分入 2 组，一组是手术治疗组，另一组是 SBRT/SABR 组。多项研究均得出了相对积极的结果。研究结果显示，SBRT/SABR 的疗效与手术相当。

基于越来越多的显示出积极结果的回顾性研究的发表，3 项前瞻性随机对照试验也相继得以开展，分别是 ACOSOG Z4099、ROSEL 和 STARS 研究；但由于经费不足和入组缓慢等原因，这 3 项研究目前已关闭。汇总 ROSEL 和 STARS 这 2 项研究的数据，研究者发现手术组与 SBRT/SABR 组患者一般情况的差异无统计学意义；手术组接受肺叶切除联合纵隔淋巴结清扫，SBRT/SABR 组接受外周肿瘤病灶放疗每 3 次 54 Gy、中央肿瘤病灶放疗每 4 次 50 Gy（STARS 研究）或每 5 次 60 Gy（ROSEL 研究）；SBRT/SABR 组与手术组的中位随访时间分别为 40.2 个月和 35.4 个月，3 年生存率分别为 95% 和 79%，3 年无复发生存率分别为 86% 和 80%。这项研究的结果首次证实，对于可手术的早期 NSCLC 患者，SABR 不劣于手术治疗。另一项 II 期前瞻性随机对照试验的 7 年随访结果研究也得出了积极的结论，支持对 I 期 NSCLC 患者首选 SABR，导致治疗失败的主要原因是局部复发（3 年和 5 年的局部复发率分别为 12.3% 和 17.4%），但仍低于手术组的局部复发率。

尽管有回顾性和小样本前瞻性临床研究证实，SBRT 与根治性手术的疗效相当，但仍需要大规模前瞻性 III 期研究数据来证实 SBRT 是否能作为可手术的早期 NSCLC 患者的治疗选择。

六、中央型肺癌的 SBRT 治疗

ARTOG 0236 定义了中央型肺癌与周围型肺癌。近端支气管树（proximal bronchial tree，PBT）包括隆突、左右主支气管、左右上叶支气管、中间支气管、右中叶支气管、舌叶支气管和左右下叶支气管。PBT 周围 2 cm 以内定义为中央型肺癌，以外定义为周围型肺癌。ARTOG 0813 研究对中央型肺癌的定义范围更广，包

括 PBT 周围 2 cm 内的病变和紧邻纵隔或心包胸膜的病变[指明是计划靶区（PTV）而不是大体肿瘤区（gross target volume，GTV）接触胸膜]。

SBRT 风险最大的是位于"超中央"的肿瘤，Nordic-HILUS 试验超中央区域定义为与气管或主支气管重叠的 PBT 1 cm 以内的任何 GTV。目前大多数临床研究定义超中央区域为 PTV 与 PBT、食管、大血管、气管、心包膜等重叠区。

中央型肺癌接受 SBRT 治疗的适应证分期为 $T_{1\sim3}N_0M_0$。中央型肺癌的靶区勾画建议在增强 CT 扫描下完成，尤其是邻近大血管和肺门区域，有利于区别肿瘤与正常器官结构。中央型肺癌的放疗处方剂量设定建议根据肿瘤的位置、体积、患者的一般状况、心肺功能和治疗风险等因素进行个体化制订。一般风险较低的中央型肺癌患者建议单次剂量为 7～12 Gy，总剂量为 50～70 Gy，生物等效计量（biologically effective dose，BED）为 100～120 Gy，超中央型肺癌建议单次剂量为 5～9 Gy，总剂量为 50～60 Gy，BED 为 90～120 Gy。

中央型肺癌患者接受 SBRT 治疗出现严重不良反应的风险较周围型肺癌患者明显增加，在治疗前应充分评估患者的治疗风险，尤其是当肿瘤直接侵犯主支气管、气管或毗邻肺门大血管和食管等重要器官时，治疗后有可能出现（支）气管瘘、食管瘘和大出血等严重并发症，甚至死亡。因此，需要充分告知患者及其家属相关风险，在患者和家属得到充分理解并接受此类风险的基础上才能安排治疗。

七、SBRT 治疗多发肺结节

如果双肺内同时有多个恶性结节（多原发早期肺癌）且无法一一接受手术切除，或者一个结节已切除但又出现新的恶性结节，多次手术将因牺牲更多的肺组织而影响患者之后的生活质量，此时接受 SBRT 可能是比较明智的选择。但对于 GGN 腺癌这种惰性生长的结节而言，选择 SBRT 的时机仍然很难确定。我们必须考虑到 GGN 腺癌发展慢，此类患者的生存时间长，在选择合适的时间点介入时，可能存在早诊早治与过度治疗之间理念的较量，从而存在一定的争议。我们也认为，对于 CTR 较高的 GGN，如果诊断考虑 IAC，SBRT 是手术之外不错的一个替代方案。

很多体检发现的肺结节其实并不是恶性肿瘤，有的是炎症，有的是结核。所以患者在确定做 SBRT 治疗前需要做 2 个检查：一个是 PET/CT，它可以帮助患者明确是否是恶性，是否发生远处转移，因为不是恶性肺结节或者已经多发转移的肺癌是不适合做 SBRT 治疗的；另一个检查是肺部结节时的穿刺活检，建议最好有病理证实为恶性后再考虑行局部放疗，以免过度治疗。当然，有一种情况比较特殊，就是影像学已经比较明确是恶性，而患者又不能承受穿刺的风险，多次复查显示肿块还在增大，这种情况下虽然没有病理证实，但经过多学科讨论后，还是可以进行放疗的。

美国一项研究纳入 101 例患者接受 SABR 治疗，中位随访 36 个月，结果显示，4 年的局部控制率为 95.7%、生存率为 47.5%。荷兰一项研究纳入 62 例经过多学科诊断为多原发肺癌患者，56 例两个病灶均采用 SABR；6 例为一个 SABR，另一个为手术切除。SABR 剂量：54～60 Gy/3～8 F。中位随访 44 个月，结果显示，2 年的生存率为 56%、局部控制率为 84%，3 年的局部控制率为 78%。无Ⅳ～Ⅴ级不良反应。

SBRT 创伤小、不受患者内科条件（年龄、心肺基本功能、伴发疾病和一般情况）和肿瘤所在位置的限制，可以考虑为多原发而无淋巴结转移患者的治疗选择。

八、SBRT 后的辅助治疗

对于病灶直径大于 4 cm 的 T_2 患者或 T_3 患者，在 SBRT 治疗后，经肿瘤内科医生综合评估患者的状况，包括病理类型、分子分型、病变部位和对化疗的耐受性等后能够耐受化疗的前提下，可行 2～4 个周期化疗。

九、SBRT 与同步免疫治疗

随着新型抗肿瘤药物的不断涌现，加上放疗技术的发展，晚期患者迎来了长期生存的曙光。肺癌治疗已经进入免疫治疗时代。SBRT 作为一种精准、低毒、短平快的新型放射治疗技术，是学术界普遍期待的免疫治疗的黄金搭档。研究显示，SBRT 联合免疫药物，让治疗的客观有效率从 18% 提高到 36%，疾病控制率从 40% 升到 64%，中位无疾病进展生存期从 1.9 个月延长到 6.6 个月，中位 OS 从 7.6 个月提高到 15.9 个月；而治疗相关的不良反应却没有明显提高。

临床研究证实，对于肿瘤寡转移（转移灶 1～5 个）的患者，通过积极的全身治疗和局部治疗还是有希望治愈的，SBRT 优于传统姑息放疗，OS 明显延长。SBRT 可明显提高肿瘤寡转移患者的总生存率。因此，肺部 SBRT 联用免疫治疗，总体上安全可耐受。SBRT 联合免疫检查点抑制剂（immune checkpoint inhibitor，ICI）可能会增加肺炎的发生风险,当给予 SBRT 治疗时需谨慎。

十、SBRT 后的随访与疗效评估

SBRT 治疗后需进行认真随访,建议使用 CTCAE 4.0(美国卫生和公共服务部发布的常见不良反应术语评定标准)来评估放疗期间和放疗后的不良反应。肺癌 SBRT 后建议第 1 次随访在放疗后 4~6 周评估急性毒性,后续随访应为第 1 年每 3 个月随访 1 次,第 2 年每 3~6 个月随访 1 次,以后每年每 6 个月随访 1 次,应至少随访 5 年。用实体瘤临床疗效评价标准(response evaluation criteria in solid tumor,RECIST)1.1 评估肿瘤情况,每年进行肺功能检查,如有可能收集患者的生命质量数据。

CT 复查发现治疗后病灶呈 SN 且持续性增大、肺门病灶明显增强,需注意复发可能,建议增加 CT 复查频率或行 FDG-PET 检查。对于影像学检查怀疑复发或残留者,建议行病理活检证实。FDG-PET 一般建议在治疗 6 个月以后再复查,因为治疗后的局部肺组织通常在 3~4 个月仍然表现为局部高代谢特征。对于治疗后病灶未完全消失的患者,需要结合多种影像学检查进行动态观察,谨慎采取进一步治疗措施。

十一、SBRT 失败后的挽救治疗

SBRT 治疗早期 NSCLC 患者的 5 年局部复发率约为 10%,对于局部复发的患者,采用挽救性治疗能够显著延长其生存时间。挽救性治疗方案必须经过 MDT 会诊,明确病理诊断、复发病灶的性质、手术可行性和危及器官的耐受性等,依据复发的部位,患者可分为孤立性复发和区域性复发,挽救治疗方案的选择也依据复发部位不同而有所不同。

当复发的病灶未侵及胸腔重要结构(包括气管、主支气管、隆突等)或距离前次 SBRT 放疗 PTV 边缘大于 1 cm 时,可行再程 SBRT(指对同一部位进行二次 SBRT 治疗)。对于不适合再程 SBRT 的患者,如适合手术,建议采用肺叶切除术;如不适合手术,建议行射频消融治疗。射频消融适用于复发病灶直径小于 3 cm,或病灶距离胸部重要结构 1 cm 以上者。

治疗后发生纵隔淋巴结转移的患者,其治疗方式参照Ⅲ期合并淋巴结阳性的 NSCLC 患者。远处转移参照Ⅳ期 NSCLC 患者规范进行治疗。

综上所述,可归纳要点如下。

(1) SBRT 是一种安全、有效的治疗方式,已成为无法或拒绝手术的早期周围型 NSCLC 患者的标准治疗。

(2) SBRT 替代手术的证据不足,对于可手术的患者,目前临床相关研究还在进行中。

(3) SBRT 经济、高效、低毒;对周围型肺癌技术成熟,中央型肺癌需注意分割方式及治疗相关的不良反应。

(4) SBRT 有较好的局部控制和长期生存疗效,可作为多原发早期肺癌的选择。

(5) SBRT 联合免疫治疗具有协同抗肿瘤效应,总体疗效更好,但免疫治疗与放疗的具体联合方式还需进一步探索。

第15章

肺癌非手术治疗方法之二——消融

肿瘤消融作为一种精确的微创治疗技术,属于能量消融,利用热生物效应,可以导致位于某一器官的一个或多个肿瘤病灶的肿瘤细胞发生不可逆的损伤或坏死。消融术虽然在肺部肿瘤治疗领域仍处在起步、发展阶段,但作为一种精准的微创技术已经应用于肺癌的治疗,具有创伤小、疗效明确、安全性高、可重复性强、适应人群广等特点。

一、消融方式的种类

射频消融术(radiofrequency ablation,RFA)、微波消融术(microwave ablation,MWA)和冷冻消融术(cryoablation,CA)是肺肿瘤消融的主要技术。3种消融方式都是影像引导下的肺肿瘤热消融。冷冻消融也属于热消融,那是因为先冷冻再升温也能产生热能,而不是仅温度高就是热消融。消融方法应根据病变特点和风险情况而定。

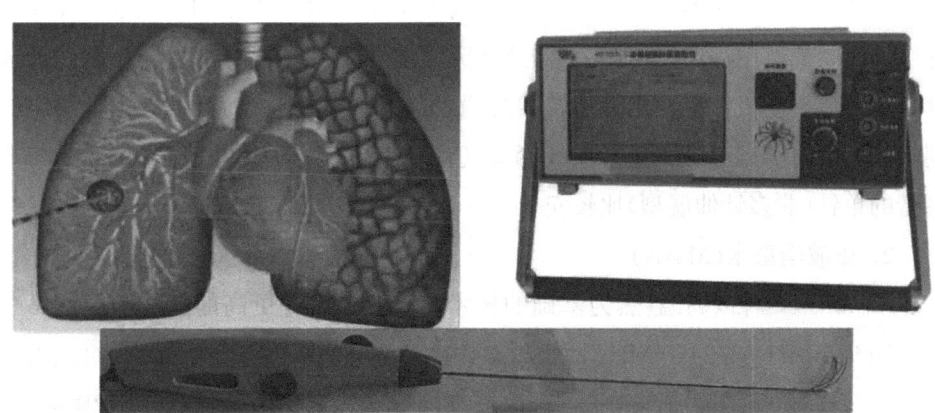

图 15-1 消融术

二、肿瘤热消融的分类及选择

1. 射频消融术(RFA)

RFA 是最经典和最常用的热消融技术。RFA 的原理是通过将射频电极插入肿瘤组织,并使用 375～500 kHz 的频率和交流电,让肿瘤组织内的相互摩擦和离子碰撞产生热生物效应,再将局部温度提高到 60～120 ℃,当组织加热至 60 ℃以上时可发生细胞的凝固坏死。凝固性坏死程度有赖于达到的温度和持续时间,影响因素包括热量传导与循环血液及细胞外液间的热对流。2000 年 Dupuy 等报道了 3 例经皮射频消融治疗肺部肿瘤的患者,同年程庆书等在国内首次报道了 CT 引导下锚状电极高温射频消融治疗肺部肿瘤 105 例患者的经验,拉开了射频消融应用于肺癌临床的序幕。但是肺存在自主呼吸运动;肺属于含气器官,同时肺组织血运丰富,存在热沉降效应和阻抗高等特点;含气肺组织包绕肿瘤,存在烤箱效应;消融后肿瘤周围存在磨玻璃样阴影改变,与肿瘤实际凝固性坏死区不一致等原因,导致了肺部肿瘤射频消融具有穿刺定位困难、局部进展率高、疗效评价特殊和操作并发症多等缺点。

射频消融的电极包括单极射频电极和双极射频电极。单极射频电极有 1 个活性电极,同时拥有 1 个或几个回路电极板,包括多针伸展型、冷循环型和灌注型等不同的设计。双极射频电极由 2 根电极针组成(分别为活性电极和回路电极),或在 1 根电极针的尖端同时具有活性电极和回路电极,无需回路电极板。体内有金属植入物及心脏起搏器的患者宜选用双极射频电极。几种类型的射频电极在肺部肿瘤的射频消融中都可以使用。考虑到患者存在自主呼吸,肺活动度较大,建议选择多针伸展型电极针以便出针后覆盖肿瘤,减少射频电极移动对肺等正常组织的副损伤。而对邻近心脏大血管或气管支气管等重要结构的肿瘤消融时,选择与之平行的单针(非多针伸展型)比较安全。

2. 微波消融术(MWA)

MWA 是一种以高温/热为基础的技术,比 RFA 具有更高的能量和温度。一般采用 915 MHz 或 2450 MHz 两种频率。在微波电磁场的作用下,肿瘤组织内的水分子、蛋白质分子等极性分子可产生极高速振动,造成分子之间的相互碰撞、相互摩擦,在短时间内产生高达 60～150℃的高温,从而导致细胞凝固性坏死。由于辐射器将微波能集中在一定范围内,故而能有效地辐射到所需靶区。因其具有创口小、痛苦轻、操作简单、可多次治疗、疗效确切等优点,目前已成为国内外众多学者研究的一种新的治疗方法。MWA 治疗对周围组织的伤害较小,主要是因为:①肿瘤组织含水量通常较周围组织高,因此微波消融时常常较正常组织温度升高更多、更快,从而发生凝固性坏死;②正常组织受到热刺激时能即时调整增加血流量,加快散热,肿瘤组织则没有这一作用;③肿瘤组织对缺氧、pH 变化、营养供应以及乳酸堆积等因素极为敏感,当微波消融治疗发挥热效应时,可改变肿瘤细胞周围环境,对肿瘤细胞有很强的杀伤作用,且肿瘤细胞损伤之后溶酶体酶的释放可以导致细胞的延迟死亡。

3. 冷冻消融术(CA)

CA 是一种基于低温/冷的技术,常用的 CA 技术包括氩-氦冷冻消融和液氮冷冻系统。氩-氦冷冻消融是通过焦耳-汤姆孙效应发挥作用,高压氩气可以使靶组织冷却至 -140 ℃,氦气可使靶组织从 -140 ℃ 迅速上升至 20~40 ℃。液氮冷冻消融可以使靶组织冷却至 -196 ℃,再用无水乙醇升温至 80 ℃,通过这种温度梯度的变化可以导致:①靶组织蛋白质变性;②细胞内外渗透压改变和"结冰"效应造成细胞裂解;③微血管栓塞引起组织缺血坏死等。消融过程中,超声、MRI 和 CT 可以观察到冰球的形成,等温线图可以用来在空间上排列消融针以实现完全消融。CA 也具有镇痛作用,且比热消融引起的疼痛更少,CA 可以减少手术所需的镇静方法,减少消融后的疼痛,尤其是外周病变。CA 的理论优势之一是保留了肿瘤抗原,这可以促使针对肿瘤的抗体形成以及增强 T 细胞介导的免疫。涉及 CA 和免疫调节治疗的研究正在进行中,目前尚无定论。从理论上讲,CA 的缺点之一是消融周围区域可能存在肿瘤抵抗。外周区的细胞死亡被认为是由于线粒体损伤而引起的细胞凋亡(程序性细胞死亡)。在外周区域,具有凋亡途径改变的肿瘤细胞可能导致肿瘤抵抗。CA 的另一个缺点是由于反复的冻融循环,消融时间比基于热的技术时间长。目前,国内外有多个厂家生产用于临床肺癌治疗的冷冻消融设备,有常温高压气体做媒介的如氩氦刀,也有液体媒介的如液氮冷冻设备。

三、肺癌消融方式的选择

RFA、MWA 和 CA 都是影像引导下肺癌热消融的合适方法,消融方法选择应根据病变大小,并由手术医生最终决定。在整个消融模式中,病变特征和降低风险应该是能量模式使用的主要决定因素。在理想情况下,医生可根据要求使用所有模式。肿瘤位置是决定治疗方式时最重要的考虑因素,而 CA 和 MWA 都比 RFA 具有更少的手术中疼痛,病变位于肺周围,或延伸到胸膜和胸壁时,冷冻消融可能是最好的治疗方法,主要是因为冷冻消融对邻近的壁胸膜和软组织有镇痛作用。由于保存了胶原细胞外基质,并且减少了永久性气道损伤的机会,CA 在治疗中央气道附近的病变方面也优于热消融,包括心脏和主动脉附近或毗邻的病变,通常可以安全地消融,而不会出现特定部位的并发症。然而,由于相关的热沉效应,当病变位于肺血管附近时,CA 治疗的局部复发率较高,包括许多中心性肿瘤,它们会受到热沉效应的影响,从而限制消融区的大小和完全杀灭肿瘤边缘的能力。这种效应已在所有热消融方式中得到证实,肿瘤与大血管接触可预测肿瘤复发。

　　MWA 似乎有能力克服热沉的一些影响,在这方面可能是首选的方式。有证据表明,靶向肿瘤的位置对消融区的大小有影响,位于下叶中心的肿瘤具有最高的抵抗消融得分。肿瘤大小是选择消融方式时需要考虑的另一个因素。MWA 在治疗大肿瘤方面比 RFA 具有理论上的优势,可以消融体积增大的肿瘤,同时缩短消融时间。尽管有这一理论优势,但 3 cm 的肿瘤大小似乎只能代表目标大小,超过这个目标就更难达到初次消融疗效,很少有研究包括超过 5 cm 通过消融治疗的 NSCLC 和转移性疾病患者的数据。特别注意的是有心脏起搏器的患者,在起搏器干扰方面,MWA 和 CA 似乎比 RFA 更安全。

　　决定消融方式的最终鉴别因素是与患者相关的问题,这些问题可能预测肺出血或胸膜出血的可能性增加。有明显肺气肿和纤维化的患者冷冻消融后可出现严重肺出血。同样,有先天性或药物诱导的凝血障碍的患者,或正在服用抗血小板药物的患者,在术前不能停用抗血小板药物,否则肺消融后出血的风险可能会增加。在已发表的文献中,出血并发症的发生率通常很低。然而,与 CA 相比,RFA 和 MWA 消融会导致治疗区内组织消融的出血率降低。最近引进的具有加热功能的冷冻消融探头是否能降低冷冻消融后出血的风险,还有待确定。

四、热消融治疗的适应证和禁忌证

　　热消融治疗原发性和转移性肺部肿瘤的专家共识中给出了热消融的临床适应证和禁忌证。

1. 完全性消融的适应证

　　完全性消融的适应证是指通过热消融治疗后,使局部肿瘤组织完全坏死,达到可能治愈的效果。

（1）原发性：①不能耐受或拒绝手术患者；②治疗后复发的单个病灶；③术后肺内孤立转移灶；④单肺；⑤多发且数量不超过 3 个，肿瘤最大径不超过 3 cm，无其他部位的转移病灶。

（2）转移性：①预后较好的肺内转移瘤；②原发灶得到控制，肺内转移瘤；③多发灶，单侧数不超过 3 个，双侧数不超过 5 个，且最大直径不超过 3 cm；④单侧单发转移瘤的最大直径不超过 5 cm，且无其他部位的转移。

2. 姑息性消融的适应证

通过热消融治疗，达到最大限度减轻肿瘤负荷、缓解症状、改善生活质量、延长生存期的目的。相对治愈性消融的适应证更宽，如肿瘤最大径大于 5 cm，可以进行多针、多点或多次消融，或与其他治疗方法联合应用。

3. 禁忌证

除无法纠正的凝血功能障碍外，热消融无明显绝对禁忌证，但存在以下情况的患者应在积极控制影响因素后，方可考虑行肿瘤热消融治疗。如：①严重的全身感染或肺炎；②同侧大量胸腔积液；③严重肺纤维化和肺气肿；④其他脏器功能不全或恶病质状态；⑤不能配合治疗者；⑥广泛肺外转移，预期生存期低于 3 个月。

五、热消融治疗的准备、操作及即刻疗效评价

（一）术前准备

1. 患者的评估及影像学检查

术前要通过复习病史、体格检查及近期影像资料来评估患者热消融的适应证和禁忌证。符合适应证的患者建议通过 MDT（胸外科、肿瘤科、放射治疗科、介入医学科、影像科等）共同讨论制订治疗计划，并详细记录消融手术前的讨论内容。胸部增强 CT（4 周内）为消融治疗前评估的关键影像学检查，医生通过增强 CT 观察肿瘤的大小、位置及其与邻近重要脏器、血管、气管或支气管的关系。完善相关分期检查（如骨扫描、MR），有条件者可行 PET/CT 检查排除或发现远处转移，对怀疑转移的纵隔淋巴结可行病理活检。对于能达到治愈性消融的患者建议消融前进行 PET/CT 检查以便准确分期。

2. 各项实验室检查

实验室检查项目应包括血常规、粪便常规、凝血功能、肝肾功能、血糖、肿瘤标

志物、血型、血清传染病学等检查,以及心电图、肺功能、心脏彩色多普勒超声检查等。

3. 病理检查

对原发性肺癌,消融治疗前行经皮病灶穿刺活检或纤维支气管镜检查活检以明确病理诊断。对于肺转移瘤,因为原发肿瘤病理已明确,如果在影像学上表现为典型转移瘤特征,通常不需要活检,如果需要再次进行基因检测或怀疑为多原发肿瘤,经 MDT 讨论后可进行必要的重新活检。

4. 药品及监护设备准备

术前应准备麻醉、镇痛、镇咳、止血、扩血管、降压等药物,抢救药品及设备。

5. 患者准备

①患者及其家属(被委托人)签署知情同意书,要充分告知患者及其家属(或监护人等)各种诊治方法潜在的获益和风险;②局部麻醉前 4 h 禁食,全身麻醉前 12 h 禁食、前 4 h 禁水;③手术区必要时备皮、建立静脉通道、术前口服镇咳剂和必要的镇静药物;④患者术前教育,主要是呼吸训练。

(二) 麻醉与消毒

根据患者的状况,可以采用全身麻醉或局部麻醉进行消融手术。穿刺点处用 1%～2%利多卡因局部浸润麻醉,直至胸膜。对于术中不能配合、预计手术时间长、肿瘤贴近壁胸膜可能引起较严重疼痛的患者,建议全身麻醉。严格执行无菌操作技术规范。

(三) 消融操作

选择合适的消融技术后,CT 是最常用和最准确的影像引导方式,其操作过程是将热消融针在 CT 引导下通过皮肤直接精准地穿刺入靶组织中进行消融。消融的操作流程详见图 15-2。

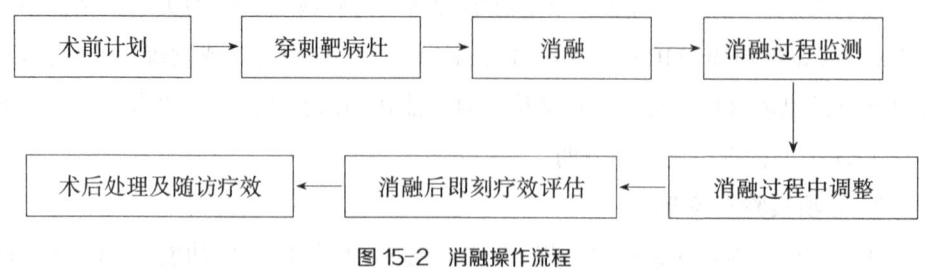

图 15-2 消融操作流程

1. 术前治疗计划

术前治疗计划是保证消融成功的关键环节。主要包括：①确定病变区域（gross tumor region，GTR）：指影像学能界定的病变区域，即确定病灶的位置、大小、形态、与邻近器官的关系，初步确定 GTR；②选择合适体位及穿刺点的体表定位；③穿刺路径，指从穿刺点到达病灶的穿刺通道，此距离称为"靶皮距"；④初步制定消融参数。

2. 穿刺临床靶区

麻醉后用消融针按照术前计划的 GTR，从体表定位点沿着穿刺路径逐层穿刺，分步进针，穿刺深度为术前计划的"靶皮距"，然后 CT 扫描观察（可通过三维重建影像确认）消融针是否到达预定的消融靶区。

3. 消融靶组织

根据肿瘤的大小和部位，可采用多种模式进行靶组织消融治疗：①单次单点完成消融；②单次多点完成消融；③多针单次多点；④对于多发病灶多点单次（每次消融不超过 3 个病灶）或多次多点（双肺病灶间隔 15 日左右）完成消融。所使用的消融参数（温度、功率、时间、循环等）根据不同的设备进行不同选择。

4. 消融过程中监测

在消融过程中要监测消融针是否脱靶、是否需要调整消融针、是否达到了预定消融范围、是否有术中并发症（如出血、气胸等）。热消融过程中，由于热消融对 GGN 周围肺组织的损伤，在 GGN 周围可出现不透明高密度区，称为消融后 GGO，当 GTR 周围的 GGO 大于消融前 GTR 边界 5～10 mm 时，消融针可以拔出。此时的靶组织定义为消融后靶区（post-ablation target zone，PTZ）。消融过程需要监测心率、血压和血氧饱和度，同时要观察患者的呼吸、疼痛、咳嗽、咯血等情况，必要时应对症处理。

5. 即刻疗效评价

即刻疗效评价主要包括 3 个方面。

（1）技术的成功情况：初步评价根据消融方案是否完成了消融区覆盖，如果消融 3 次仍不能完成预定消融区域，称为技术失败。

（2）观察消融边界：如果要达到完全消融，PTZ 周围的 GGO 至少要大于消融前 GTR 边界 5 mm，最好达到 10 mm。对于姑息消融，根据临床实际情况不必达到完全消融所要求的标准，甚至不要求消融边界（如肿瘤侵犯肋骨或椎体引起的难治性疼痛时)。

(3) 并发症：同时观察有无并发症的发生,并做出相应处理。如果患者血压、心率及血氧饱和度正常,无咯血、气促、胸闷、胸痛、呼吸困难及其他症状,可以返回病房。如有生命体征不稳定,根据情况到重症监护室观察。

6. 术后处理

术后建议监测生命体征,24~48 h 后行 CT 扫描：①观察消融范围；②观察有无并发症的发生(如无症状性气胸或胸腔积液等)。

六、随访及疗效评估

(一) 随访

消融后前 3 个月,每个月复查 1 次胸部增强 CT,以后每 3 个月复查胸部增强 CT 和肿瘤标志物。主要观察局部病灶是否完全消融、肺内有无新发病灶、肺外转移以及并发症等。目前,胸部增强 CT 是评价消融效果的标准方法,有条件者可使用 PET/CT 复查,PET/CT 和增强 CT 两者相结合可以更准确地判断消融后疗效。对于合并肾功能不全或者有碘对比剂严重过敏的患者,可进行胸部 CT 平扫或者 MRI,根据肿瘤大小和信号的动态变化来评估疗效。

(二) 术后影像学特征及疗效评估

1. 影像学表现

消融后由于消融区周围的出血、水肿、渗出、炎性细胞的浸润,PTZ 显著大于原病灶的 GTR,而这种影像学特征将持续 3~4 个月,因此传统的实体瘤疗效评价标准(RECIST)不适合用于消融后局部疗效的评价,特别是 GGN。消融后 CT 扫描显示的变化规律为：消融后 1~3 个月内病灶增大,3 个月后病灶保持稳定或逐渐缩小。

(1) 早期改变(1 周内)：可分为 3 层。①内层：病灶内可出现实性或低密度泡影样改变。②中间层：围绕着消融病灶周边形成的消融后 GGO,一般认为 GGO 应超出肺结节周边边缘至少 5 mm 可达到肺 GGN 完全消融。③外层：在 GGO 外有一层密度稍高于 GGO 的反应带。这种典型的影像学改变称为"帽徽(cockade)"征象或"煎蛋(fried egg)"征象(此征象在消融后 24~48 h 更加明显)。

(2) 中期(1~3 个月内)：消融区可持续增大,消融后 GGO 消失,其周边可能出现环绕清晰锐利的强化环,称为"蛋壳"(egg shell)征象。

(3) 后期(3个月后)：与基线(一般以消融后4～6周时的CT表现为基线)相比，PTZ在消融治疗3个月后病灶保持稳定，随后的CT随访过程中病灶区域有几种不同的演变模式，如消失、缩小纤维化、空洞、结节、肺不张、增大(可能增生纤维化)等。冷冻消融术后的影像学变化特征与射频和微波消融相比有一定的差异，但可以参考上述变化过程。

2. 局部疗效评估

以消融后4～6周时的病灶为基线判断疗效。

(1) 完全消融(出现下列表现任何一项)：病灶消失、完全形成空洞、病灶纤维化(可为瘢痕)、实性结节缩小或无变化或增大(但CT扫描无造影剂异常强化征象)、肺不张(肺不张内的病灶CT扫描无造影剂异常强化征象)。

(2) 不完全消融(出现下列表现任何一项)：①在形成空洞处形成边缘、在病灶纤维化边缘仍有典型的GGN影像学表现；②病灶部分纤维化仍存有部分实性成分，且实性部分CT扫描强化和(或)PET/CT提示肿瘤有代谢活性；③SN大小无变化或增大，且伴CT扫描造影剂有异常强化征象和(或)PET/CT提示结节有异常代谢活性。

3. 临床疗效评估

在判断局部疗效的基础上，定期随访评价临床疗效。①技术成功和安全性评价至少随访6个月；②初步临床疗效评价至少随访1年；③中期临床疗效评价至少随访3～5年；④长期临床疗效评价至少随访6～10年。

七、病例分享

病例1 射频消融治疗骨肉瘤肺转移

74岁男性患者，有1年的脚后跟疼痛史，临床诊断为跟骨高级别骨肉瘤，进行膝下截肢手术。然而，术后1年两肺均出现肺转移灶。因为肿瘤多发转移，无法进行外科手术切除，最终选择CT引导的射频消融，分2次进行了CT引导下6个肺转移灶的RFA。6个月后出现新的转移灶，继续分8次进行了18处转移灶的消融，转移灶平均直径10.7 mm。8次射频治疗中，最常见的并发症是气胸(50%)，有2处术后放置了胸管，平均住院时间为5.3天。距离首次手术5年半，患者仍带瘤生存。

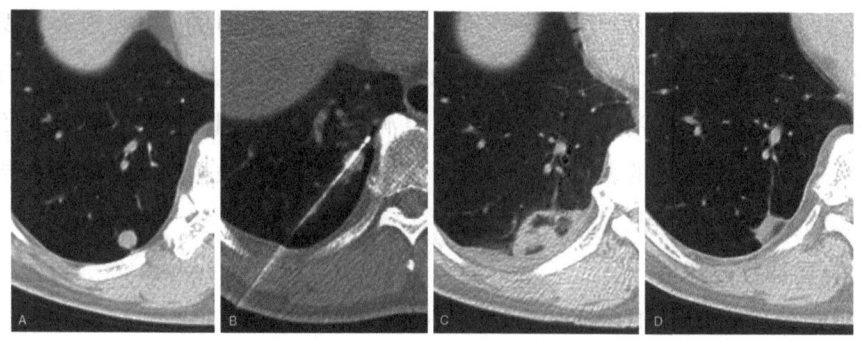

图 15-3　RFA 前(A)、RFA 期间(B)、RFA 后 3 日(C)、1 年(D)的连续轴位 CT 图像显示肿瘤转移溶解

病例 2　微波消融治疗晚期肺鳞癌

69 岁男性患者,吸烟 30 年,患有严重 COPD,因右肺下叶肿块及 4R 组、7 组淋巴结转移可能(图 15-4)于 2018 年 6 月至上海市肺科医院就诊。超声引导支气管活检确诊为鳞状细胞癌,基因检测阴性。患者初治采用长春瑞滨 40 mg/m^2 d1、d8 和顺铂 60 mg/m^2 d1~2 方案。然而,4 个周期后疾病进展(progressive disease, PD)。化疗方案改为白蛋白结合紫杉醇 200 mg/m^2 d1、d8,治疗期间,原发病灶直径缩小 28%,4 个周期后肺原发病灶仍未得到有效控制(图 15-5A),发射体层仪(emission computed tomograph, ECT)显示右胫骨发生骨转移。2019 年 8 月,患者参加了卡美利珠单抗联

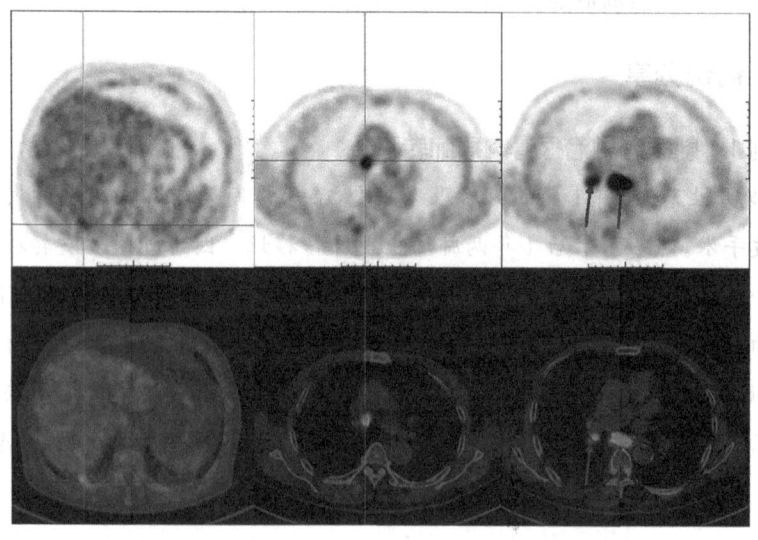

图 15-4　PET/CT 显示右肺下叶占位及 4R 组与 7 组淋巴结转移

合阿帕替尼治疗晚期 NSCLC 的临床研究。4 个周期后,观察到肿瘤部分缓解(partial response, PR)(图 15-5B)。2020 年 8 月疾病再次进展,胸部原发灶和纵隔 4R/7 组淋巴结肿大(图 15-5C)。考虑到患者患有严重的 COPD 并且不能忍受肺部的放射治疗,故采用了 CT 引导微波消融用于消除原发性肿瘤。1 个月后,胸部 CT 扫描显示右肺下叶肿块逐渐被吸收(图 15-5D)。令人惊讶的是,同时增大的 4R/7 淋巴结明显缩小,并且后续随访过程中持续缩小(15-5D)。根据此结果,主诊医生果断放弃原有放疗计划,并继续抗程序性死亡受体 1(programmed death‑1,PD‑1)免疫治疗。至 2021 年 3 月的最后一次随访,该患者还没有出现任何疾病进展的迹象。

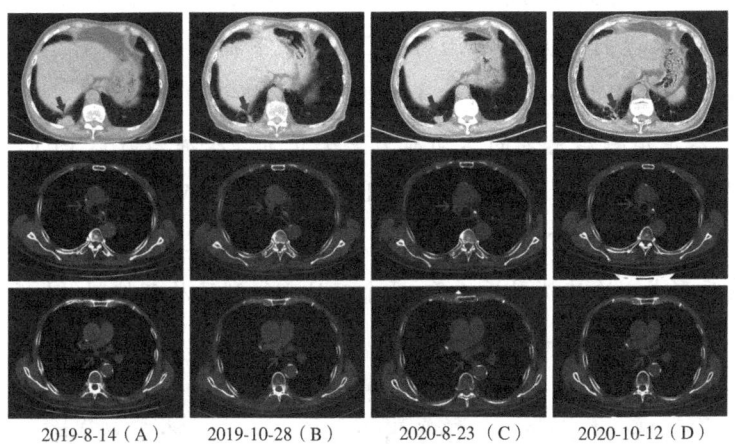

注:(A) 免疫治疗前的 CT 检查;(B) CT 显示免疫治疗 4 个月后有部分反应;(C) CT 显示疾病获得性免疫治疗抵抗后的进展;(D) CT 显示局部消融 1 个月后出现脓肿效应。

图 15-5 胸部 CT 扫描

病例 3 经皮冷冻消融治疗肺切除术后残余肺结节

55 岁女性患者,2004 年 9 月因 Ⅱ 期左肺腺癌接受了左全肺切除术,并进行了 4 个周期的顺铂/吉西他滨作为辅助化疗。手术后 18 个月,胸部 CT 扫描显示两个 SPN,一个在右肺上叶(图 15-6A),另一个在右肺下叶(图 15-6B)。全身检查,如全身增强 CT 扫描、PET、支气管镜检查和血清检查肿瘤标志物,未发现任何其他疾病的证据。两个病变的组织学诊断不能通过经支气管镜活检获得。术后 30 个月这 2 个病灶都显示增大,分别从 8 mm 长到了 13 mm,10 mm 长到了 16 mm。由于患者曾行左全肺手术,CT 扫描引导下的针活检存在气道出血、肺气肿和(或)血肿的潜在风险,未进行病理确诊。尽管不能排除肺转移,但 CT 提示 mGGN,第二原发肿瘤可能性较大。

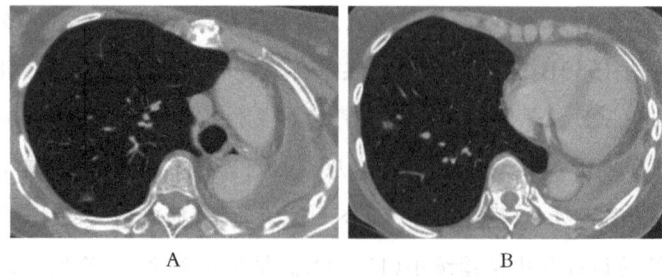

图 15-6 CT 显示右肺上叶结节及右肺下叶结节

尽管肺楔形切除损伤小,但对于已经进行了左全肺切除的患者来说,2 个肺楔形切除可能进一步导致肺功能的损失,由此带来更大风险。医生经过讨论后决定对两个结节依次进行经皮冷冻治疗。CT 引导下插入冷冻探针治疗右肺结节(图 15-7)。术后 CT 扫描和胸片均未发现出血或肺气肿等并发症,患者于术后第二天出院。冷冻消融后患者的活动能力完全正常。冷冻治疗前 FEV_1 为 1.26 L (71%FEV_1);2 次消融后 FEV_1 为 1.31 L(72%FEV_1),VC 为 1.82 L(68% VC)。术后每 6 个月进行 1 次 CT 检查,影像结果显示烧蚀部位附近渗透性阴影持续存在,提示瘢痕形成。冷冻消融后 4 年,两个病灶都得到了局部控制(图 15-8)。

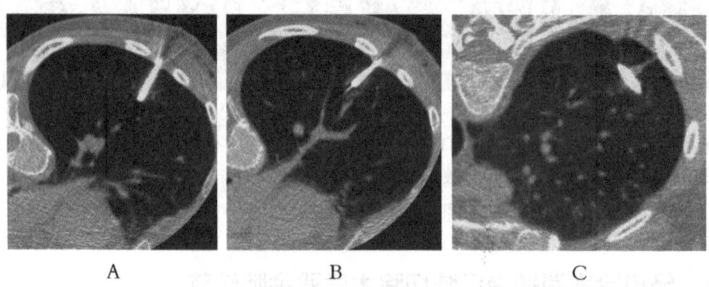

图 15-7 图 A 和 B 为患者的 CT 扫描,显示 2 个冷冻探头插入右肺下叶结节。
图 C,2 个月后,在右肺上叶的结节内放置一个冷冻探头

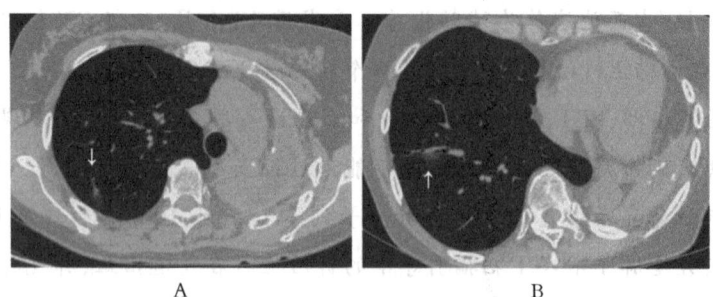

图 15-8 A. 治疗 4 年后右肺下叶 CT 扫描。B. 治疗 4 年后右肺上叶 CT 扫描。消融结节均为局部控制,仅治疗相关瘢痕形成(箭头)

八、消融治疗的不良反应、并发症及处理

肺结节消融术是一种相对安全的局部治疗手段,其并发症的发生情况,可依据美国介入放射学会的标准进行评估分级。按照发生时间分为即刻并发症(消融后少于1日)、围手术期并发症(消融后1~30日)及迟发并发症(消融后超过30日)。

(一) 不良反应

1. 疼痛

在局麻条件下消融,一般会有不同程度的疼痛(尤其是邻近胸膜的疾病)。如果疼痛剧烈,可以加大阿片类止痛药物的用量,同时可以给予适量镇静剂。手术后疼痛一般为轻度疼痛,可持续数天,也有人持续1~2周,很少出现中度以上的疼痛,可以用非甾体药物止痛。

2. 消融后综合征

约1/3的患者可能发生,是由于坏死物质的吸收和炎性因子的释放而引起。主要症状为低热、乏力、全身不适、恶心、呕吐等,一般持续3~5日。这种情况对症处理即可,必要时除给予非甾体类药物外,可以适量短时应用小剂量糖皮质激素。

3. 咳嗽

消融术中出现咳嗽是十分常见的症状,剧烈的咳嗽可导致或加重气胸或皮下气肿,有时可使消融针移位。轻度的咳嗽不影响消融手术,剧烈咳嗽时要停止消融手术或间断消融。引起咳嗽的原因可能是消融时局部温度增高刺激肺泡、支气管内膜或胸膜所致,术后咳嗽是肺结节组织坏死及其周围肺组织热损伤引起的炎症反应所致。术前1 h口服可待因可减轻咳嗽反应。术后如有咳嗽可适当给予止咳化痰药以及必要的抗生素。

4. 胸膜反应

消融过程中刺激了支配壁胸膜的迷走神经,兴奋的迷走神经可使心率减慢,甚至心跳停止。出现这种情况要暂停消融,要充分局部麻醉,并适当应用阿托品、镇静剂等药物。

(二) 并发症

1. 气胸

气胸是消融后最常见的并发症,发生率为10%~60%。肺气肿、男性、年龄超

过60岁、肿瘤最大径小于1.5 cm、肿瘤位于肺下叶、单发肿瘤穿刺肺组织次数超过3次、使用多个消融电极(天线、探针或光纤)、消融多个肿瘤穿刺次数多、消融路径穿过肺组织的长度较长或者穿过较大的叶间裂的患者更容易发生气胸。大部分气胸具有自限性，不需要治疗即可自愈。气胸压迫肺超过30%或症状明显者可以行胸腔闭式引流。另外，要注意迟发性气胸的发生，一般消融72 h后发生的气胸称为迟发性气胸。

2. 胸腔积液

消融后胸腔积液的发生率为1%～60%，一般是机体对热损伤的交感反应。导致胸腔积液发生的危险因素有：大病灶、一次消融多个病灶、病灶靠近胸膜(<10 mm)、消融时间长等。需要穿刺/置管引流的胸腔积液占1%～7%。

3. 出血

消融中出血的发生率为3%～8%，出血的主要表现为咯血、血胸、失血性休克和急性呼吸衰竭。

(1) 咯血：在消融过程中大咯血的发生率较低。肺内出血导致咯血常见于以下情况：①病灶直径小于1.5 cm，小病灶需要多次调整进针来穿刺靶点；②中下肺野的病灶，此处的病灶更容易受到呼吸动度的影响，较难穿刺靶点，并且针尖的运动更易损伤血管；③穿过肺组织的针道长度超过2.5 cm，这类病灶更靠近肺门，周围大血管多，并且消融中会损伤更多的肺组织；④消融路径穿过肺血管，平行而不是垂直于血管走行进针可以减少出血危险；⑤应用多极消融针。出现中等以上的咯血时应立即消融，同时静脉输注止血药。由于消融本身可以使血液凝固，随着消融治疗的进行出血会逐渐停止，故在具体消融治疗过程中大出血的发生率并不高。在穿刺过程中应尽量避免穿刺到较大血管或者不张的肺组织。术后咯血，多具有自限性，可持续3～5日。保守治疗无效者，可行介入栓塞治疗或剖胸探查。

(2) 血胸：主要是在穿刺过程中损伤了胸廓内动脉、肋间动脉或其他动脉等。在穿刺过程中要避免损伤到上述动脉，如果出现血胸要密切观察、积极保守治疗。保守治疗无效者，可行介入血管栓塞治疗或剖胸探查。

4. 感染

对于老年并伴有重度基础肺部疾病的患者，肺部感染的机会更多，术前30 min～1 h可以预防性应用抗生素，24 h内再用一次。在下列情况下消融手术后预防性应用抗生素可以适当延长到48～72 h：老年人超过70岁、长期慢性阻塞性肺气肿、糖尿病控制欠佳、单侧肺 GGN 消融数量超过 3 个、免疫力低下等。若消融手术 5 日后体温仍然高于 38.5℃，首先要考虑肺部感染，并根据痰液、血液或脓液培养的结果调整抗生素的应用。如果发生肺部或胸腔脓肿可以置管引流并冲洗。

5. 空洞形成

空洞形成是肺部肿瘤热消融后的常见征象，可以视为术后的自然转归过程，但是也可能成为感染、出血等严重并发症的根源。大多术后 15 日至 1 个月出现，2～4 个月后吸收。大部分空洞没有症状，不需处理。如果出现发热、咳浓痰，应考虑空洞感染、脓肿形成，脓肿要及时引流。另外，要警惕曲霉菌感染。

6. 消融相关死亡

肺部肿瘤消融手术的并发症大多轻微且易于处理，但是致命的并发症也有一定的发生概率。根据目前的文献报道，肺部肿瘤消融手术的相关死亡率为 0%～2.6%。美国报道了一组共计 3344 例行肺部肿瘤消融手术的患者，其住院相关死亡率为 1.3%。主要死亡原因：各种肺炎（包括真菌性肺炎）、肺脓肿、大出血/大咯血（包括肺动脉假性动脉瘤破裂出血）、支气管胸膜瘘、空气栓塞和急性呼吸窘迫综合征。

7. 其他少见并发症

支气管胸膜瘘、非靶区热灼伤或冻伤、肋骨骨折、冷休克、血小板降低、神经损伤（臂丛、肋间、膈、喉返神经等）、肺栓塞、空气栓塞、心脏压塞等需个别特殊处理。

九、肿瘤热消融的成果、存在问题及展望

1. 成果

既往文献表明，对于肿瘤直径不超过 3 cm 且不能手术切除的 NSCLC 患者，在接受影像引导下热消融治疗后，其 1、3、5 年的生存率分别达到 89%～95.7%、68%～72.9% 以及 20%～61.7%，围手术期死亡率小于 1%。手术后寡复发的患者再进行热消融治疗也取得了较好的临床疗效。在治疗肺转移肿瘤方面，以热消融治疗大肠癌肺部寡转移为例，其局部控制率可以达到 62%～91%，5 年生存率达到 32%～65%，中位生存期达到 35～70 个月。热消融治疗治疗大肠癌肺部寡转移的临床疗效可能要优于 SBRT。热消融治疗地位已成为继手术、放疗之后的第三大肿瘤局部治疗手段，今后的肿瘤局部治疗可能会形成"三足鼎立"的局面。同时，热消融治疗可能会在肺部肿瘤综合治疗中得到越来越广泛的应用。

2. 存在问题及展望

针对热消融治疗早期周围型 NSCLC 的研究，从目前发表的临床数据看基本上为回顾性研究，其循证医学证据级别较低。对于早期周围型 NSCLC 患者应用热消融治疗是否能成为首选方案之一，尚缺乏前瞻性、大规模、多中心、随机、对照的临床研究。其中热消融治疗与手术切除、SBRT 前瞻性随机对照研究，以及热消融治疗几种技术之间的前瞻性、随机、对照研究是热消融治疗临床研究中的最难点，也是未来工作的重点。热消融治疗在磨玻璃结节样肺癌方面也显示出了一定的优势，是磨玻璃结节样肺癌治疗的一个发展方向之一，但也需要进行前瞻性、多中心、随机、对照的临床研究。热消融治疗作为局部治疗技术，如何提高完全消融率和降低术后进展（或复发）也是目前研究者面临的两大难题。提高完全消融率和降低术后进展的关键是精准选择特定患者，尤其是患者肿瘤的大小和部位。热消融治疗后的疗效评价是临床亟待解决的问题。现行的 RECIST 标准以肿瘤最大径为评价标准，不适合热消融治疗后疗效评价，使用现有的影像学手段有时较难真实反映出热消融治疗技术治疗后的疗效。制定公认的、符合热消融技术自身规律的疗效判断标准仍需要进行长期工作。热消融治疗与其他治疗手段（如放疗、化疗、分子靶向药物和免疫治疗等）联合应用的临床研究相对较少。姑息性消融作为综合治疗的重要组成部分之一，其治疗目的在于最大限度地缓解肿瘤引起的症状和改善患者的生活质量，并尽可能延长其生存期。但在临床实践中不能滥用姑息性消融的概念，姑息性消融的适应证最好由多学科讨论后决定。如肿瘤侵犯肋骨或椎体引起难治性或顽固性疼痛，可通过对肿瘤局部骨侵犯处进行消融（或联合其他治疗方法如骨水泥），达到止痛效果。

十、结语

综上所述，随着社会经济的发展、科学技术的进步和国民收入的增加，人们对健康保健的需求提出了更高的标准，不但要有强壮的身体，还要有良好的心理状态和社会活动能力。根据人们对健康保健的新需求，传统的以诊疗"疾病"为中心的"生物医学"模式势必要转变为以"人"为中心的生物-心理-社会医学模式。

热消融作为新兴技术，从业人员的专业技术水平参差不齐。同时，作为我国的"限制性医疗技术"，各医疗单位配备的设备不同和配备热消融治疗技术的单一性，目前很难使热消融技术同质化。因此，要建设和完善热消融治疗技术规范化培训体系，形成热消融治疗技术的专业队伍；建立热消融治疗病例登记管理系统，运用人工智能＋云端技术形成"物联网医学"，以便于热消融治疗技术的同质化管理。

  热消融治疗作为一项独立的肿瘤局部治疗技术，与手术、放疗相比，其仍属于"新生代"。某种程度上，热消融技术具有一定的优势，但同时也存在待改善之处，我们相信随着医学科技的发展和进步，热消融治疗技术将会不断完善、不断创新，一定会成为肺部肿瘤综合治疗中的重要组成部分。

第16章

多发性肺结节的处理原则

随着人们健康意识的提高、高分辨率计算机体层成像（high resolution computed tomography，HRCT）在临床中的普及以及肺癌早筛项目的进行，肺部GGN的检出率越来越高，尤其是多发性肺结节。多发性肺结节与早期肺癌密切相关，为了取得更好的治疗效果，必须把握最佳的外科治疗时机。多发性肺结节可以发生在左右肺叶的任何位置，并且每一个GGN都可能处于不同的进展阶段，选择全部切除多发性肺结节可能会引起肺功能的过多损伤，而选择切除部分肺GGN又可能会延误其他未切除病灶的治疗。此外手术时机选择过早会导致不必要的手术切除，给患者带来身体的损害，而选择过晚又可能会降低治疗效果，增加随诊的频次。因此，如何把握治疗时机、选取治疗对象以及确定手术靶区，成为多发性肺结节外科治疗中最为重要的环节。为了解决这些临床问题，必须充分了解多发性肺结节的特点。本章节通过对多发性肺结节的特点、治疗方法、临床经验以及过度诊断等方面进行阐述，旨在为临床工作者提供理论和实践指导。

一、多发性肺结节的定义及其现状

多发性肺结节是指肺内存在2个及以上直径均不超过3 cm的病灶。根据肺结节内实性成分比例，可将其分为pGGN、伴有实性成分的mGGN和SN。mGGN也可称为PSN。三种类型中PSN的恶性率最高，而后依次为pGGN及SN。pGGN是指肺内模糊的、局灶性的密度增高影，其内可见支气管征象和血管征象。SN是指其内全部是软组织密度的结节，血管及支气管征象被掩盖。PSN是指既包含磨玻璃密度又包含实性软组织密度的结节。在多发性肺结节中，主病灶是指最可疑的结节，它与结节大小、形态、位置等有关，但通常是直径最大的结节，其余的结节称为次要病灶。肺结节主要根据主病灶来管理，但是也应在后续随访中持续监控次要病灶。

多发性肺结节的性质可能是非肿瘤性、多原发肺癌或其他原发性恶性肿瘤的转移性肿瘤。通常根据患者的临床表现与影像学检查来进行初步的鉴别诊断,结节的形态、大小和分布有助于区分其良恶性。对于多原发肺癌,有研究表明,肺癌中的多个磨玻璃影病变更多来自不同的起源,而非转移性病变,且多发肺癌患者中绝大多数的病理类型为腺癌。肺结节的评估方法主要包括个体或临床特征、影像学方法和临床肺癌概率。临床肺癌概率是根据临床肺癌预测模型计算的结节恶性概率,目前以梅奥诊所临床人员研发的模型应用最为广泛。影像学检查可以客观显示病灶情况及其变化,是肺结节评估及后续随访中非常重要的方法。

二、多发性肺结节的流行病学特征

随着人们健康意识的提高、HRCT在临床中的普及以及肺癌早筛项目的进行,肺结节的发现率明显上升,其中肺部GGN在全世界范围内,尤其是在中国,其发现率明显增加。据文献报道,中国肺部多发结节的发病率为13.26%～45.56%,其中GGN的发病率为20%～40.5%。肺部多发GGN已经是临床上常见的肺部疾病之一。多项研究证实,长期存在的GGN与早期肺癌密切相关。肺部多发GGN可能与吸烟群体增加、环境变化、LDCT筛查的广泛开展等因素密不可分。年龄与肺癌之间的关系已经明确,流行病学调查结果及临床观察均提示年龄与肺部多发GGN密切相关。肺部多发GGN的发病年龄呈现年轻化趋势,并且其发病率随着年龄的增长而升高,小于30岁人群中肺部多发GGN检出率为13.7%～14.5%,30～50岁为20.2%～25.2%,50～70岁为26.12%～35.4%,70岁以上为35%～37.52%。由此可见,肺部多发GGN在肺癌高危人群中的检出比例较高,已成为一种常见的疾病。《"健康中国2030"规划纲要》要求肺癌发病率逐步下降,因此针对此类患者建立有关诊治预防一体化方案的专家共识就显得尤为重要。

三、多发性肺结节的危险因素

研究发现,肺部多发GGN的危险因素包括遗传风险、环境因素、职业因素、饮食习惯、感染和其他疾病等。在遗传因素方面,肺癌家族史是肺结节恶变的重要危险因素。在外因方面,环境污染和食品污染的日趋加剧、人类生活环境的不断恶化,以及与致癌因素(烟草烟雾、化学物质、塑料微颗粒、农药残留等)的接触日益增多,均是导致GGN恶变的重要外因。各种伤害性刺激所致的损伤以及物理、化学和生物等外源性致癌物和氧自由基等内源性损伤因子,首先会引起细胞线粒体 DNA 突变和线粒体功能的下降,然后通过逆传递引起核基因的异常表达,最终促使肿瘤的发生和发展。此外,肺组织在反复的慢性炎症的刺激下,会导致线粒体受损而分泌过量的活性氧,继而产生大量的炎症因子,同时,线粒体又会进一步受损,如此反复形成恶性循环,最终导致癌变的内环境,使肺泡上皮细胞或支气管黏膜上皮细胞出现过度增生和恶变。

四、高危肺结节恶变的发病机制

肺部 GGN 的恶变涉及众多机制,主要包括以下 5 种。

(1) 原癌基因的异常激活引起相关信号通路的持续表达:常见的突变基因包括 EGFR 基因和 Kirsten 大鼠肉瘤病毒癌基因同源基因(Kirsten rat sarcoma viral oncogene homolog,KRAS)。

(2) 抑癌基因的突变或表观修饰的变化:抑癌基因 *p*53 的突变在肺癌的发生中发挥重要作用。此外,研究表明易洛魁族同源盒基因 1(Iroquois homeobox gene 1,*IRX*1)在原发性肺腺癌中频繁出现表观遗传学改变,其沉默与不良预后相关。

(3) 血管生成:VEGF 信号通路在血管生成中发挥重要作用,VEGF 能促进血管生成,为肿瘤细胞快速增殖提供必需的营养和氧气。

(4) 免疫调控:单细胞 RNA 测序结果表明,在肺癌的不同阶段存在基质和免疫细胞的改变,例如正常的骨髓细胞群逐渐被单核细胞分化而来的巨噬细胞和树突状细胞所取代,并伴随 T 细胞的衰竭,从而创造了一个有利于肿瘤生长的抑制性免疫微环境。

(5) 呼吸道侵袭前病变分子的异常:如染色体 3p 区等位基因的丢失。

近年来,越来越多的证据表明线粒体能量代谢与肿瘤的发生密切相关。线粒体功能障碍可能主要通过如下机制促进恶性转化过程:①活性氧的过度生成导致潜在致癌性 DNA 缺陷的积累以及潜在致癌信号通路的激活;②特定线粒体代谢物的异常积累,如富马酸盐、琥珀酸盐和 2-羟基戊二酸盐(2-hydroxyglutarate,2-HG),可促进肿瘤的恶性转化;③增加对线粒体外膜通透性(mitochondrial outer membrane permeabilization,MOMP)或线粒体通透性转变(mitochondrial permeability transition,MPT)驱动的细胞凋亡或细胞衰老的抵抗力;④炎症能够通过各种机制在肿瘤的发生和转移中发挥关键作用,而损伤线粒体激活的慢性炎症反应可能是驱动早期肺癌发生的重要因素之一。

五、多发性肺结节的评估方式和分型

1. 影像学检查和分型

肺部多发 GGN 是指 CT 显示 2 个及以上的边界清楚或不清楚的肺内密度增高影,但病变密度不足以掩盖其中走行的血管和支气管影。

针对肺部多发 GGN,影像学需要评估每一个 GGN 的良恶性。肺部 GGN 良恶性的影像学判定需考虑如下几点。

(1) 结节病灶的大小:不同病理类型的结节大小有明显差异,直径越大越可能具有侵袭性。AAH 和 AIS 的结节直径通常小于 5 mm;MIA 的直径不超过 cm,其中实性成分的直径不超过 5 mm;IAC 可表现为部分实性或 SN,其中实性成分的直径通常大于 5 mm。

(2) 结节倍增时间和实性成分比例:结节明显增大提示结节恶性概率升高,因此动态观察结节体积和实性成分的变化有助于良恶性结节的鉴别。CTR 也是评估结节良恶性、淋巴结转移与否以及胸膜侵犯与否的一项非常重要的影像学指标。CTR=0 的结节,即 pGGN,几乎没有淋巴结转移和胸膜受侵犯;CTR<0.5 的结节,淋巴结转移和胸膜受侵犯非常少见;CTR>0.5 的结节,淋巴结转移和胸膜受侵犯的发生率相应增加,但是比例依旧较低。

(3) 结节的密度:CT 值在 GGN 的良恶性鉴别中具有较高价值。MIA 和 IAC 的密度一般高于 AIS 和 AAH,多数研究结果对于 pGGN 良恶性鉴别的临界值为 -530 HU 或 -540 HU。然而,对于 SSN 而言,结节中磨玻璃部分密度的诊断价值并不大,因为 SSN 中的实性成分,在病理学上多表现为浸润。

(4) 结节的边缘和周围情况:随着肿瘤的浸润性增加,其边界也会因出现毛刺而呈分叶形态,毛刺征、分叶征和棘状突起提示结节的浸润性生长方式以及生长的不均衡性,高度提示恶性结节的可能性。肿瘤细胞生长较快,受到周围肺间质和纤维组织的限制而形成分叶征。毛刺征和分叶征在 IAC 中的比例明显高于 MIA 和 AIS。

(5) 空泡征:空泡征的形成是由于癌细胞侵犯使局部肺泡结构受到破坏而互相融合形成小的空腔,在 CT 上表现为肿瘤内部的含气透亮区。良性病灶在生长过程中对肺泡的直接破坏较少,通常以肺泡内渗出或肺泡塌陷为主。

(6) 胸膜凹陷或牵拉：GGN 是肺癌的早期表现形式之一，此时癌细胞数量少、侵袭性弱，没有迅速侵犯胸膜并对其产生牵拉的能力，且 GGN 的病灶较小，与胸膜之间的距离相对较远，因此发生胸膜牵拉的概率较小。对于 pGGN 而言，即使影像学出现胸膜凹陷或者牵拉，病理学也基本无胸膜侵犯；但是对于 SSN 而言，其实性成分越多，病灶侵袭性越强，影像学多表现为胸膜凹陷或牵拉，部分可见叶间胸膜多发粟粒型小结节。

Lung-RADS 是肺结节分类的一种方法。2014 年，美国放射学院（American College of Radiology，ACR）发布 Lung-RADS 1.0，2019 年发布更新版 Lung-RADS 1.1。Lung-RADS 1.1 是评估肺结节恶性程度的分类系统，以肺结节的种类、大小和生长状况作为评估标准，将肺结节分成 5 个类别（高危至低危）。

0 类：没有完成检查。

1 类：阴性，恶性概率＜1%，无肺结节或良性肺结节。

2 类：良性表现，恶性概率＜1%。SN：基线筛查直径＜6 mm，新发现的结节直径＜4 mm；PSN：基线筛查直径＜6 mm；GGN：直径＜30 mm，或直径≥30 mm 但没有变化或生长缓慢。

3 类：可能良性，恶性概率为 1%～2%。SN：基线筛查直径为 6～8 mm，新结节直径为 4～6 mm；SSN：直径≥6 mm，实性成分＜6 mm，新结节直径＜6 mm；GGN：基线筛查直径≥30 mm，或是新发结节。

4A 类：可疑恶性，恶性概率为 5%～15%。SN：基线筛查直径为 8～15 mm，增长中的结节直径＜8 mm，新发结节直径为 6～8 mm；PSN：直径≥6 mm，其中实性成分的直径为 6～8 mm，新发结节或增长中的结节，实性成分的直径＜4 mm；支气管内结节。

4B 类：可疑恶性，恶性概率＞15%。SN：直径≥15mm，新发结节或增长中的结节且直径≥8 mm；PSN：实性部分的直径≥8 mm，新发或增长的结节，其中实性成分≥4 mm。

4X 类：额外特征，恶性风险更高。具有恶性征象（如分叶、毛刺、胸膜牵拉）的 3/4 类结节。

对于在每年的 CT 重复筛查中发现的新的大结节，建议 1 个月后进行 LDCT，以排除可能的感染病灶或炎症病变。Lung-RADS 1.1 中的 0 类、1 类和 2 类基本为良性结节；3 类的恶性概率为 1%～2%，为低危结节；4 类中的 4A 类的恶性概率为5%～15%,为中危结节;4B和4X类的恶性概率>15%,为高危结节。具有额外特征的3或4类结节或影像学发现恶性倾向增强的结节,包括毛刺、1年内GGN的大小翻倍和区域淋巴结肿大。

2. 实验室检查

经过长期的探索、验证和校正,研究者已筛选出线粒体相关酶、细胞因子、免疫相关指标和肿瘤标志物这4个方面的指标,建立了肺结节发展趋势创新评估体系。

(1) 线粒体相关酶:超氧化物歧化酶(superoxide dismutase,SOD)、天门冬氨酸氨基转移酶(aspartate aminotransferase,AST)、AST线粒体同工酶、单胺氧化酶和谷胱甘肽还原酶是氧化还原反应的重要代谢酶。SOD是迄今为止发现的唯一以自由基为底物的酶,是生物体内一种重要的氧自由基清除剂,能发挥防护作用。SOD可有效地清除超氧阴离子自由基,达到抑制炎症、抑制癌细胞生长和增殖的目的。线粒体相关酶的表达情况可以有效地反映氧化损伤导致的炎症反应情况,其表达水平升高通常提示体内有氧化损伤和炎症反应。

(2) 细胞因子:炎症因子分为促炎促癌因子、抑炎因子和双相因子。常见的促炎促癌因子包括TNF-α、IL-1、IL-2、IL-5、IL-6、IL-8、IL-22和IL-23;抑炎因子为IL-10;双相因子为IL-17,能够进行双相调节,并且受到多重炎症因子的调节,兼有促炎促癌和抗癌的作用。若不同的细胞因子的表达水平长期异常,有一定的辅助判断价值。

(3) 免疫相关指标:

1) T细胞亚群:T细胞包括2种。一种是辅助性T细胞,其数量较多;另一种是抑制性T细胞,其数量较少。两者之间保持动态平衡。在临床上,检测辅助性T细胞和抑制性T细胞的数量和比例,可以为许多疾病的诊断提供有用的参考。CD4主要代表淋巴细胞分类中的辅助性T细胞,CD8代表细胞毒性T淋巴细胞。CD4/CD8的比值是免疫调节指标,正常值为1.4～2.0,大于2.0或小于1.4提示细胞免疫功能紊乱。CD4/CD8的比值下降主要见于恶性肿瘤、免疫缺陷病和艾滋病,而CD4/CD8的比值升高常见于有炎症反应的疾病。

2) 自然杀伤(natural killer,NK)细胞:NK细胞是关键性的先天免疫细胞,是抵御病毒感染和癌症的第一道防线。尽管NK细胞可以区分"自身"细胞和"非自身"细胞,识别异常细胞,并且实时清除恶变的细胞,但是肿瘤细胞已发展出多种策略可以逃脱NK细胞的攻击。已有研究发现,NK细胞发挥抗肿瘤的作用需要线粒体的配合，而线粒体碎片化会明显影响 NK 细胞的抗肿瘤功能，从而导致肿瘤的免疫逃逸。

3）IgE：IgE 存在于血液中，主要由呼吸道和消化道黏膜固有层淋巴组织中的 B 细胞合成，是过敏反应的介导因素。IgE 与免疫功能密切相关，1 型辅助性 T 细胞和 2 型辅助性 T 细胞的平衡调控着 IgE 的合成，因此 IgE 水平升高反映了 1 型辅助性 T 细胞和 2 型辅助性 T 细胞的失衡以及 T 细胞免疫功能的受损。

（4）肿瘤标志物：肿瘤标志物对肿瘤诊断具有预测意义，临床常用的肺癌相关肿瘤标志物主要包括以下 4 种。

1）癌胚抗原（carcinoembryonic antigen，CEA）：CEA 最初是从结肠癌和胚胎组织中提取获得的一种肿瘤相关抗原，它在细胞质中形成，并通过细胞膜分泌至细胞外，然后进入周围体液，因此可在血清、脑脊液、乳汁、胃液、胸腔积液和腹腔积液等多种体液和排泄物中检测到。在肺癌、消化系统恶性肿瘤、乳腺癌、泌尿生殖系统肿瘤和其他一些恶性肿瘤患者的血清中，均可见 CEA 含量升高，因此 CEA 是一种广谱的肿瘤标志物。CEA 含量升高，特别是升高 2 倍以上，常提示肿瘤进展，并且在肿瘤的鉴别诊断、病情监测和疗效评价中具有重要的临床价值。

2）鳞状细胞癌抗原（squamous cell carcinoma antigen，SCCA）：SCCA 与肺癌、胃癌、宫颈癌和卵巢癌具有相关性。

3）NSCLC 相关抗原细胞角蛋白 19 片段（cytokeratin 19 fragment，CYFRA21-1）：肿瘤细胞死亡时，CYFRA21-1 以溶解的片段形式释入血清，与腺癌和鳞状细胞癌有关，可用于辅助诊断以及监测肿瘤病情的变化。

4）神经元特异性烯醇化酶（neuron specific enolase，NSE）：NSE 存在于神经组织和神经内分泌组织中。NSE 在脑细胞中的活性最高，在外周神经组织和神经内分泌组织中的活性居中。NSE 的表达与神经内分泌组织肿瘤有关，尤其是小细胞肺癌（small cell lung carcinoma，SCLC）组织常表达过量的 NSE，血清中 NSE 的含量也明显升高。

目前，尚未发现敏感度和特异度均为 100% 的肿瘤标志物。肿瘤与肿瘤标志物之间并非一一对应的关系，仅表现为一定的相关性。因此，临床上需要结合免疫相关指标、细胞因子和线粒体相关酶进行综合判断。

3. 临床信息

根据临床信息对高危肺结节的恶性概率进行早期评估至关重要。随着 LDCT

筛查的广泛开展,更多的亚厘米级的肺结节被发现。亚厘米级肺结节多数没有短毛刺征象,因此需要获得更多的临床信息,例如,年龄、性别、吸烟史、个人肿瘤史、结节直径、肺上叶病灶、短毛刺征、边缘光整、空泡征和肿瘤标志物等,来支持或佐证对早期肺癌的鉴别。

4. 呼吸介入诊断

(1) 经皮肺穿刺活检术:经皮肺穿刺活检术常用于周围型肺癌的诊断,主要在CT下进行,它在AIS的诊断、分期和治疗方案的制定中具有至关重要的作用。依据不同的活检针类型,经皮肺穿刺活检可分为细针抽吸活检(fine-needle aspiration biopsy,FNAB)和空芯针穿刺活检(core needle biopsy,CNB)两大类。为了克服微小病灶CNB阳性率低以及咯血风险高的缺点,临床上越来越多地采用经同轴隧道式肺活检技术。

经皮肺穿刺活检的适应证:需明确性质的孤立或多发的SSN或SN等;支气管镜、痰细胞学检查和痰培养无法明确诊断的局灶性肺实变;怀疑恶性的GGN;已知恶性但需明确组织学类型或分子病理学类型的病变;疾病进展或复发后,局部组织学或分子病理学类型的再评估。

经皮肺穿刺活检的绝对禁忌证:严重的心肺功能不全和凝血功能显著异常。

经皮肺穿刺活检的相对禁忌证:解剖学或功能上的孤立肺;穿刺路径上有明显的感染性病变;肺大疱、COPD、肺气肿及肺纤维化;机械通气。

(2) 经支气管镜肺活检术(transbronchial lung biopsy,TBLB):此术是诊断肺癌的重要手段之一,具有较高的安全性。引导支气管镜技术是将经支气管诊疗器械引导至目标病变的一系列辅助技术,包括细支气管镜或超细支气管镜、径向支气管内超声(radial endobronchial ultra-sound,R-EBUS)、引导鞘管(guide sheath,GS)以及虚拟、电磁或多模态增强现实导航支气管镜和锥形束CT(cone beam CT,CBCT)等。

目前以虚拟或电磁导航支气管镜联合(R-EBUS-GS)为核心的组合技术已将肺癌诊断的综合敏感度提高至72%~77%,并且其操作相关风险较低,气胸发生率为0.7%~2.0%;而引导支气管镜技术对肺结节的总体诊断率为70%,对直径不超过2cm和大于2cm的肺结节的诊断率分别为61%和83%。新型成像技术如光学相干断层扫描和激光共聚焦显微内镜可提供组织和细胞层面的高分辨率图像,也可用于辅助指导活检操作。

5. 组织样本的处理和检测

(1) 标本的处理：离体标本的规范化处理对维持肿瘤细胞的形态结构、IHC 结果的可靠性以及基因检测所需样本的提取质量等均具有重要的意义。经支气管、经纤维支气管镜、经皮肺穿刺活检以及手术切除获得的组织，应立即放入 10% 的福尔马林缓冲液中予以固定。

(2) 病理诊断：肺部 GGN 的精确组织学分类对于临床治疗策略的制订必不可少。根据标本类型和来源的不同，诊断的层次和要求亦存在差异。对于初步诊断的 GGN 活检或细胞学标本，主要使用 2021 WHO 分类标准进行诊断。在多种危险因素和驱动基因突变的作用下，支气管黏膜上皮和肺泡上皮可发生一系列的形态学改变。首先是前驱病变，即在炎症或其他病理情况下常见的基底细胞增生、上皮鳞化以及肺泡上皮增生现象；进而在此基础上进展为基底细胞、鳞化上皮细胞、Ⅱ型肺泡上皮细胞或克拉拉细胞的不典型增生，包括 AAH；这些病变如果进一步发展，即可发生 AIS（既往称为细支气管肺泡癌）。AIS 是一种局限性的结节（直径不超过 30 mm），多为非黏液性，罕见情况下可出现原位黏液性腺癌，也可能发生同期多发性 AIS。以上 3 类均属于前驱病变。

对于发生恶变的 GGN，确定浸润程度至关重要。①MIA 是一种（直径不超过 30 mm）孤立性腺癌，以贴壁模式生长为主，并且浸润灶最大直径不超过 5 mm；通常为非黏液性，罕见黏液性；根据定义，MIA 是孤立、分散的结节。②IAC 以腺泡、乳头状、实性或微乳头状等浸润性方式生长，其浸润性成分应至少存在于一个最大直径为 5 mm 以上的结节中。MIA 和 IAC 属于ⅠA 期肺癌（包括ⅠA1、ⅠA2、ⅠA3）。

(3) 基因检测：已有研究证实多种基因改变可以影响治疗的选择，因此对肺癌标本进行基因改变的检测，对于确定潜在有效的靶向治疗具有重要的意义。目前，临床上大多使用实时聚合酶链反应（real-time polymerase chain reaction，RT-PCR）、桑格测序（Sanger sequencing）、荧光原位杂交（fluorescence in situ hybridization，FISH）以及二代测序（next generation sequencing，NGS）等方法进行检测。广泛的基因组分析可能是检查潜在耐药机制的最有效方法。

六、多发性肺结节的外科介入指征

对于多发肺结节，目前没有具体的指南发布，而在其他相关指南及文献中，有相关但不完全的描述。我们对 NCCN、Fleischner 学会等发布的相关诊疗指南中关于多发肺结节的资料进行了整理。

1. NCCN 肺癌筛查指南

2020NCCN 肺癌筛查指南中无多发 SN 指南，而多发非实性结节可分为 pGGN 和优势结节具有部分实性成分。pGGN 非实性结节在随访或每年的 LDCT 检查中若发现结节增长大于 1.5 mm 且结节不小于 20 mm，可以在 6 个月后复查 LDCT 或考虑活检或外科手术切除。针对 PSN，当结节不小于 6 mm 且实性成分为 6～7 mm，3 个月后复查 LDCT 或考虑 PET/CT 评估恶性风险。当实性成分不小于 8 mm，行胸部增强 CT 和(或)PET/CT 评估恶性风险。评估为高危时应行活检或手术切除。PSN 随访或每年 LDCT 中：①随访 LDCT 无变化，但结节不小于 6 mm 且实性成分不小于 8 mm，可 6 个月后再做 LDCT，如无变化则每年复查 LDCT；或行 PET/CT 评估，若高度怀疑肺癌应行活检或手术切除。②增长大于 1.5 mm 或发现新结节，其实性成分不小于 4 mm 时应行胸部增强 CT 和(或)PET/CT 评估，若高度怀疑肺癌应行活检或手术切除。

NCCN 肺癌筛查指南对外科介入时机给予了推荐，但同时也有其他处理方法，所以具体情况还是需要临床医生来判断，由其决定是否需要外科介入。

2. Fleischner 学会指南(2017)

① 多发 SN：使用最可疑的结节作为管理指南。随访间隔可能因结节大小和风险而异。大小分为以下 3 个等级：直径小于 6 mm(体积小于 100 mm^3)、6～8 mm(体积为 100～250 mm^3)、直径大于 8 mm(体积大于 250 mm^3)。风险分为低风险与高风险。危险因素包括：结节大小和形态、结节位置、结节增长率、肺气肿和纤维化、年龄、性别、种族、家族史、烟草和其他吸入致癌物等。根据美国胸科医师协会建议，低风险因素包括年龄较小、少抽烟、结节较小、边缘规则以及结节位于肺上叶以外区域；高风险因素包括年龄较大、大量吸烟、结节较大、边缘不规则或呈毛刺状以及结节位于肺上叶。对于多个直径小于 6 mm 的非钙化 SN，不建议进行常规随访，但对于高危患者，可以考虑进行 12 个月的随访。对于多个至少有一个结节直径为 6 mm 或更大的非钙化 SN，建议在 3～6 个月进行随访，然后根据风险大小选择在 18～24 个月进行第二次随访。如果存在更大或更可疑的结节，则应按照单发结节管理指南进行随访。② 多发 SSN：直径不小于 6 mm(体积大于 100 mm^3)在 3～6 个月后进行 CT 检查，并根据最可疑的结节进行后续处理；多个

直径不大于 6 mm 的 pGGN 通常是良性的，但应考虑对选定的高危患者在 2 年和 4 年时进行随访。该指南中只有大方向的描述，无具体时机推荐。

3. 美国胸科医师协会(2023)

指南中建议对多发 SSN 的患者进行活检时，活检应针对主要病变；除手术外，还可以考虑将替代局部疗法作为完整治疗计划的一部分。与手术计划一样，整合结节大小和位置以及患者的肺功能等因素对于多结节的非手术治疗方法至关重要。

4. 亚洲共识(2016)

指南提到若患者具有 1 个优势结节和 1 个或多个其他的小结节，专家组建议每个结节独立评估，不可否定根治性治疗，并且如果可以，可考虑通过组织病理学证实是否为转移。

5. 肺结节诊治中国专家共识(2024)

对于多发性肺结节，此共识中提到：①评估中发现有 1 个占主导地位的结节和(或)多个小结节者，建议单独评估每个结节，并应用 AI 和人机 MDT 评估，对要求个体化诊疗者辅以 CAC 或 PET/CT 评估，除非有组织病理学证实转移，否则不可否定根治性治疗。②对于多发性 pGGN，至少 1 个结节直径大于 5 mm，但小于 10 mm，又没有特别突出的病灶时，推荐首次检查 3 个月后再行 CT 随访；如无变化，其后也应长期随访，但间隔期可适当放宽。如果结节增多、增大，应缩短随访周期，或通过评估病灶部位、大小和肺功能情况，选择性局部切除变化明显的病灶。③PET/CT 有助于诊断是否存在转移，并指导进一步评估。④对有多发性肺结节的患者进行分类和选择最佳治疗存在困难时，建议多学科讨论。⑤可考虑应用新技术如超声支气管镜(endobronchial ultra-sound，EBUS)、虚拟导航支气管镜(virtual navigation bronchoscope，VNB)和 ENB 等在一次检查操作中对多个较小的周边病灶进行活检和组织病理学评估。

6. 多发磨玻璃结节样肺癌多学科诊疗中国专家共识(2024)

对于多发 GGN，该共识推荐对符合以下标准的主病灶，手术切除的预后好：最大径不小于 15 mm 的持续性 pGGN，实性成分不小于 5 mm 或 CTR≥25%的持续性 mGGN；影像学形态如分叶征、毛刺征、胸膜凹陷征、支气管充气征、空泡征、血管集束征或血管在结节内扭曲扩张及囊腔型等恶性征象；动态随访后稳定或增长(结节最大径增长不小于 2 mm 或实性成分增加)。建议术前采用 MDT 工作模式和医患共同决策,基于以下原则讨论制订个体化治疗方案。① 在符合肿瘤学原则、保留肺功能的前提下,尽可能通过一次麻醉同期手术切除病灶,在大多数情况下没有必要切除所有结节;② 优先处理主病灶,兼顾次要病灶;③ 治疗时机及方式主要根据结节大小、实性成分、位置、数量、病理亚型、年龄、心肺功能、既往肺部病史等选择,尽量避免复合肺叶、双侧肺叶(右中叶除外)或全肺切除;④ 主病灶以肺叶切除或肺段切除为主,次要病灶采取肺段切除或楔形切除;对位于同侧肺内 1/3 或对侧,并且实性成分小于 5 mm 或 CTR<25% 的病灶可密切随访或热消融。若患者术后仍有残留病灶,则根据残留病灶进行随访。对于淋巴结清扫范围,该共识推荐术前影像学显示实性成分小于 5 mm 或 CTR<50% 且术中冰冻以贴壁生长为主的 IAC,可选择性纵隔淋巴结采样 1~3 组。

总的来说,手术是多发 GGN 样肺癌的首选治疗方式,既要考虑根治性,也要考虑保护肺功能。

7. 上海市肺科医院磨玻璃结节早期肺腺癌诊疗共识(第一版)

对于多发 GGN,此共识提出了相对详尽的治疗建议,整理如下:①多原发肺癌的手术治疗原则为主要病灶优先,兼顾次要病灶。②如多个 GGN 处于同一肺叶内,可行多处肺楔形切除、肺段切除或肺叶切除;如多个 GGN 位于同一侧的多个肺叶内,应根据病灶的位置,个体化设计手术方式,在符合肿瘤学原则的基础上,以尽可能保留肺功能为宜,不推荐行全肺切除术;如多个 GGN 位于双侧肺内,可同期或分期行双侧 VATS 肺切除术,行双侧肺切除术者,同期双侧肺叶切除需慎重考虑,肺的总切除范围不宜超过 10 个肺段。③应优先处理主要病灶;对于次要病灶,如在同侧,且位于优势部位,可考虑同期手术切除,如在对侧且考虑为浸润前腺癌,即 AAH 或 AIS,可密切随访。对于存在残余病灶的患者应进行密切随访,若随访过程中病灶出现进展,可根据患者情况,考虑再次行手术、SBRT 或多学科综合治疗。对于淋巴结清扫范围,该共识推荐清扫或采样 3 组 6 个以上纵隔淋巴结,至少包括第 7 组淋巴结。总的来说,对于肺部多发 GGN 疑诊多原发肺癌时,应评估纵隔淋巴结情况(行 PET/CT、EBUS 或纵隔镜检查),如果 N_2 淋巴结阳性,则不推荐手术治疗;如果 N_2 淋巴结阴性,可根据患者病灶分布和全身状况来决定是切除所有病灶,还是只切除主要病灶。

七、结语

当前对于多发肺结节的诊治尚没有明确且具有指导性的临床指南,特别是在亚厘米 pGGN 以及主要病灶切除后在剩余病灶的处理问题上仍存在较大的争议。多个相关指南中多发性肺结节的处理原则为主要病灶优先，兼顾次要病灶，综合选择治疗方案。多发性肺结节的处理方式与主要结节的大小、患者的肺癌患病风险大小以及肺结节的发展变化相关，而有关具体外科介入的时机还要依靠临床医生的判断。

多学科团队诊疗模式是指由多学科专家围绕某一种或某一系统疾病的病例进行讨论，在综合各学科意见的基础上为患者制订最佳治疗方案的治疗模式。MDT 诊疗模式有利于促进临床跨学科交流和融合，有利于临床研究与基础研究的整合发展，强化跨学科团队合作与核心人才的培养，促进医疗资源的优化配置。MDT 方案的确立和后期实施，可提高工作人员积极性和心理健康，提高对疑难问题的决策效率。肺结节 MDT 主要由胸外科、呼吸内科、肿瘤内科、放疗科、介入科、影像科、病理科等专家组成。有研究显示，在发展中国家，MDT 对小的实性肺结节的诊断准确性更高。Ung 等学者的研究显示，MDT 会议对 58% 的肺肿瘤患者的管理计划产生了重大的影响。

CT 检查是评估肺结节恶性风险的重要方法，而人工智能的应用为改善风险预测的准确性提供了可能。一项多中心研究基于机器学习算法进行模型构建，通过跨国多中心队列进行验证，得出该预测模型在多发性肺结节的快速辅助决策中有稳健表现的结论。David 等学者的研究显示，与 Brock 预测模型相比，肺癌预测卷积神经网络（Lung Cancer Prediction Convolutional Neural Network，LCP-CNN）评分可以在不遗漏癌症的情况下识别出更多的良性肺结节。这有可能大大地减少本来所需的 CT 扫描次数，从而节省大量资源，为肺结节的评估提供了一种选择。

刘丹等学者的研究将肺结节早期筛查纳入肺癌规范诊疗体系，建立包括健康人群筛查队列、肺结节患者队列、肺癌患者队列在内的三大研究队列，在系统并持续收集、分析各队列人群临床诊疗相关大数据后，得出肺结节/肺癌患者全程管理项目可实现肺结节高效筛查、随访与诊疗的结论，这一管理方法值得相关医疗机构借鉴。

对于无法手术切除的肺癌患者，他们在传统的放化疗中获益有限，许多新的局部治疗方法陆续产生，比如 SBRT、消融治疗等。有研究表明，SBRT 与早期肺癌手术切除具有相似的预后效果。据文献报道，对于同侧或对侧肺叶中出现同步性肺结节的患者，相比于广泛的根治性外科手术，SBRT 表现出相对较好的效果。

通过无创的方式来实现对多发性肺结节的综合评估是未来发展的方向之一,如 ctDNA 是肿瘤细胞坏死或凋亡后释放到外周血中的游离 DNA,是一种特征性的肿瘤标志物。有研究表明,与健康人群相比,NSCLC 患者的外周血 ctDNA 水平明显升高,并且与原发肿瘤组织具有一致性。Chen 等学者的研究显示,可以使用血浆中的一组甲基化启动子基因来检测早期 NSCLC,这种方法具有较高的灵敏度和特异度,甚至可以将检测范围扩展至亚厘米结节。又例如,外泌体所包含的各种蛋白质、核酸等生物活性内容物对受体细胞的生物学性状及肿瘤微环境发挥重要的调节作用。外泌体源性小分子核糖核酸(miRNAs)有望在临床上成为新型的肺癌早期诊断和预后判断的生物学标志物。

总的来说,越来越多的相关研究使多发性肺结节的处理向更加精准、无创以及个体化的方向发展。

第17章

早筛肺癌、预测复发神器之液体活检

肺癌是发病率和死亡率最高的恶性肿瘤,早期诊断和预测复发的意义重大,目前血清经典肿瘤标志物和LDCT仍有局限。肿瘤液态活检是目前最具发展潜力的肿瘤无创诊断和实时疗效监测手段,区别于传统的临床诊断手段,该方法具有简便、安全、无创、实时等特点。广义而言,肿瘤液态活检主要是指以外周血液为主的体液标本中细胞及核酸的检测,通常包括CTC和ctDNA两大类,是目前精准医疗的最前沿领域之一,临床应用价值极其显著,在肿瘤的诊疗领域具有良好的应用前景。

肺癌每年新发病率约占全部肿瘤的12%,死亡人数占癌症总死亡人数的20%左右,是发病率和死亡率最高的恶性肿瘤。血清中经典肿瘤标志物对诊断肺癌的敏感度较低,特异度较差,无法满足临床诊断需求。CT可检出体积较小的肿瘤,然而筛查的假阳性率较高。因此,亟须寻求一种简便的生物标志物来作为肺癌的诊断工具,降低误诊率。随着液体活检技术的发展,从细胞学和分子生物学层面进行精准诊断已成为具有前景的检测手段。

肿瘤患者血液中存在少量CTC以及由坏死癌细胞释放的少量ctDNA。通过检测血液中的CTC和ctDNA对患者肿瘤进行诊断与监测的方法称为液体活检。在临床实践中,获得肿瘤患者组织样本只有手术活检和穿刺活检两种。相比于传统的活检方法,液体活检具有不良反应小、操作简单、能重复取样等优点。

一、液体活检的发展历程

1. CTC技术的发展历程及现状

在1896年,澳大利亚学者Ashworth在一例转移性肿瘤患者血液中首次观察到从实体肿瘤中脱离并进入血液循环的肿瘤细胞,并率先提出了CTC的概念。不过长时间以来CTC的检测并未在肿瘤患者的防治中发挥应有的作用,主要原因就是检测技术未取得突破性进展。从 20 世纪末以来 CTC 检测技术得到了不断的改进，随之带来的是 CTC 检测在临床上的应用。

（1）第一代 CTC 技术——CellSearch 的发展历程：第一代 CTC 技术采用的是磁珠捕获法。早在 1983 年能够捕获 CTC 的磁珠就被 Immunicon 公司发明，其后 Immunicon 公司不断完善该技术并发展出特定 CTC 染色技术。公司在 1993—2003 年完成一系列的临床实验后，CTC 检测系统 Cellsearch 于 2004 年获得美国 FDA 批准用于转移性结直肠癌、乳腺癌和前列腺癌的临床检测。强生（Johnson & Johnson）下属子公司 Veridex 在 2008 年收购了 Immunicon 公司的 CTC 业务，并将其发展至今。CellSearch 系统是美国 FDA 批准的唯一临床使用的 CTC 检测系统，该系统于 2012 年获得我国 CFDA 进口器械注册，从而成为国内唯一用于临床的 CTC 检测系统。由于其在临床使用的唯一性，CellSearch 系统是目前 CTC 检测的"金标准"。

在临床检测中，标准操作是抽取患者 7.5 mL 血液，通过 CellSearch 系统检测其中含有的 CTC 数量。临床数据表明，正常人和良性疾病患者 CTC 含量极少，而转移期患者根据其病情严重程度不同在血液中分布含有不同数量的 CTC。通过检测 CTC 的数量能够帮助医生判断患者的病情严重程度，并为此制订合适的治疗方案。

（2）第二代——CTC 检测技术前沿：为提高 CTC 检测的灵敏度和发展对捕获 CTC 细胞进行后续分析的能力，在研的第二代 CTC 检测采用了多种技术路线。与第一代技术不同的是，第二代 CTC 无论从技术还是市场方面均处于早期阶段，技术方面尚没有统一的标准，许多公司采用不同的技术路线实现对 CTC 的捕获。目前还很难判断哪一种技术路线将成为行业标准。

2. ctDNA 技术的发展历程及现状

1948 年首次在人体血液中发现存在 ctDNA，肿瘤患者的 ctDNA 则发现于 1977 年。1994 年发现肿瘤患者的 ctDNA 与其体内肿瘤细胞基因突变类似，直到 2000 年以后，分子生物学与基因测序技术的发展使得 ctDNA 的突变检测技术不断成熟，相关研究也越来越多。

从当前研究角度讲，ctDNA 在临床应用的潜力非常广泛，主要涉及到肿瘤早期筛查、肿瘤动态监测、耐药基因突变检测、评估肿瘤异质性及复发风险等作用。从已有的临床实验来看，ctDNA 的检测平台一般为第二代基因测序与数字化

PCR,适应证集中在 NSCLC、乳腺癌、大肠癌、皮肤癌等常见肿瘤。目前在国内市场,ctDNA 已经开始应用于临床。

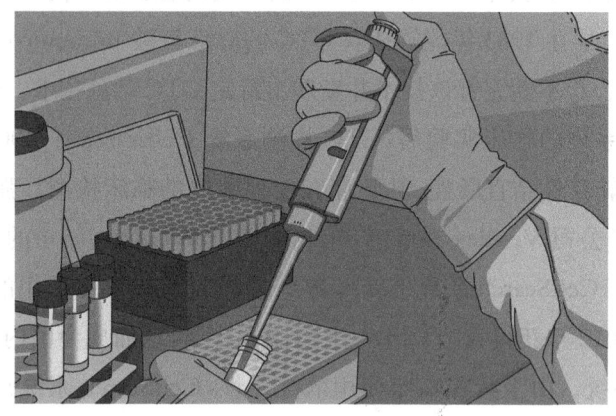

图 17-1　DNA 检测

二、液体活检的临床意义

1. 液体活检可以解决临床取样的难点

临床上获取患者肿瘤组织样本只有手术活检及穿刺活检两种方法。转移期肿瘤患者体内可能有多个肿瘤病灶,具体到从哪个病灶获取肿瘤组织样本是一大问题。临床研究表明,患者体内肿瘤细胞呈现很强的异质性,即肿瘤患者体内存在多种肿瘤细胞,不同肿瘤细胞的基因型不同,往往需要采用不同的治疗方案。在临床诊断上,获取患者体内肿瘤细胞的综合信息是精准医疗的基础。假设肺癌患者体内有 3 个肿瘤病灶,不同位点之间的肿瘤细胞基因型是不同的。无论穿刺活检获得哪个病灶的肿瘤组织,所得到的信息都是片面的。但是每个病灶的肿瘤细胞或者肿瘤 DNA 都可能进入血液循环,通过液体活检收集 CTC 或者 ctDNA 能够获得患者体内肿瘤基因或者蛋白表达的全面信息,能够更加精准地指导个性化用药。

2. 液体活检可以实现对患者的早期诊断及高频监测

肿瘤细胞在药物作用下会自我进化从而产生耐药性。肿瘤细胞的基因变化是导致耐药性的根本原因,临床上需要对患者体内肿瘤基因变化进行高频监测才能做到及时准确用药。手术和穿刺活检一年内最多只能做 2～3 次,但是重症患者往往还不能进行手术或者穿刺,因此现有的临床采样技术不能满足高频检测的需求。

但 CTC 和 ctDNA 通过简单的静脉抽血即可获得患者体内肿瘤细胞及 DNA 的信息，可以有效地满足高频监测的需求。

在标准诊疗流程中，医生会在手术及药物治疗前通过穿刺活检对肿瘤患者进行诊断与分型，在药物治疗之前依靠 CT、MRI 等影像学检测来判断患者是否应答。但是穿刺活检在检测频次上有较大的局限性，影像学检测判断药物的有效性有较强的滞后性。液体活检有望改变未来的诊疗流程，通过不断的高频监测随时发现患者体内肿瘤的变化，提高医生用药的精准度。

3. 液体活检可以降低医疗成本

根据美国 Medicare 对肺癌穿刺活检费用分析，普通穿刺活检的费用为 8869 美元。约 20% 的穿刺活检会导致并发症，穿刺活检与并发症治疗的费用将达到 37 745 美元。对医疗保险来说，平均每次穿刺活检的成本为 14 634 美元。第一代 CTC 技术 Medicare 报销额度为 369 美元，第二代 CTC 与 ctDNA 技术费用为 800~1000 美元。由于是抽血检测，一般不会产生并发症。从成本的角度，医疗保险有较大的动力推动液体活检的 CTC 与 ctDNA 技术对穿刺活检技术的替代。

三、CTC 及其临床意义

1. CTC 的定义

1896 年，澳大利亚医生 Ashworth 首次提出循环肿瘤细胞（CTC）的概念，即 CTC 是指原发肿瘤或转移灶脱落后释放入外周血中随血液循环的肿瘤细胞。随着检测手段和技术方法的不断进步，CTC 检测与研究逐渐成为当前肿瘤研究的热点和焦点。理论上，外周血中 CTC 的出现是肿瘤远处转移的前提，是形成转移灶的关键环节。因此，CTC 检测对肺癌的早期诊断、临床分期、治疗及预后评估具有重要的临床意义。

CTC 的产生机制：从肿瘤组织中脱落，进入外周毛细血管，在外周血中避免失巢凋亡，避免免疫杀伤，促进肿瘤新生血管生成。

肿瘤上皮-间质转化（EMT）过程与 CTC 从肿瘤组织中脱落有关。肿瘤自身分泌的细胞因子可以调控其血管内渗特别是形成侵袭性伪足，促进 CTC 进入外周毛细血管。当肿瘤细胞进入外周血液中后，其受到机体免疫细胞的攻击、血液流体剪切力的影响以及失去细胞外基质的营养和黏附作用，最终导致 CTC 大量凋亡。鉴于 CTC 抗失巢凋亡能力较弱，因此 CTC"抱团"形成 CTC 簇，有助于帮助其逃避失巢凋亡。侵袭性的 CTC 能促进肿瘤新生血管的生成，肿瘤新生血管生成又促进 CTC 生长和转移。

2. CTC 的检测方法

目前，对于 CTC 的捕获方法主要是基于其本身的物理特性和免疫学特性。物理特性包括膜过滤法、电泳法和密度梯度离心法。免疫特性主要是利用 CTC 分子抗原与免疫磁珠抗体结合再进行磁性分离。由于 CTC 在外周血液循环中的数量极少，我们在捕获这些细胞的同时更要对这些细胞进行鉴别分选，证实确为 CTC。其鉴别主要采用上皮细胞分子标志物和间质细胞分子标志物。鉴定的方法主要包括 IHC、FCM 检测法、PCR 以及 RT-PCR、CTC 单细胞测序等。

目前，在肺癌诊疗中，检测 CTC 的临床价值成为研究热点，CTC 计数与表型分析在肺癌早期诊断、疗效评价、预后预测以及个体化治疗等方面有重要的价值，潜在的临床应用前景十分可观。

3. CTC 在肺癌诊疗中的临床意义

（1）CTC 与肺癌的早期诊断：CTC 在肺癌早期诊断方面有较大的应用潜力。研究显示，CTC 可作为包括肺癌在内的多种癌症的诊断标志物。CTC 的检测可作为监测 SPN 和诊断筛查早期肺癌的生物标志物，联合检测 CTC 和 CEA 可显著提高肺腺癌的早期检出率（灵敏度为 70.2%，敏感度为 79.3%），有助于肺腺癌的早期诊断。

（2）CTC 预测 SCLC 化疗耐药性：SCLC 的化疗耐药是临床治疗的一大难题。Su 等对 48 例 SCLC 患者的 CTC 进行单细胞测序，依据拷贝数变异（copy number variation，CNV）建立评分系统以评估 SCLC 患者初始化疗疗效。与高 CNV 患者相比，低 CNV 患者在一线化疗后无进展生存期（progression-free survival，PFS）和 OS 显著延长，表明不同 CNV 水平的 CTC 具有预测 SCLC 患者的化疗疗效的潜能。同样，Carter 等从 6 例化疗耐药及 7 例化疗敏感的 SCLC 患者中分离出 88 个 CTC，对 CTC 进行全基因组扩增，建立基于 CNV 的化疗耐药预测模型，该模型在另外 18 例患者的 CTC（112 个）和基于 6 例 SCLC 患者的 CDX 中得到验证，根据 CNV 将 SCLC 患者分为化疗敏感性或化疗难治性，分组的准确率达到 83.3%。上述研究表明，通过 CTC 能发现不同患者间遗传模式的差异，可用于探究产生药物耐药的机制，并推动个性化治疗的进步。

（3）CTC 预测肺癌预后：多项大型队列研究均表明，晚期肺癌患者中外周

CTC的高基线计数及计数升高与预后不良相关,Meta分析表明,基线CTC计数与肿瘤分期、淋巴结转移和预后显著相关。但由于不同CTC表型的预后不同,不同检测方法制定的截断值不同,尚未对CTC的截断值进行标准化,无法确保结果的可重复性。

(4) CTC有助于揭示肿瘤转移机制:单细胞测序能深入探索细胞与细胞之间的异同,揭示特定CTC亚群与肿瘤转移的相关性。Ni等对肺癌患者外周血单个CTC进行全基因组扩增和测序,在肺腺癌和SCLC患者中均发现来自相同患者的不同CTC展现出高度一致的全基因组CNV,并且和同一患者的转移肿瘤组织的CNV一致,但区别于原发肿瘤。该研究还发现,不同肺腺癌患者的CTC中CNV具有高度的相似性。异质性是恶性肿瘤的重要特征,在CTC中观察到的高度一致的CNV模式提示,特定的CNV在肿瘤形成及转移中发挥重要的作用。同样,Gao等学者的研究也发现,原发病灶肿瘤细胞的CNV经历不同的中间状态逐步积累,最终单个CTC与转移病灶组织表达相同的CNV模式,这表明,肿瘤的转移过程存在基因组拷贝数变化的趋同选择,有助于了解癌症的转移机制。

(5) 细胞程序性死亡-配体1(PD-L1)在CTC表达中的临床意义:根据KEYNOTE-024试验结果,在PD-L1表达≥50%且未发生肺癌驱动基因突变的ⅡB至Ⅳ期NSCLC患者中,帕博利珠单抗已获批准使用于PD-L1表达阳性的患者。但有研究者在临床使用过程中发现,部分肿瘤活检PD-L1阴性患者也会受益于PD-1/PD-L1抑制剂治疗,这说明仍需要继续探索更精准的方法用以预测治疗疗效,而CTC作为细胞整体可对PD-L1的表达进行检测。从NSCLC患者中分离的CTC评估PD-L1表达是可行的,但由于检测技术不同,PD-L1在CTC的检出率存在较大的差异(23.0%~95.0%)。已有多项研究表明,CTC中PD-L1的表达与预后不良相关,PD-L1表达阳性的CTC[PD-L1(+)-CTC]基线数量高及治疗后数量升高通常预示较差的预后。Dong等在114例可手术的NSCLC患者的研究表明,基线肺静脉PD-L1(+)-CTC与预后不良相关。Boffa等在112例NSCLC患者的研究表明,基线时外周血PD-L1(+)-CTC每毫升不大于1.1个的患者,其2年生存率为31.2%,而PD-L1(+)-CTC每毫升不大于1.1个的患者,其2年生存率为78.8%($P<0.01$)。Kallergi等学者在30例接受化疗的NSCLC患者中发现,基线PD-L1-CTC每毫升大于3个的患者,其PFS较短($P=0.02$)。同样,Nicolazzo等的研究发现,在接受纳武利尤单抗治疗的患者中,PD-L1(+)-

CTC 数量的增加与疾病进展相关。PD-L1 在 CTC 的表达预示疾病进展可能与 PD-1/PD-L1 介导的免疫逃逸有关。目前的研究表明,CTC 的 PD-L1 表达尚无法预测 PD-1/PD-L1 抑制剂的治疗疗效,仍需要更多的研究探索 PD-L1(+)-CTC 与 PD-1/PD-L1 抑制剂治疗疗效的关系。

四、基于 ctDNA 的微小残留病灶及其临床意义

1. MRD

MRD 常称为微小残留病灶(minimal residual disease),是指癌症治疗后残留在体内的少量癌细胞(对治疗无反应或耐药的癌细胞)。使用"minimal"(微小)这个词,是因为它在文献和临床专家中更常用。不过,"minimal"这个词可能具有误导性,虽然残留的癌细胞数量可能很少,不会引起任何体征或症状,但它们有可能导致癌症复发,因此低水平的病变在预后和治疗决策方面也可能具有重要的意义。"measurable"(可测量)一词可更准确地描述残留在患者体内的癌细胞的存在。NCCN 指南同时使用了"minimal residual disease"(微小残留病灶)和"measurable residual disease"(可测量残留病灶)两个术语。此外,可行性研究表明在分子水平上检测多种癌症类型的 ctDNA 同样具有临床效用,在文献和临床专家中有时也会使用"molecular residual disease"(分子残留病灶)一词。

MRD 是一种生物标志物,阳性结果意味着癌症治疗后仍可检测到残留(剩余)病灶(发现癌细胞,癌症治疗后残留的癌细胞会变得活跃并开始繁殖,导致疾病复发),阴性结果表示癌症治疗后未检测到残留(剩余)病灶。医生可使用 MRD 来衡量治疗的有效性,并预测哪些患者有复发的风险:可帮助医生动态监测和确认疾病的缓解情况,早期发现复发迹象,并尽早开始治疗;可告诉医生初始治疗效果如何,如果标准治疗方案效果不佳,医生会更改治疗方案,以更有效地获得疾病缓解。

ctDNA 是血液中肿瘤衍生的片段化 DNA(大约 130~150 bp),ctDNA 直接来自肿瘤或 CTC,主要由单链或双链 DNA 以及单链与双链 DNA 的混合物组成,存在于血浆或血清中。ctDNA 中常包含突变、缺失、插入、重排、拷贝数异常以及甲基化等相关基因突变信息。ctDNA 的半衰期较短致使其成为敏感的实时肿瘤负荷标志物,它的存在可能反映了影像学上看不见的微转移。目前以 ctDNA 作为 MRD 的指标最常见。

2. ctDNA 的检测方法

近年来,国内外在实体肿瘤中基于 ctDNA 的 MRD 评估(ctDNA-MRD)的临床数据和证据越来越多,开启了实体肿瘤 MRD 检测的热潮。在基因测序方面,PCR 技术在 ctDNA 检测中从第二代到第三代的迭代完成了特异度和灵敏度的提升(灵敏度从 0.1% 到 0.001%),但因不能全面检测驱动变异之外的突变,这限制了它在多重检测中的应用。基于 NGS 对实体肿瘤 ctDNA-MRD 检测的技术流派主要有两大类。

(1)肿瘤知情分析(tumor-informed assays):对原发肿瘤组织进行测序以鉴定患者的特异基因组变异图谱,然后设计引物定制基因组合或使用固定基因组合进行个性化的 ctDNA 检测分析。

(2)肿瘤不知情分析(tumor-uninformed assays):即无需原发肿瘤组织,仅依赖于一组预先选定引物/探针设计的与癌症类型相关的固定基因组合进行 ctDNA 检测分析,常在检测 ctDNA 突变的同时,辅以 ctDNA 甲基化或片段组学等多组学方法。该法弥补了肿瘤组织样本不足或监测位点不足或 TAT 过长等问题。

肿瘤知情分析的技术策略更符合大众的认知,在保证高特异度的前提下,可通过监测多位点的样本水平进一步提高其灵敏度,技术门槛相对来说不是特别高。肿瘤不知情分析技术策略更类似于早筛,通过提高位点水平检测灵敏度再辅以 ctDNA 甲基化或片段组学并结合机器学习算法进一步提高其灵敏度和特异度,技术门槛相对来说较高。

实体肿瘤 MRD 检测的 3 个关键要素:①必须具有高灵敏度;②必须快速且易于使用;③必须具有成本效益。其中 3 个关键要素中最重要的是①和②,这也就意味着在开发非个性化 MRD 检测基因组合(第②点)的同时必须进一步提高其检测灵敏度(第①点)。利用表观遗传学 ctDNA 甲基化的方法大大提高了检测灵敏度。它可以在不改变肿瘤基因序列的情况下控制基因的表达,它所关注的不是肿瘤基因组中的基因突变,这些表观基因组"标记"在不同患者之间甚至在不同癌症之间更相似,表观遗传学变化比肿瘤突变多得多,使其成为新的 MRD 检测的理想候选者。

基于 DNA 甲基化和突变两个维度的 MRD 检测方法可以识别更多的高危患者,并预测 NSCLC 的 DFS。

2021 年 11 月,*Clinical Cancer Research*(中国科学院 1 区 TOP 期刊,IF =

12.531)发表了 LUNGCA 研究,该研究是刘伦旭教授团队牵头发起的大规模、多中心、前瞻性肺癌预后分子标志物的研究。2017 年 9 月至 2020 年 5 月共入组 330 例 Ⅰ~Ⅲ 期 NSCLC 患者,检测这些患者的肿瘤组织标本($n=330$)和围手术期(术前、术后 3 天和术后 1 个月)血浆标本($n=950$)。其结果发现,术前 ctDNA 阳性患者中 46.4%(32/69)出现术后复发,而阴性患者中仅 14.6%(38/261)术后复发($P<0.001$)。术后 1 个月内 ctDNA-MRD 阳性患者的复发率为 80.8%(21/26),显著高于阴性患者的 16.2%(49/303)($P<0.001$)。术后 ctDNA-MRD 状态是术后患者复发预测的显著指标(HR,11.1;95% CI:6.5~19.0;$P<0.001$)。多因素 Cox 分析显示术后 ctDNA-MRD 阳性是患者 RFS 缩短的独立危险因素($P<0.001$),并且 ctDNA-MRD 状态在多因素 Cox 分析中对 RFS 预测的相对贡献度高于 TNM 分期等临床变量的总和。这揭示了围手术期 ctDNA 能有效预测 NSCLC 患者的术后复发,可作为 NSCLC 患者术后早期检测 MRD 的可靠指标。

吴一龙教授牵头设计开展的早中期肺癌 MRD 研究成果在 *Cancer Discovery* (IF=39.397)上发表。其研究共入组 261 例 Ⅰ~Ⅲ 期(最大径≥2 cm)NSCLC 患者,经过根治性切除术后进行动态外周血 ctDNA-MRD 监测。研究显示,若患者术后一直保持 MRD 阴性,仅有 3.2% 发生复发转移,复发风险极低,可被认为是潜在已治愈人群;若患者术后出现 MRD 阳性,其后续出现复发的概率高达 90% 左右。另外,MRD 阳性人群可以从辅助治疗中获益,而 MRD 阴性人群接受辅助治疗并没有生存获益,据此可以减少不必要的化疗,这对肺癌术后精准辅助治疗决策有重要的价值。对于复发风险比较高的 Ⅱ~Ⅲ 期患者,分析发现患者 MRD 转阳或者复发的高峰出现在术后 18 个月左右。目前,一般建议术后 MRD 监测跟随患者复诊同步进行,但是对于监测截止时间无明确界定,这一研究结果提示至少应该监测至术后 18 个月,随后复发风险逐渐降低,持续未转阳的患者有可能代表接近治愈的人群。

2021 年 3 月 6 日,全国肺癌临床、基础和检测领域的顶尖专家围绕"肺癌微小/分子残留病灶(MRD)研究进展和临床应用"进行了深入地交流和探讨,最终达成《肺癌微小残留病灶(MRD)检测与临床应用专家共识》,其在肺癌中的应用达成以下共识。

(1) 可手术早期肺癌 MRD 的应用:①早期 NSCLC 患者根治性切除术后,MRD 阳性提示复发风险高,需进行密切随访管理。建议每 3~6 个月进行一次

MRD 监测;②建议基于 MRD 开展可手术 NSCLC 的围手术期临床试验,尽可能提供围手术期精准治疗方案;③建议分别探索 MRD 在驱动基因阳性和驱动基因阴性两种类型患者中的作用。

(2) 局部晚期 NSCLC MRD 的应用:①局部晚期 NSCLC 根治性化放疗后完全缓解患者,建议检测 MRD,有助于判断预后和制订进一步的治疗策略;②建议开展基于 MRD 的化放疗后巩固治疗的临床试验,尽可能提供精准的巩固治疗方案。

(3) 晚期 NSCLC MRD 的应用:①晚期 NSCLC 目前缺乏针对 MRD 的相关研究;②晚期 NSCLC 经系统治疗后完全缓解患者,建议检测 MRD,有助于判断预后和制订进一步的治疗策略;③建议在完全缓解患者中开展基于 MRD 的治疗策略研究,尽可能延长完全缓解持续时间,使患者能最大化获益。

本共识为大家指明了肺癌 MRD 未来的研究方向,但未知领域依旧需要我们探索。比如:①采用多大的基因检测基因组合? ②驱动基因阳性和阴性 2 类 MRD 的作用是否相同? ③MRD 对术后辅助治疗决策的指导如何? ④MRD 对免疫治疗方面是空白的,需要建立标准等。

目前 MRD 在晚期肿瘤用药指导方面的应用已经趋于成熟,在早期肺癌的术后复发风险评估和辅助治疗方面处在即将暴发阶段,在肺癌的早筛早诊方面处于初步探索阶段。

五、七种肿瘤相关自身抗体及其临床意义

1. 肿瘤相关自身抗体

早在 20 世纪 60 年代,Robert W. Baldwin 就已经证实在癌症发展的早期,人体免疫系统可以产生自身抗体。在肿瘤发病早期,肿瘤相关抗原由于基因突变、异位或重组,以及蛋白异常等原因引起机体产生自身免疫应答,刺激 B 细胞分泌肿瘤相关自身抗体(tumor-associated autoantibodies,TAAB),少量的肿瘤相关抗原通过体液免疫的信号放大作用产生大量的 TAAB。由于免疫系统的敏感性和稳定性,肺癌 TAAB 可以在影像学诊断前被检测出。CT 反映病灶的形态特征,TAAB 检测反映的是结节的生物活性。两者结合能有效地辅助结节良恶性的判断和肺癌的早期预警,提升早期诊断的准确性,将极大提升肺癌的 5 年生存率。因此,检测 TAAB 可为肺癌早期诊断开辟一条新途径。

新近发展起来的血清自身抗体联合检测对于肺癌的早期筛查和诊断具有较好

的评估准确度,目前应用于临床主要包括 7 种自身抗体:抑癌基因 53(*p53*)、蛋白基因产物 9.5(*PGP9.5*)、性别决定基因家族 2(*SOX2*)、肿瘤/睾丸抗原 G 抗原 7(*GAGE7*)、ATP 结合 RNA 解旋酶(*GBU4-5*)、黑色素瘤抗原 A1(*MAGEA1*)、肿瘤相关基因(*CAGE*),其对肺部 GGO 或实性小结节的特异度及敏感度较高。

MAGEA1:即黑色素瘤相关抗原家族 A1,是一种在多种肿瘤中表达的蛋白,特别是在黑色素瘤、肺癌、胃癌等恶性肿瘤中,MAGEA1 在 NSCLC 中表达与较差的预后相关。*SOX2*:能够诱导肿瘤癌信号 EGFR 及 BCL2 样蛋白 1(*BCL2L1*),促进肺癌细胞的增殖、存活;同时 *SOX2* 还是Ⅰ期肺腺癌预后不佳的独立预测因子,且与复发风险相关。*p53* 是最早发现的抑癌基因之一,*p53* 蛋白能调节细胞周期以及避免细胞癌变的发生。在许多癌症病例中,*p53* 基因突变导致的 *p53* 蛋白失活是癌症产生的一个重要步骤。GAGE 7:属于肿瘤/睾丸抗原,只表达于恶性肿瘤以及睾丸组织。该蛋白具有抗细胞凋亡的活性,其自身抗体在鳞状细胞肺癌的早期可检出。*PGP9.5* 为神经元胞质蛋白基因产物 9.5,其表达不依赖于神经元的分化而独立存在,与肿瘤的病理分期密切相关,在原发性肺癌中有大量表达。*CAGE*:只表达于恶性肿瘤和睾丸组织,因此被称为肿瘤/睾丸抗原。它的表达量与细胞周期有关,在癌细胞中激活 ERK 和 p38 蛋白并增加肿瘤细胞的扩散。GBU4-5:属于 ATP 结合 RNA 解旋酶,在癌变过程中发挥重要作用,同时具有肿瘤特异性和免疫原性。

2. 肿瘤相关自身抗体的临床意义

相关研究结果显示,肺癌组 7-TAAB 水平明显高于健康对照组和肺部良性疾病组。另外,通过 ROC 曲线综合评价 7-TAAB 单独及联合检测对全肺癌的诊断价值,结果显示 7-TAAB 单项检测诊断肺癌的敏感度较低,联合 7-TAAB 诊断肺癌的 ROC-AUC(0.776)和敏感度(82.4%)明显高于单项检测的结果,提示低敏感度限制了单个 TAAB 在临床中的应用,联合 7-TAAB 可显著提高诊断肺癌的敏感度。

通过比较不同病理类型肺癌患者中 7 项血清自身抗体表达差异后,发现 *GAGE7* 在 NSCLC 中的阳性表达率较高,而在 SCLC 中阴性表达;MAGEA1 在肺鳞癌的阳性表达率远高于腺癌和小细胞肺癌;*P53* 物质在肺腺癌和 SCLC 中的阳性表达率均显著高于肺鳞癌;*PGP9.5* 在各细胞类型中阳性表达率均较低;*CAGE*、*SOX2* 和 *GUB4-5* 在各细胞类型中差异无统计学意义。

此外，通过比较不同 TNM 分期肺癌患者中 7 项血清自身抗体表达发现，*GAGE7*、*SOX2* 和 *P53* 在术后Ⅱ、Ⅲ、Ⅳ期的阳性检测率远高于Ⅰ期，提示可能与肿瘤进展程度相关；*CAGE* 在Ⅱ期和Ⅲ期的阳性检测率高于Ⅰ期和Ⅳ期，*MAGEA1* 在Ⅱ期检出率高于其他 3 期，提示这两种物质在肿瘤中期表达率增高；而 *PGP9.5* 在Ⅱ期和Ⅳ期患者中的检测率增高，提示其多存在于肿瘤中晚期患者。*GBU4-5* 在临床各分期中的阳性检测率均很低，可能与敏感度低有关。

然而另外一些研究表明，血清 7-TAAB 水平在不同年龄、不同组织分型、不同临床分期之间阳性率无显著统计学差异，提示血清 7-TAAB 可以检测早期及晚期肺癌，这种现象可能与免疫放大机制有关，在肿瘤发生早期通过体液免疫反应信号放大作用，可以检测到 TAAB，表明联合 7-TAAB 检测对于早晚期肺癌诊断均有一定的临床应用价值，其特异度有待进一步研究。

六、CTC 与游离 DNA 之间的区别

目前，肿瘤液态活检是最具发展潜力的肿瘤无创诊断和实时疗效监测手段，区别于传统的临床诊断手段，该方法具有简便、安全、无创、实时等特点。广义而言，肿瘤液态活检主要是指以外周血液为主的体液标本中细胞及核酸的检测。通常包括 CTC 和 ctDNA 两大类，是目前精准医疗的最前沿领域之一，临床应用价值极其显著，在肿瘤的诊疗领域具有良好的应用前景。

1. 游离 DNA

游离 DNA(cell-free DNA，cfDNA)即血浆中游离存在的 DNA，主要来源于正常细胞、异常细胞(如肿瘤细胞)和外部(如病毒 DNA)。ctDNA 则是 *cf*DNA 中来源于肿瘤细胞的那一部分 DNA，由肿瘤细胞释放入血，占 cfDNA 的 0.01%～93%。

ctDNA 主要来源于凋亡的肿瘤细胞、坏死的肿瘤细胞和肿瘤细胞分泌的外排体，是肿瘤的特异性标志物。ctDNA 中肿瘤特有的突变主要包括点突变、插入缺失、CNV 和结构变异。ctDNA 并不是一整条或者随机进入血液，而是通过搭载核小体，再以单个、双联或三联的形式进入血液并逐步分解。因缠绕在每个组蛋白上的 DNA 约 166 bp，故大部分的 ctDNA 长度均在 166 bp 左右，半衰期为 15 min 至数小时。

ctDNA 是一类应用广泛的肿瘤标志物，可用于肿瘤发展的过程监测、预后判

断,以及个性化用药指导。

(1) 无创、安全、实时,可多次采样进行检测。

(2) 对于较难取得肿瘤组织的患者,患者可以选择液态活检检测。

(3) 在一定程度上,ctDNA能够克服肿瘤异质性的问题,为肿瘤的治疗提供更加精准的指导。

(4) 与传统的肿瘤标志物相比,具有假阳性率低、灵敏度高、准确度高等特点,能够更早地应用于肿瘤诊断。

2. 循环肿瘤细胞

CTC是指由实体肿瘤或转移灶释放进入外周血液循环的肿瘤细胞。大多数CTC进入血液后发生凋亡或被吞噬,少数具有干细胞特征的转移肿瘤细胞形成微转移灶,可能会导致肿瘤患者出现术后复发或远处转移。CTC在转移过程中需经过EMT的过程,即丢失某些上皮细胞的表型(包括形态、表面抗原、基因表达等)并获得某些间充质细胞的表型。目前,ctDNA可以作为肿瘤预后的标志物,而且也能够用来预测药物治疗的效果,这也是ctDNA作为肿瘤监测应用非常重要的一个方面。

CTC要如何检测?有何检测优势?

(1) 大约每100万个血细胞(约1 mL血液)中才混杂着1～10个肿瘤细胞,因此,从血液中捕获CTC技术难度极高。

(2) 免疫磁珠分离法是一种特异性、敏感性、重复性较好的CTC富集方法,对CTC可定量检测,单一抗原富集CTC会造成假阴性结果,选择多抗原筛选方式可准确捕获血液中CTC。

(3) CTC作为一个完整的细胞并不只是个体肿瘤生物标志物的简单载体,还代表活的肿瘤细胞,包含其完整的生物学信息,可作为判断肿瘤患者预后的一个指标,其数量和水平可作为监测肿瘤患者的无进展生存率、总体生存率和判断预后的独立预测方式。

CTC在肿瘤早期筛查/诊断中的难点在于CTC在肿瘤患者外周血中含量很低,在癌前病变或肿瘤早期数目更加稀少。一般患者10 mL血中只有1～10个CTC,而10 mL血液里面有500亿个红细胞和上亿个白细胞,以及多种稀有细胞,比如巨核细胞、内皮细胞、未成熟的造血细胞、上皮细胞等,这些细胞在正常血液中很少见到,但在癌症患者的血液中容易被误认为CTC。这对应用于肿瘤早期筛查/诊断的 CTC 检测技术提出了更高的要求。

CTC 应用于肿瘤早筛,较多的基于特定类型肿瘤的高危人群(例如 COPD 和肺癌)开展分析和相应推论。但就检测到 CTC 所选取的特征值(如数量、CD45 抗原阴性、EpCAM 阳性、特定肿瘤基因突变等),只能推断这种细胞可能是恶性肿瘤细胞,而不能进一步确诊为何种肿瘤细胞。未来的研究应进一步完善单细胞水平上肿瘤类型的区别性诊断方案。

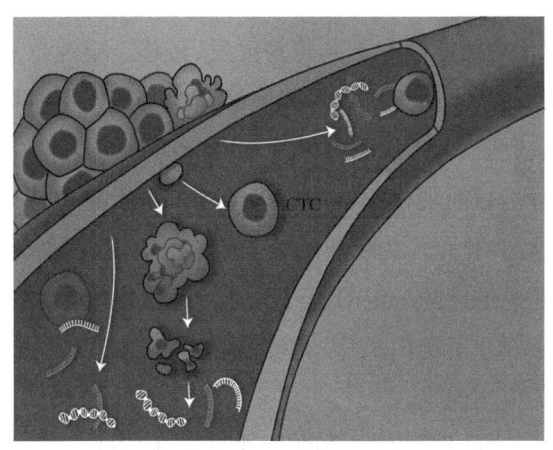

图 17-2 循环肿瘤细胞

3. 小结

在疾病诊断的早诊早筛方面,ctDNA 优势大,它体现的是肿瘤的踪迹,由于 ctDNA 体现了肿瘤释放到血液中的一种痕迹,因此,ctDNA 在早诊早筛方面,特别是在微病灶方面的优势大,而 CTC 在疾病的预后和预测转移风险方面的优势大。在随访过程中评判疗效检测方面,可以通过 ctDNA 结合 CTC 共同了解肿瘤负荷情况。

第18章

磨玻璃结节样腺癌复发、转移之际的必备策略

恶性肿瘤难以治愈的原因在于其容易复发、转移。单纯依靠手术切除肿瘤病灶并不一定能够实现根治,因为肿瘤可能转移至全身的几乎所有部位。肺癌的常见转移部位包括脑、肝脏、肾上腺和骨骼等,一旦出现肺癌的复发或转移,手术往往不是首选的治疗手段,目前现代医学的肿瘤治疗常用手段包括放疗、化疗、靶向治疗和免疫治疗。放疗和化疗作为经典的肿瘤治疗手段,已在临床应用多年,且效果确切,但同时不可避免的伴随一定的不良反应。随着对癌症突变基因、免疫逃逸等机制的研究,近年来诞生了靶向治疗、免疫治疗等新的治疗手段,也表现出了良好的效果,具有广阔的应用前景。

癌细胞与人体正常的细胞有本质的区别,正常细胞的生长、分裂有着固定的规律,不会无序的生长,而癌细胞生长快,侵袭强,可以永恒且无序地生长,在某种程度上,癌细胞是永生的。癌细胞的特点决定了它们会冲破原有生长部位的固有屏障,转移到全身的任何地方。虽然磨玻璃结节样腺癌复发转移的概率较低,但实性成分较高甚至变为纯实性的腺癌后,复发转移的概率也逐渐上升。

肺癌细胞可能沿着气道转移至肺部其他部位;也可能突破胸膜,脱落种植在胸腔内;也可以沿着淋巴管道转移至纵隔甚至远处的淋巴结;也可沿着血液远处转移至全身各处,常见部位包括脑、肝脏、肾上腺、骨骼等。肺癌患者在进行手术时,虽然会进行一系列检查(如PET/CT、气管镜等)来排除远处转移,但是潜在的微小转移病灶仍然是无法发现的。所以即使手术完全切除了肺癌病灶,部分患者仍有可能在未来的某个时间出现复发或者转移。

通常情况下,当肿瘤出现复发或者转移的时候,手术一般不再是适合的治疗方案。目前,现代医学常用的治疗措施包括放疗、化疗、靶向治疗和免疫治疗等,这些措施的综合应用可以在患者出现肿瘤复发转移时,给予患者恰当的治疗,改善患者的生活质量并延长其生存期。

一、放疗

1. 放疗的定义

放疗是放射治疗的简称,是利用放射线的物理特性来杀伤肿瘤细胞。放射线对人体的作用,即我们通俗所讲的"核辐射"。人类的遗传物质 DNA 对放射线极为敏感,癌细胞的 DNA 也不例外。癌细胞生长迅速,大量癌细胞处于旺盛的分裂增殖状态,当癌细胞中的 DNA 受到损伤时,他们分裂产生癌细胞后代的过程就会受到影响,难以产生"健全"的后代。与此同时,放射线还会产生大量自由基,这些自由基也能够对细胞产生杀伤和破坏的作用。

2. 放疗的分类

放疗的治疗原理决定了放疗仅仅是一种局部治疗的手段,通过放射线照射某个局部,达到治疗肿瘤的目的。同时,放疗的治疗原理还决定了放疗不能区分正常细胞和肿瘤细胞,在射线的照射范围内,放射线既能够杀伤肿瘤细胞,也能够杀伤正常细胞。因此,放疗技术的发展方向之一就是尽可能地使照射范围更加精确,并且调整放射的剂量,以尽可能地杀伤肿瘤细胞,尽可能少的伤害正常细胞。为了实现这一目的,同时获益于计算机辅助技术和影像学设备的发展,放疗在短短的几十年历史中发展迅速,放疗已经能够实现精准的定位和合理的放射剂量分配,尽可能避免正常组织的放射损伤。这些技术包括三维适形技术(3DCRT)、调强技术(IMRT)、SBRT 等。放疗的照射区域被称为靶区,从各个方向看肿瘤的形状可能是不同的,为了准确杀伤肿瘤,3DCRT 就是调节每个方向上照射靶区的形状;IMRT 可以在一个靶区内不同位置设置不同的放射强度,让重点区域得到更多照射剂量;SBRT 是射线从各个方向聚集到一点,使局部肿瘤区域的剂量特别高,而周围正常组织受照射的剂量非常低。

3. 适合放疗的患者

放疗的疗效取决于肿瘤细胞对于放射线的敏感性。通常情况下,增殖活跃的细胞和分化程度低的细胞对放疗更敏感。体积小、血运好、无坏死的肿瘤比体积大、血运差、有坏死的肿瘤对放疗更加敏感。依据对放射线的敏感程度,肿瘤可以分为高敏感、中敏感、低敏感和不敏感 4 种类型。常见的病理类型中,腺癌属于低敏感肿瘤,鳞癌属于中敏感肿瘤,SCLC 对放疗的敏感性最高。

放疗是肺癌治疗的重要手段之一,哪些患者适合接受放疗呢?如前所述,小细胞肺癌对放疗的敏感性特别高，按照目前的大多数研究结论，除极早期的 SCLC 适合接受手术外，放疗联合化疗是 SCLC 的首选治疗手段。对于早期或中期的 NSCLC（如腺癌、鳞癌），手术仍是首选方案，放疗则适合于因为身体原因不能或不愿接受手术的患者的备选方案。对于局部晚期的 NSCLC，放疗可作为术前术后的辅助治疗，放疗也是晚期无法切除肺癌患者的局部姑息治疗选择（如肿瘤阻塞气管或压迫上腔静脉），用以缓解症状。放疗还用于处理各种肺癌的转移或复发灶，如脑转移、肾上腺转移及手术部位局部复发等。

4. 放疗的不良反应

放疗的治疗原理决定了这种治疗手段也有一定的不良反应。放射线在到达肿瘤部位之前，会经过表层的区域，如皮肤、皮下组织、周围器官等，会引起皮肤干燥、皮炎、放射性肺炎等。出现不良反应时，患者应求助医生，评估不良反应的严重程度，予以对症治疗，并评估放疗的获益及不良反应，权衡利弊，选择最合理的治疗方案。

二、化疗

1. 化疗的定义

化疗，即化学药物治疗的简称，是指利用化学药物杀伤肿瘤细胞，以达到治疗目的。化疗与放疗、手术被视为癌症治疗的三大手段。化疗与后两种手段最大的区别在于，放疗与手术都是局部治疗，即放疗只能杀伤照射靶区的肿瘤细胞，手术仅能清除切除范围内的肿瘤细胞，而化疗则是全身治疗，也称为系统治疗（systemic therapy）。无论是口服，静脉或者体腔注射给药，化疗药物都会随着循环系统到达全身的大部分器官和组织，产生治疗效果或不良反应。

2. 化疗的类型

依据化疗的目的，可将化疗分为根治性化疗、姑息性化疗、术后辅助化疗、术前新辅助化疗。

通过单纯的化疗，以期达到根治癌症的目的，称之为根治性化疗。根治性化疗适合对化疗药物敏感的恶性肿瘤，如白血病和淋巴瘤等。姑息性化疗是指在癌细胞已经广泛转移，现有治疗手段已经不可能治愈肿瘤的情况下，通过化疗尽可能地杀伤肿瘤细胞，以延长患者的生存时间或改善患者的生命质量。除了根治性化疗和姑息性化疗之外，还有一种特殊形式的化疗，即腔内化疗，它是指将化疗药物注射到特定的体腔，如胸腔、腹腔，使某一个体腔内暂时维持较高的药物浓度，以提高局部治疗的效果。

术后辅助化疗和术前新辅助化疗是指以手术为主要治疗的前提下,将化疗作为辅助治疗手段,以改善肿瘤患者的预后。在手术切除肿瘤之后,由于手术前患者可能存在现有技术无法检测到的潜在微小转移,或少量癌细胞在手术过程中脱落或经挤压进入全身循环系统,术后辅助治疗就是通过术后的化疗,消灭潜在的转移灶,实现全身治疗,降低复发转移的风险。术前新辅助治疗也被称作诱导化疗,是指在手术前通过化疗使病灶缩小,降低手术难度,同时消灭潜在的转移灶。新辅助化疗和辅助化疗相比,各有优缺点。新辅助化疗相较于辅助治疗的优势在于,部分患者一般情况较差,经历手术的创伤后难以再耐受后续辅助治疗,或者术后患者出现并发症,难以进行后续辅助治疗,因此术前新辅助治疗可以使患者能够耐受化疗。此外,新辅助化疗还可以直观的观察到化疗药物的效果,如果肿瘤对化疗效果反应较差,可尝试更换化疗方案。而辅助化疗时,由于肿瘤病灶已经切除,难以评估辅助化疗的效果,只能按照既定方案完成治疗。但是,新辅助化疗可能会延误手术时机,部分可手术切除的患者在新辅助化疗时若肿瘤出现进展,可能丧失手术机会。目前,对于局部晚期的可切除的 NSCLC(如ⅢA 期)患者,临床上通常采取新辅助化疗 + 手术 + 术后辅助治疗的综合治疗方案。

3. 化疗药物和方案

以化学药物治疗癌症的尝试始于 20 世纪初。在最初的约 30 年里有众多的无机物、有机物被尝试用于肿瘤治疗,但这些被尝试的药物均因疗效不可靠或毒性过大而被弃用。现代肿瘤化疗的开端始于 20 世纪 40 年代,Gilman 等应用烷化剂治疗淋巴瘤获得成功,开创了肿瘤化疗的新时代。自此以后,通过大量实验的筛选,各类药物不断涌现。按照药物的来源和作用机制,化疗药物一般分为 6 类:烷化剂、抗代谢药、蒽环类(抗生素)、植物生物碱、拓扑异构酶抑制剂和皮质醇类。按照药物的作用靶点,化疗药物可以分为 5 类:①作用于 DNA 的药物(烷化剂、铂类化合物);②影响核酸合成的药物(主要是抗代谢药,如氨甲蝶呤、吉西他滨、氟尿嘧啶等);③影响 DNA 转录或 RNA 合成的药物;④影响蛋白质合成的药物;⑤其他类型的药物。

肺癌的化疗方案,一般是两种不同作用机制化疗药物的组合(两药方案),两药方案一般效果优于单药方案,但不低于三药方案,三药方案的不良反应明显增加。如 SCLC 一般首选依托泊苷 + 顺铂或依托泊苷 + 卡铂的两药方案;NSCLC 的两药方案一般也以铂类为基础,联合另外一种药物,常见的组合有紫杉醇+顺铂、吉西他滨+顺铂、长春瑞滨+顺铂等。关于肿瘤化疗药物的基础及临床研究仍在不断地进行,新药或新的治疗方案也在不断地更新。

4. 适合化疗的患者

化疗作为肿瘤治疗的主要手段之一,在肺癌的治疗中应用十分广泛。对于 SCLC,化疗是基础的治疗手段。极早期的 SCLC,可行手术切除+术后辅助化疗;而局限期的 SCLC,可通过化疗+放疗进行治疗;广泛期的 SCLC,则以化疗为主。对于 NSCLC,ⅠB 到ⅢA 期的患者既往以手术治疗为主,术后进行辅助化疗,目前推荐可以选择术前新辅助化疗,术后再行辅助化疗;而晚期的 NSCLC 患者以化疗或其他全身治疗(如免疫治疗、靶向治疗等)为主,联合局部的姑息性放疗。

化疗作为全身治疗的手段,通过化学药物的细胞毒性发挥治疗作用,而化学药物的毒性在杀伤癌细胞的同时,同样会损伤正常细胞。化疗的作用机制决定了化疗往往伴随全身各个系统的不良反应,因此并非所有的患者都能够耐受化疗。化疗存在一定的禁忌证,基础状态较差,或有严重的心肺功能不全、术后并发症或出血倾向者不适合接受化疗。医生在考虑患者接受化疗前,会对患者的身体情况进行评分(PS 评分),当 PS 评分为 0~2 时,患者可以考虑接受化疗,若患者 PS 评分为 3~4 分,一般不推荐接受化疗。具体的 PS 评分方法,此处不做展开介绍。

5. 化疗的不良反应

化疗的合理应用能够使恶性肿瘤的疗效有较大幅度的提升。但是,化疗药物在杀灭肿瘤细胞的同时,不可避免地会对正常的组织器官产生伤害。同时,化疗又是全身治疗,机体的各个系统都有可能产生不良反应。不良反应的多少、类型及严重程度,与化疗药物的种类、剂量及患者的个体差异均有关系。常见的不良反应包括骨髓抑制(血液系统)、胃肠道反应(恶心、呕吐、腹泻等)、肝脏损伤、心血管损伤、泌尿系统毒性、肺毒性、神经毒性、生殖系统毒性和皮肤毒性等。在化疗的过程中,应该做好监测(如血常规、肝肾功能生化检测),积极地应对和处理不良反应。若不良反应严重,必要时可以延缓治疗或调整治疗方案,甚至停止化疗。

三、靶向治疗

1. 靶向治疗的定义

靶向治疗是指在肿瘤分子生物学的基础上,利用肿瘤组织或细胞所具有的特异性结构分子作为靶点,使用某些能与这些靶点结构分子特异性结合的抗体、配体等,达到直接治疗的目的。通俗来讲,就是指针对肿瘤的特定靶点,研发出与这些靶点精准结合的药物,达到治疗肿瘤的目的。从这一角度来讲,靶向治疗与传统的肿瘤治疗手段(手术、放疗和化疗)有着根本的区别,理论上靶向治疗具有良好的选择性,靶向治疗药物能够选择性的精准杀伤肿瘤细胞,减少对正常组织的损失,这是传统化疗和放疗难以实现的临床目标。

2. 靶向治疗药物的种类

如前所述,靶向治疗的关键在于肿瘤细胞与正常细胞之间的差异,这些差异可以作为药物治疗的靶点。肿瘤在发生过程中,通常有多个控制细胞生长和分化的信号通路的基因突变,使细胞无限制的生长。这些关键的基因突变,目前研究较为深入的有 EGFR、人表皮生长因子受体 2(HER-2)、VEGF、*ALK* 基因突变、*ROS1* 基因突变、*RET* 基因突变和 *MET* 基因突变等。针对这些突变的基因,研发出了多种治疗的药物:EGFR-酪氨酸激酶抑制剂,如吉非替尼、埃克替尼;抗 EGFR 的单抗,如西妥昔单抗;抗 HER-2 的单抗,如赫赛汀;Bcr-Abl 酪氨酸激酶抑制剂,如伊马替尼;VEGF 受体抑制剂,如贝伐立珠单抗等。若有靶向治疗的需求,则需要进行肿瘤标本的基因检测,若患者存在特定的基因突变,则可以根据基因检测的结果选择对应的靶向治疗药物。

3. 靶向治疗的不良反应

靶向治疗虽然理论上是针对肿瘤细胞特异性的治疗药物,但并不意味着靶向治疗对正常细胞没有伤害。靶向治疗同样存在多种不良反应。常见的不良反应包括皮疹、腹泻和肝损伤等。皮疹是最常见的靶向药物不良反应,常发生在药物使用的两个星期内并持续存在。大部分患者的症状比较轻微,主要表现为粉刺样皮疹、皮肤脱屑和皮肤干燥瘙痒等,通常不会影响日常生活,也不会发生继发性感染。少部分患者会出现轻度或中度的皮疹,甚至继发皮肤感染,需要在日常生活中做好护理,必要时到皮肤科就诊,甚至考虑更换治疗方案。腹泻也是靶向治疗常见的不良反应,部分患者可能需要住院治疗,甚至更换治疗方案。肝损伤常见于代谢酶基因突变的患者,肝损伤的程度不一,损伤严重者甚至可以导致死亡。因此在使用靶向治疗药物的过程中,也应做好肝功能的检测。若患者既往已经存在肝功能异常,如患有病毒性肝炎、肝硬化等基础疾病,应谨慎使用靶向药物。

4. 靶向治疗的耐药

靶向药物虽然较化疗的不良反应小,患者耐受好,且肿瘤的治疗效果好,但是,肿瘤是一个复杂的、异质性的有机体,在靶向药物使用一段时间后,肿瘤会进行自我调节,进而对靶向药物产生耐药。一旦产生靶向药物的耐药,通常需要重新进行基因检测,更换新的治疗药物。靶向治疗的耐药往往是必然的,患者需要对此做好心理准备。因此,患者若出现肿瘤的复发转移,需要辅助治疗时仍需寻求医生的帮助,根据现有的临床证据选择合适的治疗方案,靶向治疗并不能够完全的替代传统的治疗方案,如化疗、放疗等。将靶向治疗与传统的治疗手段相结合,做好与癌症长期抗争的心理准备,患者才能够获得更好的预后。

四、免疫治疗

1. 免疫治疗的定义

通俗而言,免疫治疗就是通过调动人体自身的免疫系统来消灭肿瘤细胞。在正常的生理情况下,人体的免疫系统发挥着"监察部队"的职责,当有外来入侵(如细菌、病毒)或内部叛乱(如细胞坏死、癌变)时,人体的免疫系统会发挥作用,清除异常入侵或变异细胞。然而,癌症之所以能够生长成为癌症,并且全身广泛转移,就在于癌症细胞能够通过某种机制进行逃逸,躲避人体的免疫系统攻击,实现无序无限的异常生长。

2. 免疫治疗的类型

免疫治疗就是通过某种方法来激活/增强免疫反应或者减少/抑制肿瘤对免疫系统的抑制,达到治疗肿瘤的目的。免疫治疗按照原理大致可分为3类:主动免疫治疗、被动免疫治疗和非特异性免疫治疗。

3. 肿瘤疫苗

主动免疫治疗也称为肿瘤疫苗,或特异性主动免疫治疗。主动免疫治疗的原理类似于接种疫苗。如我们常用的乙肝疫苗,在接种疫苗后机体免疫系统产生保护性抗体,这种抗体存在于人体内,一旦遇到乙肝病毒,抗体会发生作用将病毒清除,达到预防乙肝的目的。而主动免疫治疗就是注射肿瘤疫苗,刺激癌症患者对肿瘤产生特异性的免疫应答,从而对肿瘤产生杀伤。它的优势在于抗肿瘤效果比较持久,不良反应小。但是劣势也很明显,它的抗肿瘤能力有限,机体不一定会对疫苗产生预期的免疫反应。目前,美国真正用于临床的肿瘤疫苗仅有一种,用于治疗前列腺癌，我国大陆地区目前还没有获批临床使用的肿瘤疫苗。

4. 细胞治疗

被动免疫治疗主要是指细胞治疗，是指将患者体内的具有免疫功能的细胞提取出来，在实验室进行体外培养和增殖，通过分子生物学的手段改造这些免疫细胞，使它们拥有攻击肿瘤的能力，然后再将这些经过改造的免疫细胞输回人体，实现抗肿瘤的目标。理论上，细胞治疗能够精准、有效地杀伤肿瘤细胞且不良反应小。目前，临床上比较成熟的细胞治疗一般是基于 T 细胞的免疫治疗。T 细胞是人体免疫系统中重要的细胞，正常情况下，T 细胞能够识别机体变异的细胞并将其清除，但是癌细胞可以通过各种手段进行伪装，能够使 T 细胞无法识别，或者通过多种机制抑制人体的 T 细胞活性，实现逃逸。基于 T 细胞的细胞治疗就是通过各种手段，唤醒 T 细胞、提高 T 细胞的活性，实现抗肿瘤目的。目前常用的 T 细胞免疫疗法包括 CAR-T 疗法、TCR-T 疗法、TIL 疗法、CTL 疗法等。但是，目前为止细胞疗法并非临床一线的常规肿瘤治疗的手段，因为细胞疗法的效果并不够确切，大多仍停留在临床研究阶段。

5. 非特异性免疫治疗

非特异性免疫治疗是指通过激活免疫调节剂来刺激免疫系统，产生清除肿瘤的作用。免疫调节剂包括白介素（IL）、干扰素（IFN）和肿瘤坏死因子（TNF）等。这些调节剂可以通过刺激免疫系统的效应细胞来治疗肿瘤。非特异性是指这些调节剂并非针对某些特定的目标，而是刺激机体的整个免疫系统，被激活的免疫系统可能并非仅针对肿瘤产生作用，因而可能会带来较为严重的不良反应。

近年来出现了较多的免疫检测点阻断剂，也属于非特异性免疫调节剂。癌症细胞能够通过免疫检测点来抑制人体的免疫系统，从而实现生存，癌症患者机体的正常免疫功能往往处于被抑制的状态。而免疫检测点阻断剂可以解除机体免疫系统的阻断机制，使得被抑制的免疫系统恢复功能，重新实现抗肿瘤的功能。目前研究较为透彻的免疫检测点包括 CTLA-4、PD-1 等，针对这些特定的检测点设计出对应的药物。目前有大量的相关药物在临床研究阶段，并有部分药物已经获批临床使用，取得了相当好的疗效，可能会改变目前肿瘤治疗的格局。

五、选择合适的治疗方案

肿瘤的治疗手段多种多样，各有优缺点，肺癌手术患者在术后出现复发和转移之后,应该如何选择适合自己的治疗方案呢?现代医学的理念相较于传统发生了很多变化,其中之一就在于"循证医学"概念的提出。所谓的循证医学,即遵循证据的医学决策过程。传统医学的决策过程往往以经验为主,这些经验可以是自己的经验,或高年资医生的经验或建议,也可以是教科书或医学期刊上的个别研究结果。而这一决策过程往往不是最佳的决策,可能导致一些真正有效的疗法长期未被临床采用,而无效的疗法被长期且广泛的使用。循证医学的实践强调采用依据现有的、质量最高的研究结果作为依据进行临床决策。

依据现有的众多研究证据,依据循证医学的原则,世界各个肿瘤学术组织均发布了诊疗指南。我们此处以 NCCN 发布的 2022 版非小细胞肺癌指南为例,简略介绍肺癌患者复发后的治疗选择。

肺癌患者手术后需要接受规律的随访。在随访过程中,如果相关检查异常,则依据检查结果选择合理的治疗方案。若患者出现局部复发,应判断患者有无局部的肿瘤压迫或侵袭病变。存在气道梗阻、上腔静脉压迫或出血等急症,应积极对症处理,如内镜治疗、放疗、化疗、介入治疗等。对于无局部压迫症状的可切除复发病灶,首选手术再次切除,若患者不能耐受或不愿意手术,可以选择放疗 SBRT。局部治疗之后,再进行全身的系统治疗。若病灶出现远处转移,则先针对远处转移进行局部治疗,如放疗,后续再进行全身的系统治疗。

全身的系统治疗主要包括化疗、靶向治疗和免疫治疗。选择全身治疗方案的基础是肿瘤病变的分子病理学检查结果。出现以下基因突变的患者,优先选择对应的靶向治疗药物作为初始治疗(表 18-1)。若无对应靶向药物的基因突变,则依据患者肿瘤 PD-L1 的表达选择合适的治疗方案。若在接受初始治疗方案后,患者的病情出现进展,则需更换治疗方案。

表 18-1 基因突变相应的靶向治疗药物

突变基因	治疗方案
EGFR 19 缺失、L858R 点突变	Osimertinib, 或 Erlobtinib, Afatinib, Gefitinib, Dacomitinib 或 Erlotinib + ramucirumab, Erlotnib + bevacizumab
EGFR S7681、L861Q、G719X 突变	Afatinib, Osimertinib 或 Erlotinib, Gefitinib, Dacomitnib
EGFR 20 外显子插入突变	Amivantamab 或 Mobocertinib
KRAS G12C 突变	Sotorasib

(续表)

突变基因	治疗方案
ALK 重排	Alectinib, Brigatinib, Lorlatinib
ROS1 重排	Entrectinib, Crizotinib, Ceritinib
BRAF V600E 突变	Dabrafenib + trametinib
NTRK/1/2/3 基因融合	Larotrectinib 或 Entrectinib
METex14 跳跃突变	Capmatinib, Tepotinib 或 Crizotinib
RET 重排	Selpercatinib 或 Pralsetinib
ERBB2(HER2)突变	Fam-trastuzumab deruxtecan-nxki
PD-L1 表达≥50%,无上述突变	若 PS 评分 0~2,推荐 PD-1 或 PD-L1 的抑制剂,可联合化疗
PD-L1 表达 1%~50%,无上述突变	若 PS 评分 0~2,推荐化疗联合 PD-1 或 PD-L1 的抑制剂
PD-L1 表达<1%,无上述突变	若 PS 评分 0~2,推荐化疗

虽然建议患者按照循证医学的原则接受最佳治疗方案,但是最好的治疗方案永远不是现有的。有时医生或患者也不能拘泥于临床指南的建议,而放弃尝试更新的但可能还没被确切证明的治疗手段。此外,现代医学虽然基于科学,但医学不是科学,患者的个人意愿、经济情况等因素也会影响治疗方案的选择。若患者的肿瘤出现复发或转移,此时是没有最佳的治疗方案,但在患者与医生充分沟通、权衡利弊的前提下,是可以选择最适合自己的治疗手段的。

附录：上海市肺科医院 GGN 腺癌诊疗共识及其他指南

磨玻璃结节（GGN）早期肺腺癌的诊疗共识（第一版）

——同济大学附属上海市肺科医院

引 言

近年来，随着胸部 CT 检查，尤其是低剂量薄层 CT 筛查项目在中国的广泛开展，越来越多的无症状肺部磨玻璃结节被发现。其发病特点包括：以东亚裔人群最为常见，非吸烟为主的人群，女性患者，低龄化表现。

目前国内及国际上，发布了一系列针对肺部磨玻璃结节的指南，但由于这些指南的撰写者多来自呼吸、肿瘤及影像专业，缺乏对现代微创胸外科的充分认识，因此造成现有指南对外科手术在肺部磨玻璃结节诊治中的作用不明确，甚至被低估；而且，肺部肿瘤相关的各学科对于早期肺癌，尤其是浸润前病变的处理也缺乏统一规范。

2011 年，肺腺癌新分类将肺腺癌分为：浸润前病变、微浸润腺癌（minimally invasive adenocarcinoma，MIA）以及浸润性腺癌。浸润前病变分为不典型腺瘤样增生（atypical adenomatous hyperplasia，AAH）和原位腺癌（adenocarcinoma in situ，AIS）。

本共识推荐对疑似肺腺癌的磨玻璃结节进行多学科评估，依据诊断，选择合理的处置方式。现对于疑似 AIS、MIA、浸润性腺癌及多原发肺癌的处置原则分叙如下：

原 位 腺 癌

AIS 典型的影像学表现为直径大于 5 mm 且小于 30 mm 的纯磨玻璃结节（pure ground-glass nodules，pGGN）。纯磨玻璃结节，是指 CT 肺窗上的局灶性磨玻璃样阴影，且结节内不含能够遮挡血管或支气管结构的实性成分。AIS 需要与 AAH 和 MIA 进行鉴别。小于 5 mm 的 pGGN 通

附录：上海市肺科医院 GGN 腺癌诊疗共识及其他指南

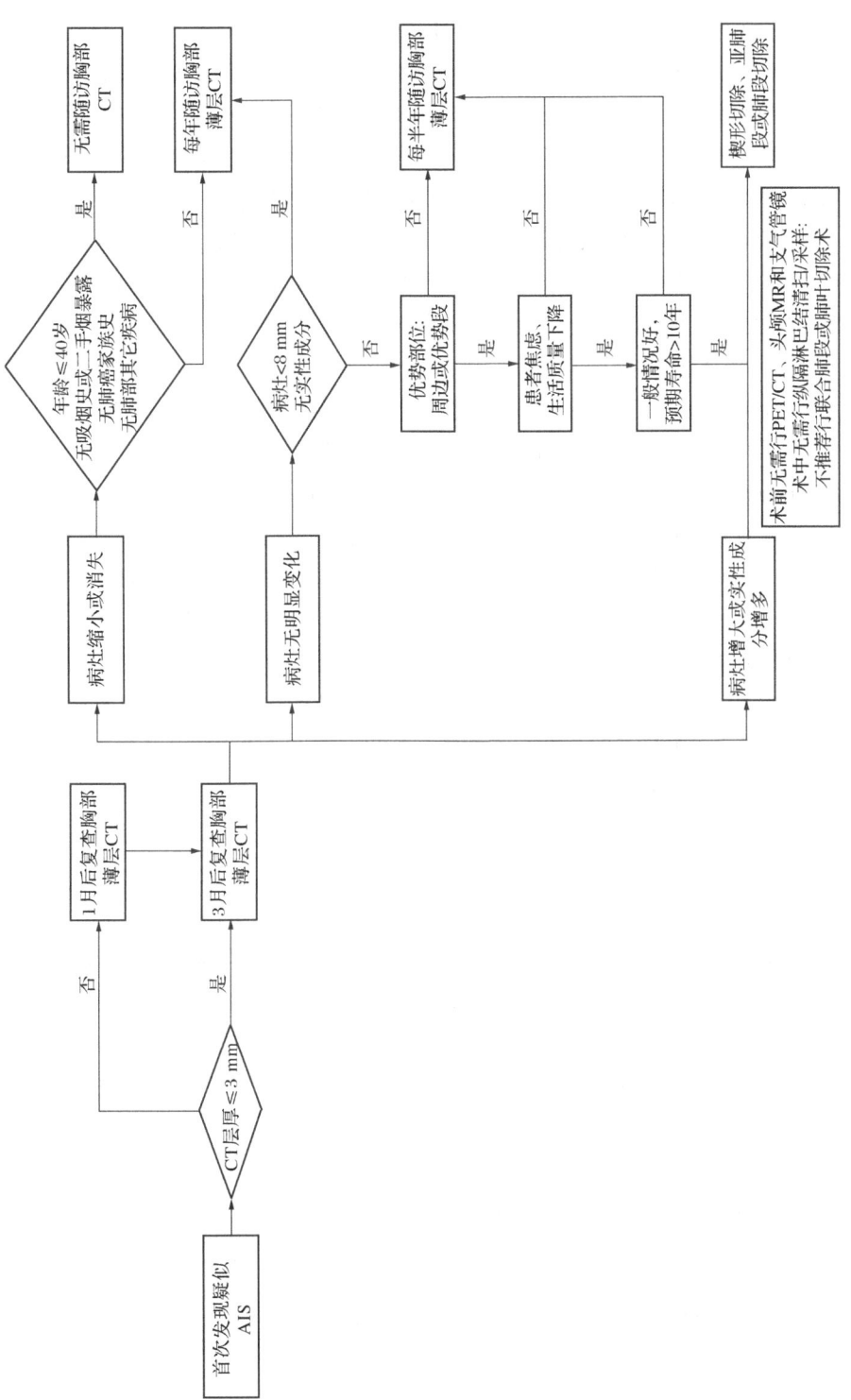

常为 AAH，若 pGGN 最大径为 2～5 mm，其为 AAH 的可能性约为 97%；CT 值小于 −520 HU 亦提示 AAH 的可能。若 pGGN≥6.5 mm、边界完整，或 CT 上出现血管形态改变，或出现空泡征（vacuole），则 AAH 的可能较小。AIS 还需与 MIA 鉴别，若 GGN 出现分叶征，胸膜牵拉，支气管充气征，通常提示 MIA。GGN 实性部分平均 CT 值在鉴别 MIA 与浸润前病变（AAH/AIS）亦有重要意义，浸润前病变实性成分平均 CT 值为 −318.1 HU，而 MIA 为 −194.7 HU。

对首次发现的疑似 AIS 的磨玻璃结节应进行定期随访。推荐在结节首次发现后的 3 个月进行首次的薄层 CT 平扫检查；若患者首次 CT 检查层厚大于 3 mm，建议在 1 月后复查薄层 CT 平扫以获得结节的基线资料，然后 3 个月后再次复查薄层 CT 平扫观察结节的变化情况。

随访过程中，若结节明显缩小，则考虑良性病变可能。若患者年龄小于 40 岁，无吸烟史及二手烟暴露史，无肺癌家族史，无肺部其它需长期随访的疾病（慢性阻塞性肺病，肺纤维化，支扩等），则无需常规随访胸部 CT；其他患者推荐进行每年 1 次的薄层 CT 随访。

若结节持续稳定存在，可视病灶形态及大小等因素继续随访。对于直径小于 8 mm，CT 值较低，边界模糊的 pGGN 可每半年或 1 年随访一次；对于直径大于等于 8 mm，边界清楚的 pGGN，或含有实性成分的部分实性结节（part-solid nodules），可适当缩短随访时间间隔至 6 个月；对于持续稳定存在的外周优势部位的疑似 AIS 病变，也可考虑微创外科手术切除。其依据如下：①部分 pGGN 仍具有生长和恶变的可能；②亚肺叶切除即可将病灶完整切除，且不影响患者预后；③术前无需进行 PET/CT、头颅磁共振、支气管镜等，术前检查简单；④术中无需进行纵隔淋巴结清扫/采样，手术创伤小；⑤手术可在一定程度上降低患者焦虑水平，改善生活质量。外科手术治疗 AIS 也存在一定的缺点：①若患者手术后再次出现其它部位的肺部结节，可能需要再次手术，则再次手术的难度和风险有可能增加；②AIS 进展到危及生命，可能需要多年，过早的手术介入，会导致过早的手术损伤，术后可能出现的长期疼痛或其它并发症，可能影响患者的生活质量，早期手术与晚期手术相比并不能显著改善患者预后，但却可能使患者过早的承受手术的风险及术后疼痛；③术前的 AIS 的诊断依赖影像学判断，缺乏病理支持，对术前判断的 AIS 进行手术，术后可能证实为 AAH 或良性病变。所以，对于稳定存在的 AIS 应当进行胸部薄层 CT 随访，仅当同时满足以下 4 个条件时，可考虑对患者进行外科手术治疗：①对于结节诊断 AIS 的准确性较高（MDT 讨论或结节直径≥8 mm 且边界清楚的 pGGN）；②结节位于外周或优势段，行楔形切除、亚肺段或肺段切除可完整切除病灶；③随访过程中，患者存在明显的焦虑症状，影响生活质量；④患者无影响其生命的其它系统的严重基础疾病，预期寿命超过 10 年，且不伴有其它恶性肿瘤。

若结节随访过程中出现体积增大，或实性成分增多，考虑疾病进展为 MIA 或浸润性腺癌时，应考虑及时外科介入。

【肺科共识——原位腺癌】

术前随访

可疑 AIS 患者，术前至少随访 1 次，且距首次发现间隔 3 月以上。

术前检查

术前推荐薄层胸部 CT 平扫,无需行头颅磁共振、全身骨扫描、气管镜、胸部 CT 增强、PET/CT 或经皮肺穿刺检查。

手术指征

1. 长期随访,结节持续存在。
2. 对于结节诊断 AIS 的准确性较高(MDT 讨论或结节直径≥8 mm 且边界清楚的 pGGN);
3. 结节位于外周或优势段,行楔形切除、亚肺段或肺段切除可完整切除病灶;
4. 随访过程中,患者存在明显的焦虑症状,影响生活质量;
5. 随访中,结节明显增大或密度变实;
6. 患者不伴有影响其生命的其它系统的严重基础疾病,或其它恶性肿瘤,患者的预期寿命超过 10 年。

手术原则与手术切除范围

1. 如病灶位于周边"优势部位":行肺楔形切除;
2. 如病灶位置较深,但仍位于某一个肺段内:行亚肺段或肺段切除;
3. 病灶处于多个肺段之间或支气管根部,切除需要联合肺段切除或肺叶切除者,不推荐或慎重选择手术。
4. 手术切缘应符合基本肿瘤学原则;
5. 术中冰冻病理结果决定是否需要扩大切除及淋巴结清扫。

淋巴结清扫范围

术中无需淋巴结清扫或采样。

术后辅助治疗

术后不需要放疗、化疗或靶向治疗。

预后

完全切除后肿瘤学预后良好,五年生存率可达 100%。

术后随访

如无明显残余病灶,AIS 术后可每年复查一次胸部 CT 平扫,不必复查头颅磁共振、全身骨扫描、气管镜或血肿瘤标志物。

微浸润腺癌

微浸润腺癌(minimally invasive adenocarcinoma, MIA)是一类早期肺腺癌(≤3 cm),主要以贴壁方式生长,且病灶中任一浸润病变的最大直径≤5 mm,不伴有浸润胸膜、血管、淋巴管或肿瘤性坏死。其在影像学上多数表现为 pGGN,也有部分表现为部分实性结节,极少数表现为实性结节。在 Lee 等人的研究中,三类影像表现的比例分别为 53.8%、42.3% 和 3.8%。在 pGGN 中,结节的直径及特殊影像征象的有无决定结节的浸润性。持续存在的,直径≥10 mm 的 pGGN

是 MIA 的一个 CT 特征,其 CT 值约为 -536.2 ± 113.1 HU。分叶征,胸膜牵拉和支气管充气征的出现可作为 MIA 与 AAH/AIS 鉴别的要点。而对于部分实性结节,根据其内实性成分的比例来区分浸润前病变(AIS/MIA)和浸润性腺癌至关重要。MIA 的实性成分最大径一般小于 5 mm,实性面积占比总面积(consolidation to tumor ratio,C/T)<0.25,结节 CT 值约为 -517.5 ± 161.2 HU,实性部分平均 CT 值为 -194.7 HU。对于实性成分的测量目前仍存在较多争议。Fleischner 学会推荐在纵隔窗中进行,然而也有研究指出肺窗上测量得到的实性成分与病理诊断更为符合。故仍需更多的研究来解答这个问题。表现为实性结节的 MIA 较少见。

PET/CT 对于 pGGN 良恶性鉴别及术前分期的价值有限,假阴性率高:pGGN 的摄取很低或无摄取;部分实性结节大多数呈低摄取(随着实性成分比例增加,摄取值会相应升高)。pGGN 很少出现气道内转移或远处转移,传统的气管镜下刷检或穿刺诊断阳性率低,径向探头 EBUS 下,GGN 病变可表现为暴风雪征,活检有利于此类病灶的术前确诊。pGGN 发生远处转移或气道内转移的风险小,术前无需进一步检查,目前有待进一步大规模证据证实。

若影像学上高度怀疑 MIA,则需考虑手术切除。术中对于肺部结节的定位方法包括术中肉眼观察、卵圆钳胸膜表面滑动定位、术中手指触诊定位、术中腔镜 B 超探头定位,术中 CT 定位等。对于直径大、CT 值高或靠近胸膜表面或肺裂的结节,多数可通过肉眼观察结合术中触诊定位。术前定位则包括 3D 重建、CT 引导下标记、电磁导航支气管镜引导定位、Virtual Assisted Lung-Mapping(VAL-MAP)等。术前 CT 引导定位包括:胸膜表面亚甲蓝注射、经皮肺穿刺放置微弹簧圈、经皮肺穿刺 Hookwire 定位、放射性示踪剂注射、影像辅助导航定位等。

大量研究表明,在肿瘤小于 2 cm 的 IA 期患者中,肺叶切除与亚肺叶总体生存无显著差异。影像评估若为 MIA,目前的国际共识是局部切除即能达到痊愈。手术方式需遵循个体化原则,综合病灶的具体部位以及患者的身体状况制定最优方案。如病灶位于周边"优势部位",可行楔形切除;病灶位置较深,但仍位于某一个肺段,可考虑行肺段切除;病灶位置处于两个或多个肺段之间或支气管根部,需行肺叶切除或联合肺段切除。术中冰冻诊断 AIS/MIA 是可行的。在 Liu 等人的研究中,AIS/MIA 术中冰冻和术后病理的诊断一致率高达 95.9%,术后病理升级为浸润性腺癌的发生率为 4.6%,其中贴壁型占 56.5%,腺管型占 39.1%,乳头型占 4.3%。在 He 等人的研究中,术中冰冻与术后病理不一致的发生率为 4.41%。根据我院经验,若术中行楔形切除,术后病理升级为浸润型腺癌,根据浸润型腺癌亚型决定下一步处理方案:若为微乳头型或实体型,建议再次手术行肺段切除或肺叶切除;若为贴壁型、乳头型或腺管型,建议随访。

综上所述,可疑 MIA 病灶具有手术切除的指征。肺叶切除和亚肺叶切除均可适用于 MIA,手术方式的选择取决于病灶的位置和患者的身体状况。完全切除后肿瘤学预后良好,目前文献报道五年生存率可达 100%,累积复发率为 0%,由于样本量较小,仍需进一步临床研究证实。

【肺科共识——微浸润腺癌】

术前随访

可疑 MIA 患者,术前至少随访 1 次,且距首次发现间隔 3 月以上。

术前检查

术前推荐薄层胸部 CT 平扫,而头颅磁共振、全身骨扫描、气管镜、胸部 CT 增强、PET/CT 或经皮肺穿刺等为非必须检查项目,可根据患者具体情况进行选择。

手术指征

1. 长期随访,结节持续存在。
2. 对于结节诊断 MIA 的准确性较高(MDT 讨论);
3. 随访中,结节明显增大或密度变实;
4. 患者不伴有影响其生命的其它系统严重基础疾病或其它恶性肿瘤,患者的预期寿命超过 5 年。

手术原则与手术切除范围

1. 若病灶位于周边"优势部位":行肺楔形切除;
2. 若病灶位置较深,但仍位于某一肺段内:行肺段切除;
3. 病灶位于多个肺段之间或支气管根部:行联合肺段切除或肺叶切除;
4. 手术切缘应符合基本肿瘤学原则。

淋巴结清扫范围

术中冰冻病理初步诊断为 MIA 者,无需淋巴结清扫或采样。

术后辅助治疗

术后无需放疗、化疗或靶向治疗。如果术中病理为 MIA,行楔形切除,术后病理升级为浸润型腺癌,根据浸润型腺癌亚型决定下一步处理方案:如果为微乳头型或实体型,建议再次手术行肺段切除或肺叶切除;如果为贴壁样生长型、乳头型或腺管型,建议随访。

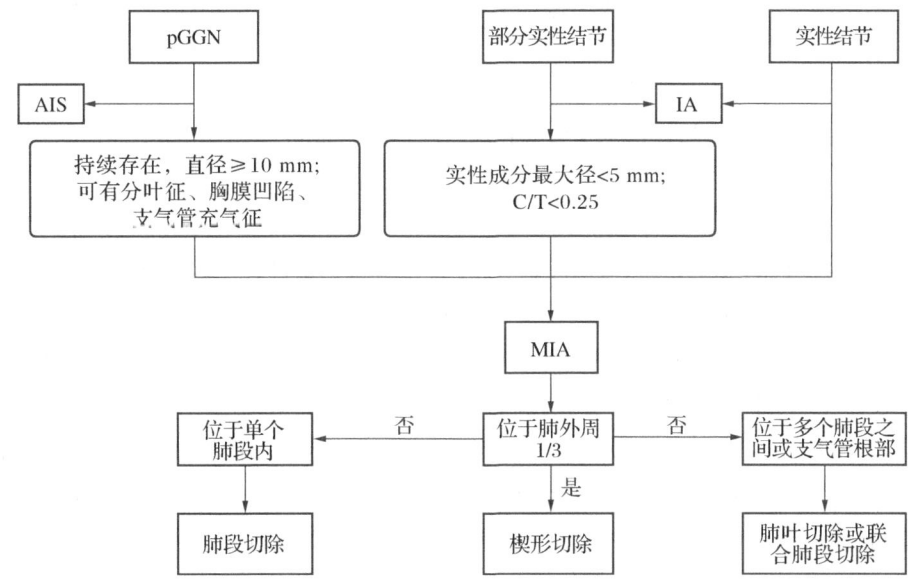

预后

完全切除后肿瘤学预后良好,五年生存率可达100%,累积复发率为0%

术后随访

若无明显残余病灶,MIA术后可每年复查一次胸部CT平扫,不必复查头颅磁共振、全身骨扫描或血肿瘤标志物。

浸润性肺癌

浸润性肺癌即具有手术切除的指征,因此术前的准确判断至关重要。影像学上,非钙化的实性结节若无典型良性结节特征(如错构瘤、胸膜旁结节),直径大于8 mm或体积大于300立方毫米,边界存在毛刺征,则恶性可能大。部分实性结节如果实性部分直径大于5 mm,或者实性面积占比总面积(consolidation-to-tumor ratio)大于25%,或者肿瘤纵隔窗消失率(tumor disappearance ratio)小于50%,往往提示结节已呈浸润发展。对于纯磨玻璃结节,结节直径大于15 mm、存在支气管充气征、以及CT值>-472 HU则提示为浸润性肺癌。同时,患者年龄(55~74岁)、吸烟史(>30年包,或戒烟年限<15年)、既往恶性肿瘤和家族史、肺部合并疾病(慢性阻塞性肺病、肺纤维化)和职业接触史(石棉)等均应纳入结节综合评价。

对疑诊浸润性肺癌,术前检查需判断结节的可切除性,主要评估肿瘤临床分期和患者躯体功能。前者包括原发肿瘤评估(胸部CT、支气管镜),纵隔淋巴结评估(纵隔镜、EBUS或EUS-FNA),和远处转移情况(PET/CT、上腹部超声/CT[包含肾上腺]和头颅磁共振检查)。躯体功能评估主要指患者心肺储备功能、合并症以及血液学检查(血常规、肝肾功能和凝血情况)。ACCP指南规定若术后第一秒用力呼气量预计值(ppoFEV1%)和/或一氧化碳弥散量预计值(ppoDLCO%)小于30%,或者峰值氧耗量(VO_{2peak})小于10 ml/kg/min或小于35%预计值,则为手术高危人群,围术期死亡率较高。对于FEV1%和DLCO%均大于80%者,往往可耐受全肺切除术。

戒烟指导和呼吸功能锻炼应贯穿肺癌手术治疗的始终。ERS/ESTS指南建议术前应至少戒烟2~4周,否则将增加术后并发症发生的风险。围术期有效的呼吸功能锻炼,也可增加手术安全性,同时减少住院天数。

选择何种手术方式和途径主要与肿瘤生物学特性、患者因素和手术者经验有关。目前研究已证实微创手术,如电视辅助胸腔镜(video-assisted thoracoscopic surgery, VATS)在早期肺癌治疗的远期预后,包括局部控制率和长期生存率,不亚于传统开胸手术(open surgery);并且在围术期安全性、住院花费和生活质量方面优于开胸手术。

手术切除范围主要与肿瘤大小和位置等因素有关,也受患者肺功能和基础疾病的影响。目前NCCN和ACCP指南均指出,解剖性肺叶切除术+淋巴结采样/清扫仍是早期非小细胞肺癌手术切除的标准术式。近些年研究发现对于早期肺癌(<2 cm),亚肺叶切除术和肺叶切除术在

远期生存率上并无统计学差异,尤其在亚肺叶切除术联合纵隔淋巴结采样时。亚肺叶切除应保证足够的切缘,且切缘直径需大于 2 cm 或大于肿瘤直径。ACCP 指南认为,对于纯磨玻璃结节直径小 2 cm,在保证切缘的情况下,也可行亚肺叶切除。欧洲临床肿瘤学会(EMSO)指出,结节在 PET-CT 上呈低摄取可能是亚肺叶切除的良好指征。最近一项基于 SEER 大数据的研究显示,对于<1 cm 的肿瘤也可行楔形切除术。相比以上的研究和指南,英国胸科协会(British Thoracic Society)分析了既往相关文献,认为亚肺叶切除仅适用于纯磨玻璃结节,对于部分实性结节,目前支持亚肺叶切除的证据尚不足。但也有研究认为,纯磨玻璃结节和部分实性结节行亚肺叶切除和肺叶切除,在 3 年无复发率上无显著差异。实性结节是否可行亚肺叶切除,仍有待进一步临床研究证实。在组织学类型上,多数研究表明鳞癌则更推荐行标准肺叶切除术。对于老年、心肺储备功能较差患者,亚肺叶切除亦是一个较好的选择。

对于术中淋巴结处理的方式,是否淋巴结清扫比纵隔淋巴结采样提高肺癌总体生存期,仍存在较多争议。对于清扫或采样个数,随机对照试验(ACOSOG Z0030)研究结果认为至少采样 12 个淋巴结,AJCC 指南推荐至少采样 6 个淋巴结,其中需有 3 站取自纵隔淋巴结(包括第 7 组),3 站取自肺内淋巴结。

浸润性腺癌患者,推荐常规行基因突变检测(推荐常规检测靶标包括:EGFR,ALK,KRAS,ROS1,RET)。目前关于术后辅助治疗,对已行完整切除的 IA 期肺癌患者不推荐行辅助治疗,IA 期的微乳头型肺癌,复发风险较高,是否需要辅助治疗,尚缺乏证据,目前已有相关临床研究开展。对于ⅠB 期肺癌,如果存在复发的高危因素,如肿瘤细胞低分化(或组织学亚型为微乳头型或实体型)、病理上存在血管或脏层胸膜受侵、淋巴结情况未评估、或者手术切除范围仅为楔形切除,则推荐行辅助化疗。对于完整切除的Ⅱ~Ⅲ期肺癌,推荐术后行全身性辅助治疗,包括化疗或靶向治疗(基因检测突变阳性者),切缘阳性者需增加切除范围或在术后辅以放疗。

在早期肺癌预后方面,腺癌病理亚型是影响预后的主要因素。根据 2011 年 IASLC/ATS/ERS 联合推出的腺癌组织学分类,将浸润性腺癌分为五大类,包括贴壁型、腺泡型、乳头型、微乳头型和实体型。其中微乳头型和实体型预后最差,腺泡型和乳头型预后次之,贴壁型预后较好。

【肺科共识——浸润性腺癌】

术前检查

术前推荐薄层 CT 平扫,必要时术前行头颅磁共振,全身骨扫描等检查,如果存在明显肿大纵隔淋巴结,行 PET/CT 检查,或 EBUS,纵隔镜检查排除 N2 疾病。

手术原则与手术切除范围

解剖性肺叶切除术 + 淋巴结采样/清扫仍是浸润性肺腺癌的标准治疗方式,如果病灶较小的非实性结节(<1 cm),或术中冰冻提示贴壁样生长为主型腺癌,可以考虑肺段切除 + 淋巴结采样/清扫。

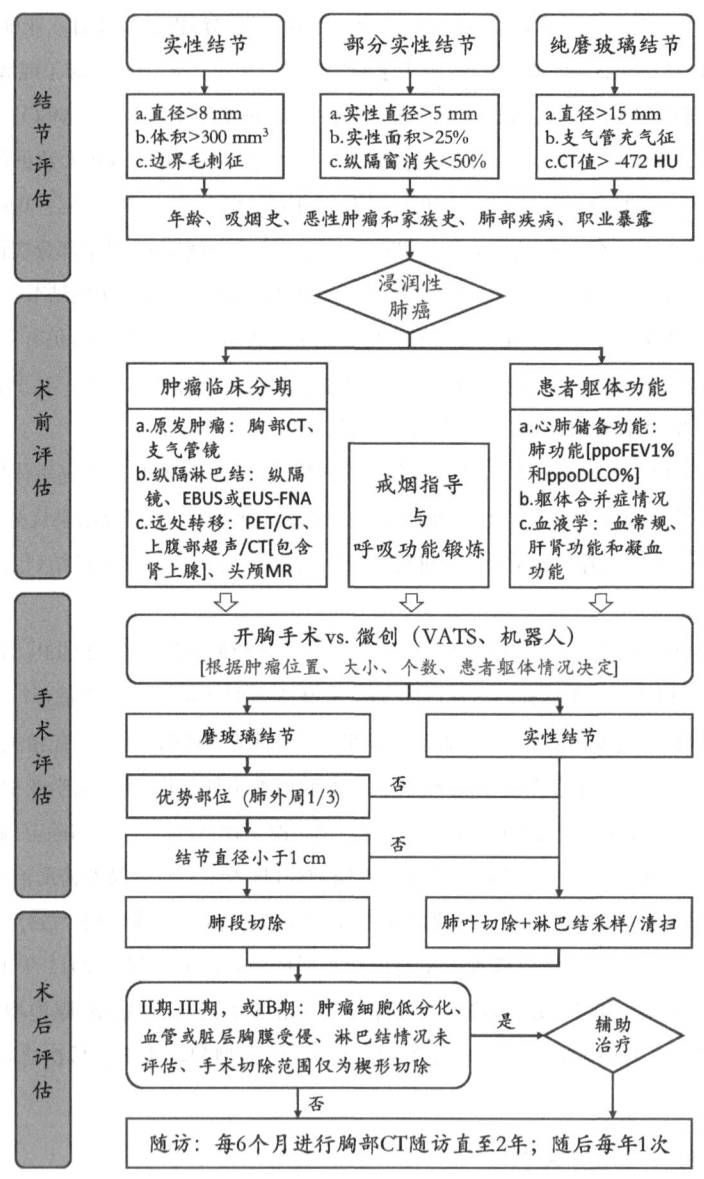

淋巴结清扫范围

推荐清扫或采样 3 组 6 个以上纵隔淋巴结,至少包括第 7 组淋巴结。

术后辅助治疗

根据病理分期以及基因检测结果,决定是否行辅助治疗,以及辅助治疗的策略。

术后随访

按肺癌 NCCN 指南随访。

肺部多发结节的处理

由于胸部 CT 影像技术的不断提高,同期多发肺部磨玻璃结节(synchronous multiple ground-glass nodules, SMGN)的检出率也呈上升趋势;研究显示,大约 20%～30% 的磨玻璃结节(ground-glass nodules, GGN)患者,存在肺内多发的 GGN 病变。目前多数学者认为其更可能是同期多原发肺癌(synchronous multiple primary lung cancers, SMPLC),而非转移性肺癌。其中多原发病理类型为腺癌者约占 80% 以上。

关于同期多原发肺癌的诊断,目前主要依据 Martini 标准(M-M 标准)和 ACCP 指南。1975 年 Martini 和 Melamed 率先建立了同期多原发肺癌的临床病理诊断标准,包括:(a)肿瘤部位不同且相互独立;(b)组织学类型不同;(c)组织学类型相同,但位于不同的肺段、肺叶或双侧肺,起源于不同的原位癌,共同的淋巴引流区域无癌,无肺外转移。随后,在 2013 年 ACCP 指南对其做了更新,具体为:(a)组织学类型不同,分子遗传学特征不同,或起源于不同的原位癌;(b)组织学类型相同时,肺癌位于不同肺叶,且无 N2、N3 转移,无远处转移。分子生物学检测对诊断同期多原发肺癌有了很大的提高,如克隆分析(clonality analysis)、杂合性丢失(loss of heterozygosity)等,但也同样面临着挑战,如肿瘤细胞内在异质性。

同期多发肺部结节的术前检查,往往需要行 PET-CT 和/或头颅磁共振排除远处转移,并通过胸部 CT、支气管镜对纵隔情况进行评估。多发肺部结节的分期,根据最新国际肺癌研究协会(IASLC)提出的 8 版分期指南,对已确诊的多原发肺癌患者,应根据每一个肺癌结节分别制定 TNM 分期。对于 CT 上表现为多发磨玻璃结节的肺癌患者(多数为贴壁型腺癌、微浸润腺癌或原位腺癌),T 分类则根据最高结节的 T 分期,然后在括号内标注多发磨玻璃结节个数(#)或用字母"m"表示。

对同期多发肺部结节的治疗,目前相关高质量的研究较少。一项针对全球范围的调查研究发现,81% 的外科医生倾向行手术切除,手术方式以肺叶切除术(针对主要病灶)联合肺段切除术(针对次要病灶)为主。有研究结果显示,仅主病灶与患者生存期相关,而是否存在残留结节、残留结节是否增长、有无新发 GGN 均与预后无关因此,对于多发磨玻璃结节,手术切除范围应根据结节具体位置而定,需优先考虑主病灶的切除。如果多个 GGN 处于同一肺叶内,可行多处肺楔形/肺段切除、或者整个肺叶切除;如果多个 GGN 位于同侧的不同肺叶内,应根据病灶的位置,个体化设计手术方式,可行肺叶/肺段切除联合多处肺段或楔形切除。研究发现,手术中包含楔形或肺段切除术并不影响患者预后,而行全肺切除术患者则预后较差。因此,对于 SMGN 切除所有病灶时,需在符合肿瘤学原则的基础上,尽可能保留肺功能;亚肺叶切除(楔形切或段切)是可行的手术方式,但不推荐行全肺切除术。

如果多个 GGN 位于双侧肺,可同期或分期行肺切除术。2013 年美国胸科医师协会(ACCP)指南规定,若考虑为多原发肺癌,则应尽量做到根治性切除。同期或分期的选择,主要取决于患者心肺储备功能，并且与术者及医院经验相关。同期手术可通过一次手术麻醉将病灶全部切除，减少再次手术创伤的应激。双侧同期手术增加围术期手术风险，特别是呼吸衰竭的风险。分期手术时，由于前次手术创伤，往往需间隔6～8周的时间窗，这对于患者是一种精神消耗。如果同期手术安全，应先行手术切除范围较小的一侧，以确保对侧手术的安全实施；如果同期手术存在风险，应先切除主病灶，在情况允许下再行对侧手术，一般要求肺的总切除范围不宜超过10个肺段。分期手术时则应先切除主病灶，二期再行对侧手术。双侧浸润性病变行双侧纵隔淋巴结清扫/采样时，应注意神经保护（膈神经和迷走神经），以免引起双侧膈肌瘫痪或胃瘫。

多原发肺癌预后公认的危险因素包括纵隔淋巴结侵犯和最高肿瘤T分期。而多发结节的个数、位置是否位于同侧肺、以及组织病理学是否一致对预后的影响，目前仍有争议。关于辅助化疗，目前尚无明确研究证实其能使多原发肺癌患者生存获益；因此辅助化疗的选择，仍应根据肿瘤分期，而非结节个数。

总的来说，对于肺部多发磨玻璃结节疑诊多原发肺癌时，应评估纵隔淋巴结情况（PET/CT，EBUS，或纵隔镜），如果N2淋巴结阳性，则不推荐手术治疗；N2淋巴结阴性时，根据患者病灶分布，心肺功能及体力状况，来决定是切除所有病灶，还是切除主病灶；应根据术者和医院经验选择同期或分期手术，但不推荐行单侧全肺切除术，慎重行同期双侧肺叶切除术。当CT表现多发磨玻璃结节时，应优先处理主病灶；对于次要GGN病灶，如在同侧，且位于优势部位，可考虑同期手术切除，如在对侧且考虑为AAH或AIS，可密切随访。对于无法完全切除所有病灶的患者，残余病灶应进行密切随访，若随访过程中病灶出现进展，可根据患者情况，考虑再次手术、立体定向放疗（stereotactic body radiation therapy，SBRT）或多学科综合治疗。

【肺科共识——多原发磨玻璃结节】

术前检查：术前推荐薄层平扫CT，必要时术前行头颅磁共振，全身骨扫描等检查，如果存在明显肿大纵隔淋巴结，行PET/CT检查，或EBUS，纵隔镜检查排除N2疾病。

手术原则与手术切除范围：多原发肺癌的治疗原则为主病灶优先，兼顾次要病灶。多个GGN处于同一肺叶内，可行多处肺楔形切除、肺段切除或肺叶切除，如多个GGN位于同一侧的多个肺叶内，应根据病灶的位置，个体化设计手术方式，行多处肺段切除或楔形切除，符合肿瘤学原则基础上，以尽可能保留肺功能为宜，不推荐行全肺切除术。如多个GGN位于双侧肺内，可同期或分期行双侧VATS肺切除术。双侧手术者，同期双侧肺叶切除需要慎重考虑，肺的总切除范围不宜超过10个肺段。优先处理主病灶；对于次要GGN病灶，如在同侧，且位于优势部位，可考虑同期手术切除，如在对侧且考虑为AAH或AIS，可密切随访。

淋巴结清扫范围：推荐清扫或采样3组6个以上纵隔淋巴结，至少包括第7组淋巴结。

术后辅助治疗：多原发病灶中的最高分期病灶为是否行辅助治疗之标准，结合肿瘤基因检测结果，决定辅助治疗的策略。主病灶经手术切除后是否残留次要病灶，不作为辅助治疗的选择依据。

术后随访： 按肺癌 NCCN 指南随访。

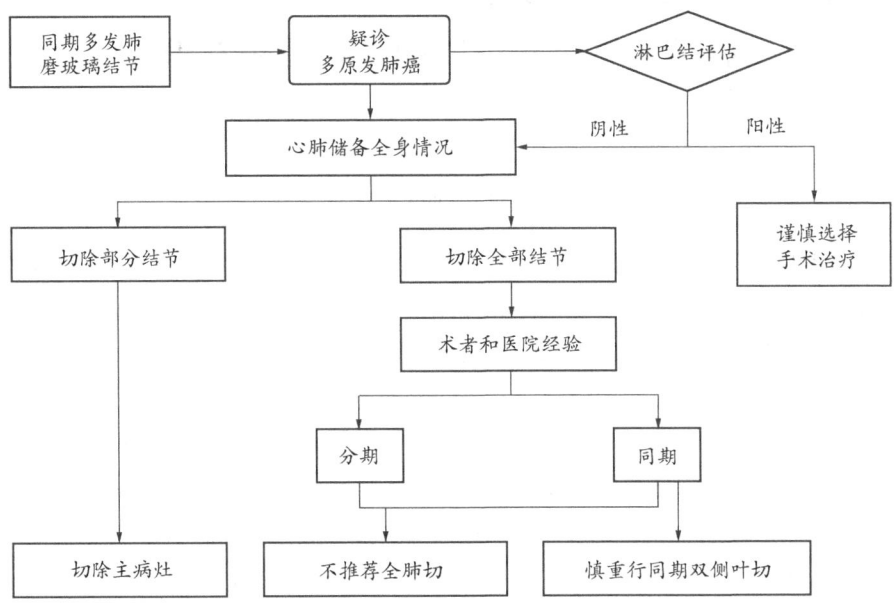

基于术中快速冰冻切片指导外周型直径≤2 cm 肺结节手术决策的胸外科专家共识

【摘 要】

手术切除是治疗早期非小细胞肺癌的唯一根治性方法,术中冰冻切片(frozen section,FS)诊断肺结节性质具有准确性高、适用性广、并发症少和实时诊断等优势,已成为指导肺结节手术策略的主要手段之一。为此,我们检索了 PubMed、Web of Science 以及中国知网、万方等数据库近30年的相关文献和研究资料,召开了3次会议,采用德尔菲法制定了本专家共识,共达成6条共识内容:(1)术中快速 FS 诊断良恶性疾病;(2)肺癌类型的诊断:腺癌、鳞癌、其它等;(3)肺腺癌浸润程度诊断;(4)浸润性腺癌的组织学亚型诊断;(5)术中 FS 和术后石蜡诊断肺腺癌浸润程度不一致的处理策略;(6)术中 FS 诊断肿瘤沿气腔播散、脏层胸膜侵犯和淋巴管浸润。最终,提出11条推荐意见,以期为术中 FS 诊断肺结节指导外周型非小细胞肺癌手术决策提供参考,进一步提高早期肺癌个体化精准诊疗水平。

冰冻切片(frozen section,FS)作为术中快速评估肺结节良恶性及组织学类型的有效方法,已成为指导肺结节手术策略的主要手段之一。相比术前 CT 和穿刺活检,术中快速 FS 对诊断肺结节性质具有准确性高、适用性广、并发症少和实时诊断等优势。术中 FS 已广泛应用于指导乳腺癌、甲状腺癌、头颈部癌等多个癌种的手术决策。肺部肿瘤病理分类及胸外科术式在近10余年内均有较大变化,但国内外尚未形成术中 FS 诊断肺结节及指导手术决策的专家共识。

随着胸外科对肺结节诊疗向着微创化和精准化发展,外科医生对术中 FS 诊断提出了更高的要求。根据早期肺癌外科术式的改变和术中 FS 诊断的精细化程度,肺结节术中 FS 的发展可划分为三个阶段。FS 1.0 时代:1995年国际首个随机对照试验(LCSG821)结果证实肺叶切除是早期恶性肿瘤的标准手术方式,因此胸外科医生对术中快速 FS 诊断的需求仅为区分结节良恶性,从而避免所有病变无差别接受肺叶切除。2011年,国际肺癌研究协会(International Association for the Study of Lung Cancer,IASLC)/美国胸科学会(American Thoracic Society,ATS)/欧洲呼吸学会(European Respiratory Society,ERS)联合提出肺腺癌病理新分类,术中 FS 诊断迎来2.0时代。新分类将肺腺癌根据浸润程度分为浸润前病变、微浸润腺癌(minimally invasive adenocarcinoma,MIA)和浸润性腺癌,其中浸润前病变包括不典型腺瘤样增生(atypical adenomatous hyperplasia,AAH)和原位腺癌(adenocarcinoma in situ,AIS)。肺腺癌新分类可以进一步区分患者预后，大量研究证实亚肺叶切除术治疗浸润前病变和 MIA 可取得接近 100% 的 5 年无复发生存率。因此 FS 2.0 时代聚焦于术中 FS 诊断肺腺癌浸润程度，在保证肿瘤根治性切除的同时开展损伤更小的亚肺叶切除。随着研究的逐步深入，多个研究发现亚肺叶切除在部分早期浸润性腺癌可取得与肺叶切除相似的预后，亚肺叶切除的适宜群体也在不断扩充。日本 JCOG0802/WJOG4607L 研究结果发现，肺段切除治疗外周型直径≤2 cm 非小细胞肺癌的术后 5 年总生存率优于肺叶切除，但术后局部复发率显著高于肺叶切除（10.5% vs. 5.4%，$P=0.0018$）。既往研究发现病理高危亚型（微乳头、实性、复杂腺体）、脏层胸膜侵犯（visceral pleural invasion，VPI）、肿瘤沿气腔播散（spread through air space，STAS）和淋巴管浸润（lymphovascular invasion，LVI）等高危病理特征是亚肺叶切除术后复发危险因素。因此，FS 3.0 时代即要求术中 FS 识别腺癌组织学亚型、VPI、STAS、LVI 等亚肺叶切除病理高危因素，从而选择亚肺叶切除的相对安全群体。

因此，术中 FS 在肺结节快速诊断和实时手术决策中扮演重要角色，临床应用前景广阔，但国内外尚未形成术中 FS 诊断≤2 cm 肺结节和指导其手术决策的专家共识。因此，国内多位胸外科及病理科专家基于已发表研究结果，通过充分会议讨论，形成国内首个术中快速 FS 诊断外周型、直径≤2 cm 的单发肺结节并指导手术决策的专家共识。

一、方法与证据

我们检索 PubMed、Web of Science 以及中国知网、万方等数据库近 30 年的相关文献和研究资料，结合国际现行非小细胞肺癌诊疗及病理诊断相关指南。召开线上及线下执笔专家讨论会 3 次：上海市医学会胸外科专科分会专家讨论会 1 次，上海市医师协会胸外科医师分会专家讨论会 1 次，普胸外科临床能力促进与提升专科联盟讨论会 1 次。采用德尔菲法修订并最终定稿，达成 6 条共识，提出 11 条推荐意见。手术均采用国产胸腔镜完成。

本共识使用的推荐强度包括 4 级：Ⅰ级、ⅡA 级、ⅡB 级、Ⅲ级。Ⅰ级：基于严谨的系统评价/Meta 分析、大型随机对照临床试验，证据充分，专家组一致同意；ⅡA 级：基于质量一般的系统评价/Meta 分析、小型随机对照研究、大型回顾性研究、病例对照研究，有较好的证据，专家组达成共识；ⅡB 级：基于质量一般的系统评价/Meta 分析、小型随机对照研究、大型回顾性研究、病例对照研究，专家组基本达成共识，争议小；Ⅲ级：基于非对照性临床研究、病例报告、专家观点，专家组提出相关建议，但存在一定分歧。

二、共识内容

1. 共识一：术中快速冰冻诊断良恶性疾病

肺部肿瘤包含乳头状瘤、腺瘤在内的多种良性肿瘤以及腺癌、鳞癌、大细胞癌、涎腺型肿瘤、神经内分泌肿瘤等恶性肿瘤。对病变的良恶性质给予定性诊断,始终是术中 FS 指导外科手术方式最重要的价值之一。早期肺恶性肿瘤的标准手术方式是肺叶切除术,而良性病变可接受亚肺叶切除,因此判断病变的良恶性质可直接决定胸外科医生的术式选择。

肺部病变的良恶性性质鉴别在肿瘤异型性较大时并不困难,但当肿瘤异型性较小时需注意与增生性、良性肿瘤相鉴别,避免将恶性肿瘤误诊为良性病变,如:非黏液性腺癌中的贴壁、腺泡、乳头状结构需与支气管化生、肺泡上皮反应性增生、AAH、肺泡性腺瘤、细支气管腺瘤、黏液腺腺瘤、乳头状腺瘤、硬化性肺细胞瘤等相鉴别;黏液腺癌需与黏液腺腺瘤、纤毛黏液结节性乳头状肿瘤相鉴别;胶样癌需与黏液性囊腺瘤相鉴别;分化较好的鳞癌需与鳞状上皮不典型增生、鳞状上皮乳头状瘤等相鉴别;腺鳞癌需与肺混合性鳞状细胞和腺性乳头状瘤、支气管涎腺乳头状瘤等相鉴别。反之,上述良性病变亦应在术中 FS 注意甄别,避免过度诊断为恶性肿瘤,造成不必要的扩大手术切除范围。此外,由于术中 FS 存在冷冻造成的组织细胞变形、取材局限,并不能完全代表病变全貌。部分病例形态本身诊断疑难,需要辅以术后石蜡或免疫组织化学方能明确诊断,病理医生需与胸外科医生术中及时沟通,可以用"符合"、"考虑"、"倾向"、"不除外"等诊断术语在术中 FS 诊断报告中给予一定诊断方向。此时,还应当告知胸外科医生,非明确性的术中 FS 诊断存在错误的可能,有待于术后石蜡或免疫组织化学进一步明确诊断。对于术中 FS 诊断不明确的病例,胸外科医生可综合 FS 诊断报告、病变影像学表现、患者意愿,决定手术方式。

推荐:(1)术中快速 FS 需对病变的良恶性进行诊断,对于良恶性质难以界定的病例,病理医生应尽可能给出一定的诊断方向。此时需要病理医生与胸外科医生充分沟通,综合术中 FS 诊断、影像学表现和患者个人情况或家属意愿,共同制定合适的手术方式(推荐级别:ⅡA 级)。

(2)对于术中 FS 诊断为良性病变的患者,推荐选择亚肺叶切除,无需清扫淋巴结。病变位于肺外周三分之一,推荐楔形切除;位于单个肺段内,推荐肺段切除;若病变位于多个肺段之间或支气管根部,无法行亚肺叶切除时,则推荐肺叶切除。FS 诊断为恶性肿瘤,则根据肿瘤类型、分期等因素,决定手术方式(推荐级别:ⅡA 级)。

2. 共识二:肺癌类型的诊断:腺癌、鳞癌、其它等

2021 版世界卫生组织(World Health Organization,WHO)胸部肿瘤分类将肺上皮性恶性肿瘤分为腺癌、鳞癌、大细胞癌、腺鳞癌、肉瘤样癌、肺部 NUT 癌、胸部 SMARCA4 缺失的未分化肿瘤、涎腺型肿瘤以及神经内分泌肿瘤等。因肺腺癌不同浸润程度与预后和手术方式选择显著相关,因此术中 FS 诊断为腺癌时应进一步区分肺腺癌浸润程度。对于肺部腺癌外的其它恶性肿瘤,因肺叶切除仍是标准手术方式,术中 FS 诊断与手术方式选择无明显关联,且部分恶性肿瘤如非角化型鳞癌,术中 FS 无法从形态学上将其与实性腺癌、神经内分泌癌及其它低分化癌相鉴别,故在术中 FS 诊断中无需进一步区分。

此外,因肺部具有双重血供特点,是其它癌种转移的好发器官。研究表明对于肺部转移性肿瘤手术方式的选择应该根据转移瘤的大小、数目、部位等决定,胸腔镜下亚肺叶切除仍然是主要术式,病理医生还需在术中FS对于转移性癌和原发肺癌进行鉴别诊断。当患者具有明确恶性肿瘤病史或在其它脏器发现占位时,胸外科医生在术前或术中应明确告知病理医生,尽可能在术前向原单位借阅相关病理切片进行形态学对照。当患者缺乏其它部位癌种病史或无法提供原单位病理切片对照时,需根据病理形态学表现尽可能地对原发和转移进行甄别。部分肺部起源癌种和其它部位癌种存在一定形态学差异,尤其当肿瘤中包含有明确原位起源成分时(如贴壁型腺癌、原位鳞癌),可直接诊断为原发性肺癌。但部分肺癌和其它部位癌种形态学存在高度相似性(如肺肠型腺癌和转移性肠癌,筛状腺癌和乳腺癌,肺原发鳞癌、涎腺肿瘤和其它部位鳞癌、涎腺肿瘤,淋巴上皮癌和鼻咽部鳞癌等),当存在明确相应部位癌种病史,且无其它原发性肺癌证据时,通常在术中结合病史倾向诊断为转移癌,但应要求患者在术后提供原手术切片供术后明确诊断。当患者未提供相应癌种病史时可同临床医生进行充分沟通,传达肿瘤不除外为转移性可能的信息,提示临床对患者家属追问相关病史,或在术后对相应部位进行更为充分的检查,防止原发性肿瘤较为隐匿,导致漏诊。

推荐:(1)不同浸润程度肺腺癌具有预后差异,当肿瘤术中诊断为肺腺癌时,术中FS应尽可能明确诊断肺腺癌浸润程度,非腺癌则无需进一步明确区分病理类型。肺腺癌根据浸润程度和分期等决定手术方式,非腺癌则推荐行标准肺叶切除+系统性淋巴结清扫(推荐级别:ⅡA级)。

(2)转移癌同原发性肺癌术式选择存在显著差异,当患者具有明确恶性肿瘤病史或在其它脏器发现占位时,应在术中甄别原发或转移性癌,在有条件获得原肿瘤切片的情况下进行形态学对照。转移癌推荐行亚肺叶切除,病变位于肺外周三分之一,推荐楔形切除;位于单个肺段内,推荐肺段切除;若病变位于多个肺段之间或支气管根部,无法行亚肺叶切除时,则推荐肺叶切除,根据术中探查结果决定淋巴结采样或清扫(推荐级别:ⅡB级)。

3. 共识三:肺腺癌浸润程度诊断

2011年IASLC/ATS/ERS联合对肺腺癌进行重新分类,将肺腺癌分为浸润前病变(AAH和AIS)、MIA和浸润性腺癌。2021版WHO分类将AAH与AIS重新定义为腺体前驱病变,不再属于肺腺癌范畴,而MIA仍然在肺腺癌子目录下。大量回顾性研究证实术中FS诊断为AAH、AIS、MIA患者接受亚肺叶切除,可以保留更多的肺功能,且术后5年无复发生存率接近100%。因此,应在术中FS明确诊断肺腺癌浸润程度,从而避免所有患者无差别接受肺叶切除。

既往研究发现,术中FS诊断肺腺癌浸润程度的准确率为84.4%～92.0%,因AAH/AIS/MIA预后极好,将其合并诊断时,FS诊断准确率可提高至96%。由于肿瘤细胞存在异质性,加之冰冻取材的局限性及制片流程的差异等问题,术中FS诊断早期肺腺癌浸润程度存在一定的困难。Su等和Zhu等均发现术中FS诊断直径>1 cm的肿瘤为AIS/MIA时,因冰冻取材受限,其术后病理易升级为浸润性腺癌。因此对于直径>1 cm的肿瘤,应谨慎诊断为AIS或MIA,病理医生可综合影像学表现、病灶的大体检查(质地、颜色等),评估浸润程度,必要时增加冰冻取材,避免术中低估诊断。术中FS对于MIA与浸润性腺癌的鉴别尤为重要,根据中华医学会病理学分会胸部疾病学组先前达成的诊断共识：如肿瘤呈贴壁生长为主，有明确间质浸润，浸润灶不能明确是否超过 5 mm，或者病灶较大，无论是从 CT 影像学还是 FS 切片中都无法明确浸润灶是否超过 5 mm 的，可采用"至少 MIA"，"浸润性腺癌不除外"等术语进行描述。如遇镜下见多灶浸润，需将每个浸润灶占肿瘤总体积的百分比之和乘以肿瘤的最大径，计算肿瘤的浸润范围。

推荐：(1) 肺腺癌不同浸润程度对患者预后和术式指导有重要意义，应在术中 FS 诊断肺腺癌浸润程度。对于直径＞1 cm 的肿瘤应谨慎诊断为 AIS 或 MIA，可综合影像学表现和标本大体检查，必要时增加取材数量，对于形态介于灰区的病例可给予倾向性诊断意见（推荐级别：ⅡA 级）。

(2) 对于术中 FS 明确诊断或倾向诊断为 AAH、AIS、MIA 的患者，推荐行亚肺叶切除，病变位于肺外周三分之一，推荐楔形切除；位于单个肺段内，推荐肺段切除；若病变位于多个肺段之间或支气管根部，无法行亚肺叶切除时，则推荐肺叶切除（推荐级别：ⅡA 级）。

4. 共识四：浸润性腺癌的组织学亚型诊断

2022 年，JCOG0802/WJOG4607L 研究证实肺段切除相较肺叶切除治疗外周型直径≤2 cm 的非小细胞肺癌，局部复发率显著高于肺叶切除（10.5% vs. 5.4%，$P = 0.0018$）。多个研究均已证实腺癌组织学分类可显著区分患者预后和预测复发，其中贴壁为主型腺癌预后最佳，微乳头、实性为主型预后最差，因此术中 FS 诊断肺腺癌组织学亚型对选择亚肺叶切除相对安全群体至关重要。研究发现对于贴壁为主型的直径≤2 cm 的浸润性腺癌，亚肺叶切除治疗早期肺癌在保证淋巴结采样和切缘充足的情况下，其预后不差于肺叶切除。Nitadori 等发现微乳头亚型占比≥5%的浸润性腺癌，亚肺叶切除预后显著差于肺叶切除。国内 Su 等同样证实微乳头亚型占比＞5%时，肺段切除预后显著劣于肺叶切除。实性亚型同样被证实是亚肺叶切除治疗早期肺癌的不良预后因素。2020 年，IASLC 在原有腺癌新分类基础上加入了复杂腺体概念，并将其与微乳头和实性亚型共同定义为高级别病理亚型，根据主要亚型和高级别亚型占比，提出腺癌新分级。既往研究均已表明复杂腺体、微乳头和实性亚型与早期肺腺癌不良预后、淋巴结转移等恶性病理学特征相关，尽管复杂腺体在亚肺叶切除中的预后价值尚未明确，术中 FS 诊断腺癌高级别病理亚型对于实时手术决策和预测患者预后仍具有重要意义。此外，充足的切缘距离对于亚肺叶切除至关重要，根据美国国立综合癌症网络指南定义，切缘距离应≥2 cm 或≥肿瘤最大直径。术中需要进一步镜下评估切缘有无肿瘤细胞，楔形切除通常取垂直肿瘤最近的肺切缘组织，肺段切除通常取支气管切缘组织，术中镜下评估切缘处有无肿瘤细胞。对于切缘阳性的亚肺叶切除患者，应更改手术方式为肺叶切除。

目前术中 FS 诊断肺腺癌亚型仍存在一定的挑战。Yeh 等发现术中 FS 与术后石蜡诊断主要病理亚型的一致率为 68%，三位病理科医生的观察者间一致性为 64%；FS 诊断实性为主型腺癌的敏感性和特异性分别为 79% 和 94%，FS 诊断微乳头为主型肺腺癌特异性高达 99%，但敏感性仅为 21%。当仅考虑有无微乳头亚型时，FS 诊断敏感性仍仅为 37%。Treji Bittar 等和 Su 等同样发现 FS 诊断微乳头敏感性显著低于其它病理亚型,而腺泡和实性亚型诊断准确率较高,且冰冻取材和制片质量是术中 FS 与术后石蜡诊断不一致的主要原因。多个研究发现丝状微乳头同经典微乳头具有相似的临床病理学特征和预后意义,将丝状微乳头加入微乳头定义,从而扩充了微乳头的病理形态图谱。Su 等发现术中 FS 通过识别丝状微乳头,可将微乳头的诊断敏感性由 58.8%提高至 74.2%,极大提高了微乳头的诊断敏感性。基于此,同济大学附属上海市肺科医院陈昶教授正在进行一项国内多中心Ⅲ期临床试验,通过术中 FS 筛选微乳头和实性亚型占比≤5%的浸润性腺癌,比较肺段切除术和肺叶切除术的远期预后(NCT 04937283),该研究将为术中 FS 诊断指导肺结节手术决策提供更高级别证据支持。

推荐:(1)术中 FS 诊断腺癌时应尽可能明确是否存在高级别病理亚型(微乳头、实性、复杂腺体),FS 诊断微乳头的敏感性较低,通过识别丝状微乳头可以提高微乳头的诊断敏感性(推荐级别:ⅡB级)。

(2)对于术中 FS 诊断不含有高级别病理亚型(微乳头、实性和复杂腺体总占比≤5%)的浸润性腺癌,在保证切缘足够的情况下,贴壁亚型为主的浸润性腺癌推荐行亚肺叶切除术+系统性淋巴结采样,腺泡或乳头为主型的浸润性腺癌,推荐行亚肺叶切除术+系统性淋巴结清扫/采样。病变位于肺外周三分之一,推荐楔形切除;位于单个肺段内,推荐肺段切除;若病变位于多个肺段之间或支气管根部,无法行亚肺叶切除时,则推荐肺叶切除术。对于 FS 诊断高级别病理亚型占比>5%的浸润性腺癌,推荐行肺叶切除+系统性淋巴结清扫(推荐级别:ⅡA级)。

5. 共识五:术中冰冻切片和术后石蜡诊断肺腺癌浸润程度不一致的处理策略

术中 FS 由于取材受限和制片等原因,存在术中 FS 与术后石蜡诊断肺腺癌浸润程度不一致的情况。对于术中浸润程度被高估的患者,其手术切除范围足以满足术后石蜡诊断,故此类错误术后无需处理。由于 FS 诊断的自身局限性,绝大部分错误诊断为低估肺腺癌浸润程度。肺腺癌浸润程度与患者预后和手术方式选择相关,既往研究报道术中 FS 诊断肺腺癌浸润程度的总体准确率为 84.4%~92.0%。因 AAH/AIS/MIA 患者接受任何手术方式,其术后无复发生存率均接近100%,当 AAH/AIS/MIA 合并为一组诊断时,FS 诊断准确率高达 96%,而术中 FS 诊断为 AAH/AIS/MIA 患者通常接受亚肺叶切除。

既往研究发现术中 FS 诊断为 AAH/AIS/MIA 接受亚肺叶切除后,术后石蜡病理升级为浸润性腺癌的比例为 3.1%~6.3%,而术后升级为浸润性腺癌接受二次扩大范围切除的比例为 7.9%(5/63),接受术后辅助治疗的比例为 11.1%(7/63)。术中 FS 诊断低估为 AAH/AIS/MIA 接受亚肺叶切除的患者,术后即使升级为浸润性腺癌,其预后仍较好,故术中 FS 低估诊断为 AAH/AIS/MIA 接受亚肺叶切除后,术后一般无需接受补充治疗。

推荐:(1)对于术中 FS 诊断为 AAH/AIS/MIA 接受亚肺叶切除的患者,即使术后病理升级为浸润性腺癌,其预后较好,无需接受补充性扩大切除范围或辅助治疗(推荐级别:ⅡB级)。

6. 共识六：术中冰冻切片诊断肿瘤沿气腔播散、脏层胸膜侵犯和淋巴管浸润

根据现有研究,除肺腺癌高级别病理亚型外,亚肺叶切除复发的病理高危因素还包括VPI、STAS、LVI,随着亚肺叶切除应用的增加,若能通过术中FS对上述病理高危复发因素进行明确诊断,对于选择相对安全的亚肺叶群体具有重要意义。VPI诊断标准为肿瘤细胞突破胸膜弹力纤维层,即便在术后石蜡诊断中,VPI的明确诊断仍依赖弹力纤维染色。然而弹力纤维染色作为特殊染色,耗时较长,因此弹力纤维染色难以在术中FS开展。既往文献报道术中FS诊断VPI的准确性、敏感性和特异性为75%、47.4%和97.3%,在荧光显微镜下,通过弹力纤维自荧光效应,可将VPI术中FS诊断准确性、敏感性和特异性提升至95.6%、86.8%和100%。

对于术中FS诊断STAS,两项研究均证实术中FS诊断STAS的敏感性仅为44%~54%,而特异性高达80%~91%,多因素逻辑回归分析发现人工伪影是FS错误诊断STAS的唯一相关因素,在FS诊断中需进一步甄别人工伪影和真正的STAS。根据既往研究报道,LVI的诊断同样需要辅助弹力纤维染色,目前尚未报道术中FS诊断LVI的相关研究,有研究发现即便在不借助特殊染色,常规苏木精和伊红(H&E)染色发现的LVI,仍然与患者亚肺叶切除不良预后显著相关。因此当术中FS中见明确LVI时,应给予临床医生必要提示。

此外,术中FS诊断的时效性尤为重要,在考虑诊断准确性的同时不应忽略诊断的时效性。由于术中FS诊断VPI、STAS、LVI存在一定困难,当术中FS诊断明确出现其它高级别病理亚型时(微乳头、实性、复杂腺体),无需进一步诊断有无以上病理高危因素。而对于不含有高级别病理亚型的浸润性腺癌考虑行亚肺叶切除时,当临床具有相关需求时,对于具备诊断条件的单位应尽可能对VPI、STAS、LVI进行术中诊断。

推荐：(1)VPI、STAS、LVI是亚肺叶切除的预后不良因素,在条件允许的情况下可使用荧光显微镜帮助提高VPI术中诊断准确率,术中诊断STAS应同人工伪影相鉴别。术中FS诊断提示上述高危因素时,推荐行肺叶切除＋系统性淋巴结清扫(推荐级别：ⅡB级)。

(3)当术中FS诊断明确出现其它高危病理亚型时(微乳头、实性、复杂腺体),无需进一步诊断有无VPI、STAS、LVI；而对于不含有高危病理亚型的浸润性腺癌考虑行亚肺叶切除时,有条件时应尽可能对VPI、STAS、LVI进行术中诊断(推荐级别：ⅡB级)。

三、总结与展望

术中FS诊断指导≤2 cm肺结节手术方式的总体思路见图1。随着科学技术的发展进步,微创化和精准化概念已深入到胸外科手术领域。术中FS可为胸外科医生提供丰富的实时诊断信息,辅助制定最佳手术决策,具有广阔的临床应用前景。术中FS经历了3个阶段的发展,虽然总体已经具有较高诊断准确性,但部分病理指标诊断准确率仍有待提高。基于术中FS指导≤2 cm肺结节手术方式的前瞻性、大样本临床研究将为术中FS临床价值提供更多和更高级别证据支持,对于早期肺癌精准化手术决策具有重要意义,将推动早期肺癌的个体化诊疗迈上新的台阶。

多发磨玻璃结节样肺癌多学科诊疗中国专家共识(2024年版)

中国医药教育协会肺癌医学教育委员会　中国胸外科肺癌联盟　中国抗癌协会肿瘤消融治疗专业委员会　中国临床肿瘤学会肿瘤消融专家委员会　中国医师协会介入　医师分会肿瘤消融专家工作组

通信作者：刘宝东，首都医科大学宣武医院胸外科，北京　100053，E-mail：liubaodongxw@aliyun.com；叶欣，山东第一医科大学第一附属医院肿瘤中心　山东省千佛山医院　山东省肺癌研究所，济南　250014，Email：yexintaian2020@163.com；范卫君，中山大学肿瘤防治中心微创介入科，广州　510060，Email：fanweijun1964@126.com；支修益，首都医科大学宣武医院胸外科，北京　100053，Email：xiuyizhi@yahoo.com

肺癌在世界范围内发病率虽位居第2位，但病死率仍高居首位。肺癌在我国发病形势更加严峻，其发病率和病死率均居恶性肿瘤的首位。早期发现、早期诊断、早期治疗是降低肺癌病死率的重要手段。

一、制订背景

2011年，美国国家肺癌筛查试验(national lung screening trial，NLST)首次报道了与标准胸部X线检查相比，低剂量计算机断层扫描(low-dose computed tomography，LDCT)筛查可使肺癌病死率降低20%。随着高分辨率CT(high resolution CT，HRCT)的出现和人们保健意识的增强，肺癌筛查的普及，使得肺结节的检出越来越多。目前，肺结节在我国检出率为20%～80%。以磨玻璃影(ground-glass opacity，GGO)为特点的磨玻璃结节(ground-glass nodule，GGN)在接受LDCT筛查的美国人群中约占肺结节的9%，在我国人群中约占肺结节的20%～40%。根据肺GGN内是否含有实性成分，分为纯磨玻璃结节(pure GGN，pGGN)、部分实性结节(part-solid nodule，PSN或mixed GGN，mGGN)和实性结节，而pGGN及mGGN又称为亚实性结节(sub-solid nodule，SSN)。肺GGN常被认为可能是癌前病变或早期肺癌的征象，而GGN样肺癌(GGN like lung cancer，GGN-LC)具有"惰性"发展和极少淋巴结或远处转移等特点，预后良好，因此这类肺癌不同于"传统意义"上的早期肺癌，应该是肺癌中的特殊亚型。GGN样肺癌的病理类型为肺腺癌相关的组织亚型，可涉及从肺泡上皮不典型腺瘤样增生(atypical adenomatous hyperplasia，AAH)到原位腺癌(adenocarcinoma in situ，AIS)，到微浸润腺癌(minimally invasive adenocarcinoma，MIA)，再到浸润性腺癌(invasive adenocarcinoma，IAC)等多个腺癌演进阶段。

多发GGN一般是指肺内同时存在2个及2个以上最大径≤30 mm的GGN病灶，占基线筛查GGN的22%～48.5%。多发GGN样肺癌(multiple GGN like lung cancer，mGGN-LC)是同时性多原发肺癌的一种特殊类型，同时存在2个及2个以上病灶；其具有"惰性"发展、极少淋巴结或远处转移、病理阶段相同或不同、驱动基因突变具有差异性、影像学表现多样化和预后较好等特点。多发GGN样肺癌的发生率或其在多发GGN中所占比例目前尚不清楚，但是在NELSON的研究发现多发结节的恶性概率更高。多发GGN样肺癌与单发结节的临床病理特征相比没有差异，主要取决于主病灶。主病灶是指影像学上多发GGN中长径最大或实性成分占比(consolidation/tumor ratio，CTR)最高或提示恶性征象最高的病灶。主病灶是分期、判断治疗时机、确定手术范围及估计预后的重要参考指标。

目前针对肺GGN处理的指南主要有：以影像风险概率为依据的Fleischner学会和美国胸科医师学会(American college of chest physicians，ACCP)关于偶然发现肺结节管理指南；以美国放射学院(American college of radiology，ACR)肺部影像报告和数据系统(lung imaging reporting and data system，Lung-RADS)为依据的美国国家综合癌症网络(national comprehensive cancer network，NCCN)关于筛查发现肺结节管理指南；和以预测模型(Brock模型)为依据的英国胸科学会(British thoracic society，BTS)肺结节管理指南等。它们从不同学科角度出发，侧重于如何筛查、随访、诊断，尽管也提到对肺多发GGN样肺癌患者除手术切除外还可接受影像引导下热消融(image-guided thermal ablation，IGTA)、立体定向放射治疗(stereotactic body radiation therapy，SBRT)等非手术疗法，但手术方式以及IGTA和SBRT的地位等尚未达成共识，而且争论较大，此外欧美国家的指南并不完全适合东亚及中国人群。

二、共识形成

(一) 共识发起机构与专家组成

由中国医药教育协会肺癌医学教育委员会、中国胸外科肺癌联盟、中国抗癌协会肿瘤消融治疗专业委员会、中国临床肿瘤学会肿瘤消融专家委员会、中国医师协会介入医师分会肿瘤消融专家工作组等组织成立专家组，涉及胸外科、肿瘤科、介入科、呼吸科、放射治疗科、影像科及病理科等相关学科专家，通过多学科团队(multidisciplinary team，MDT)工作模式和医患共同决策(shared decision-making，SDM)，制订《多发磨玻璃结节样肺癌多学科诊疗中国专家共识(2024年版)》(以下称"共识")。2022年11月启动"共识"制订工作，按照"尊重循证医学证据，融合先进国际诊疗理念，体现我国特色，便于临床实践和操作"的原则，经过反复磋商和充分讨论于2023年8月初在福州形成了"共识"草案。"共识"草案形成后，在2023年8月反复多次通过微信和电子邮件的形式广泛争取了各专业专家的意见，根据各位专家提出的宝贵意见，先后多次修改"共识"草案。于2023年9月初召开了线上"共识"定稿会,2023年10月初最终形成了本"共识"。本"共识"的主要内容包括:多发GGN样肺癌的随访策略、鉴别诊断、诊断与分期、治疗手段和治疗后随访等。制订"共识"的目的是规范多发GGN样肺癌的诊疗行为,改善诊治水平,克服现有指南与临床实践脱节、降低过度诊治和诊治不足等问题,鼓励患者及家属参与,使更多的多发GGN样肺癌患者受益。

(二)共识使用者与应用目标人群

本"共识"适用于各级医疗机构和管理机构组织开展多发GGN样肺癌多学科诊疗工作。本共识的使用者包括但不限于各级医疗机构多发GGN样肺癌多学科诊疗相关医务工作者。共识推荐意见的应用目标人群为有意向或适宜接受多发GGN样肺癌多学科诊疗的患者。

(三)证据检索

文献数据库包括PubMed、Embase、Clinicaltrial.org、Cochrane Library、Web of Science、中国知网、万方知识服务平台、维普资讯网和中国生物医学文献数据库。通过系统检索多发GGN样肺癌领域已发表的最新研究成果、指南、共识、综述类文献以及部分专家述评等最新文献,关键词选用:"肺结节、肺磨玻璃结节、早期肺癌、多发、多灶等",文献检索截止日期为2023年8月31日。

(四)证据评价与分级

由于多发GGN样肺癌相关文献以病例系列研究或回顾性研究为主,证据级别相对不高,因此没有对证据进行评价与分级。

(五)共识推广、实施与修订

共识发布后,共识工作组将主要通过以下方式对共识进行推广:(1)在相关学术会议中对共识进行解读;(2)有计划地在中国部分省(市、自治区)组织共识推广专场会议,确保基层的多发GGN样肺癌多学科诊疗相关医务人员充分了解并正确应用本共识;(3)通过学术期刊和书籍出版社公开发表本共识;(4)通过媒体等进行宣传推广;(5)本"共识"虽然借鉴了许多国际指南和国内外最新研究进展,也经过了多次认真讨论和反复修改,仍难免存在不足和局限性,因此,需要在以后的临床实践中不断补充,动态完善,以期制订出与国际接轨并且符合我国国情的临床指南。计划每3年对本共识的推荐意见进行更新。

三、随访策略

(一)CT随访技术要求

CT是随访和诊断肺GGN的首选方法,建议有条件的医疗机构使用64排及以上多排螺旋CT,强调薄层HRCT扫描、靶扫描或靶重建,不需要注射对比剂。(1)建议≤1 mm薄层重建;如扫描层厚≥1 mm,重建间隔选择准直层厚的50%~80%;重建图像矩阵最小为512×512(最好选择 1024×1024）；（2）建议总辐射暴露剂量不超过 1.0 mSv，120 kV，mAs≤40；（3）窗宽窗位：推荐肺窗窗宽 1500～1600 HU，窗位 −700～−600 HU，纵隔窗窗宽 350～400 HU，窗位 30～70 HU；（4）扫描范围：深吸气末屏气完成扫描。扫描范围从肺尖到肋膈角，扫描采样时间≤10 s。CT 筛选推荐低剂量扫描；对疑似 GGN 样肺癌，推荐应用常规剂量进行靶扫描，以更精准地评估肺部 GGN 的结构。

（二）自然病程

肺 GGN 的容积倍增时间介于 769～1005 d 之间。在国际早期肺癌行动计划（International Early Lung Cancer Action Program，I-ELCAP）的筛查人群中，基线筛查单发 GGN 和多发 GGN 的吸收消散率基本一致（27%和 23%），年重复筛查单发 GGN 和多发 GGN 的吸收消散率基本一致（65%和 81%）。一项对 187 例肺 GGN 患者随访的回顾性研究中，中位观察期 45.5 个月，78 例肺多发 GGN 中，25 例（32%）在 36 个月时进展，4 例（5.1%）在 36 个月后进展，与单发 GGN 没有差异。因此，筛查或偶然发现或者不完整 CT 扫描（没有在指定层厚或层厚＞2 mm）发现的肺结节吸收消散的概率为 20%～70%，首次（1～3 个月）复查常规剂量薄层 HRCT 是必要的。

（三）随访

临床上将随访 3 个月后消失的 GGN 称为暂时性 GGN，未消失者称为持续性 GGN。持续性 GGN 有潜在恶性的可能，一般需要经过较长时间的发展才可能演变成恶性。因此发现 GGN 要采用"观察-等待"（Watchful-Waiting）的方法进行一定时间的随访，观察其动态变化，以便确定 GGN 的性质。

Fleischner 学会 2017 年发表的肺结节随访策略是根据最可疑结节（未必是最大结节）随访；而 NCCN 肺癌筛查指南对肺多发 GGN 随访策略建议以最大径者随访。pGGN 和 mGGN 随访策略有所不同：随访中未发生变化的结节恶性可能性较低，建议采取降级策略（较相同直径大小的初次筛查检出结节随访周期更长的随访策略）；随访中出现新发结节或结节增长或实性成分增加，高度疑似恶性，建议采取升级策略（较相同直径大小的初次筛查检出结节随访周期更短的随访策略）。

1. pGGN：（1）最大径＜8 mm 者每年复查 1 次 CT；（2）pGGN 最大径 8～14 mm 者每半年复查 1 次 CT；（3）最大径≥15 mm 者应在 3 个月复查 1 次 CT。pGGN 在 5 年的随访过程中约 13%～23%会有所增长。

2. mGGN：（1）最大径＜6 mm 者每年复查 1 次 CT；（2）最大径＞6 mm、实性成分＜5 mm 或 CTR＜25%者 6 个月复查 1 次 CT；（3）最大径＞6 mm、实性部分≥5 mm 或 CTR≥25%者应在 3 个月复查 1 次 CT。mGGN 在 5 年的随访过程中约 48%～55%会有所增长。

如果有主病灶，推荐首次检查后 1～3 个月再行 CT 随访；如果病变持续存在，进行至少 3 年的随访，一般推荐 5 年，或者推荐活检或外科治疗，尤其是对内部实性成分直径＞5 mm 的病灶。

如果没有主病灶,即结节均为直径>5 mm且<10 mm的pGGN,或者实性成分<5 mm的mGGN,推荐首次检查后1～3个月再行CT随访;如无变化,其后至少3年内每年1次CT随访,一般推荐5年;如果发现病灶变化,应调整随访周期。随访过程中GGN增长和实性成分变化是核心指标;在随访过程中出现如下情况多考虑为恶性:(1)病灶最大径增长,倍增时间符合肿瘤生长规律;(2)pGGN病灶稳定或增长,并出现实性成分;(3)mGGN病灶稳定,但实性成分增加;(4)出现其他恶性征象,如分叶征、毛刺征、胸膜凹陷征、支气管充气征、空泡征、血管集束征或血管在结节内扭曲扩张及囊腔型等征象。

四、鉴别诊断

(一) 多部位肺肿瘤样结节分类

根据影像学表现和病理学特征,国际肺癌研究协会(international association for the study of lung cancer, IASLC)公布的第8版肺癌TNM分期将多部位肺肿瘤样结节分为4类:第二原发肺癌(second primary lung cancer)、肺内转移(separate tumor nodules/intrapulmonary metastasis)、多发GGN(multifocal ground glass/lepidic nodules)、肺炎型肺癌(pneumonic-type lung cancer)。其中,第二原发肺癌与多发GGN的各个病灶间无同源性,即多原发肺癌;而肺内转移的多个病灶被认为具有同一来源。多原发肺癌分为同时性多原发肺癌和异时性多原发肺癌。

(二) 多部位肺肿瘤样结节鉴别诊断

1. Martini-Melamed(M-M)标准:1975年Martini和Melamed首次提出区分同时性多原发肺癌和肺内转移瘤的标准。多原发肺癌是指同一个体,一侧或双侧肺内不同部位同时或先后发生两个或两个以上的原发性肺癌,组织学类型可以相同或不同;如果肿瘤呈现出不同的组织学类型,则可以诊断为多原发肺癌,而如果肿瘤具有相同的组织学类型,在诊断同时性多原发肺癌和异时性多原发肺癌则有着细微差别。同时性多原发肺癌肿瘤起源部位不同,肿瘤间无共同淋巴引流区,诊断时无肺外转移;腺癌比例明显高于鳞癌,病灶位于同侧肺者高于双侧肺者,女性、不吸烟者多于男性、吸烟者。异时性多原发肺癌的两次肿瘤发现时间间隔至少2年,肿瘤起源部位不同,两次肿瘤位于不同肺叶且肿瘤间无共同淋巴引流区或无肺外转移;腺癌多于鳞癌但差异并不十分明显,病灶位于双侧肺者高于同侧肺者,男性多于女性,吸烟者与曾经吸烟者多于从不吸烟者。但这个标准存在有局限性,主要包括:(1)大部分腺癌患者都表现出混合的组织学特征,对于这部分患者M-M标准难以鉴别;(2)淋巴结状态对于多原发肺癌和肺内转移的鉴别能力有限;(3)M-M标准区分的多原发肺癌和肺内转移患者预后没有显著差异。

2. ACCP标准:2013年ACCP对Martini-Melamed诊断标准进行了修订:(1)同时性多原发肺癌诊断标准:①组织学类型不同或起源部位不同或分子遗传特征不同;②组织学类型相同但解剖位置不同(不同肺叶),且无N2、N3淋巴结转移和远处转移。(2)异时性多原发肺癌诊断标准:

①组织学类型不同或起源部位不同或分子遗传特征不同；②组织学类型相同但两次肺癌发现间隔≥4年且无肺外转移。当两个肿瘤之间的间隔为2～4年时，很难确定第二个肿瘤是原发性肿瘤还是转移性肿瘤。

3. 综合组织病理评估标准：Girard等提出了综合组织病理评估（comprehensive histologic assessment，CHA）标准，不仅评估了以10%为增量的组织学亚型的百分比，还评估了细胞学和间质的特征。如果多个肿瘤具有不同的组织学类型，或者腺癌的主要亚型不同（例如腺泡状、乳头状等），或者当多个肿瘤为鳞状细胞癌时细胞学和间质的特征不同，则可以认为是多原发肺癌。如果肿瘤具有相似的组织学亚型或细胞学和间质特征，则为转移性肿瘤。CHA标准与分子遗传学评估结果高度吻合，但其仍存在局限性，主要由于其结果受标本质量和观察者之间的差异的影响，且该评估方法受观察者主观影响较大。

4. 分子遗传学特征：1995年Antakli等在M-M标准的基础上添加了DNA倍体检测用于区分多原发肺癌和肺内转移。目前常检测EGFR、K-RAS、p53的突变状态及ALK重排来区别多原发肺癌和肺内转移癌。在肺多发GGN中，有51.7%的GGN会出现EGFR突变，而实性结节仅为16.7%；就病理学类型而言突变比例最高的是IAC，影像学表现而言突变比例最高的是mGGN；主病灶有EGFR突变的病例中，41.6%的次要病灶也有EGFR突变；主病灶没有检出EGFR突变的患者中，次要病灶均未检出EGFR突变。当病灶间无相同的驱动基因突变时，可诊断为多原发肺癌。病灶间有至少共享1个相同的驱动基因突变或具有相同的罕见突变，可诊断为肺内转移。随着二代测序技术的发展，多原发肺癌和肺内转移癌的诊断和鉴别诊断正在不断完善和推广应用中。但是ACCP称不应将肿瘤分子遗传学特征绝对化；IASLC也认为由于现有癌症分子遗传特征的不一致性，大多数情况下两个病灶相同（即转移性）或不同（即单独的原发性肿瘤）的证据只能被视为是提示性的。

五、诊断与分期

目前研究认为多发GGN样肺癌的每个病灶都是"独立的个体"而非转移性病灶。多发GGN样肺癌可位于同侧肺同一肺叶内、同侧肺不同肺叶内、双侧肺不同肺叶内；影像学表现为pGGN或mGGN，也可以pGGN和mGGN同时存在；病理学类型涵盖了从AAH到AIS再到MIA最后到IAC等多个腺癌病理发展状态，甚至还可出现良恶性共存的情况。

（一）影像诊断

1. 增强CT：pGGN原则上不建议做增强CT扫描，但是最大径超过8 mm的实性结节或实性成分≥5 mm的mGGN以及与肺血管关系密切或者怀疑淋巴结转移者建议行常规剂量增强薄层CT检查明确结节性质。

2. PET-CT：PET-CT对GGN病灶的诊断价值有限。（1）pGGN：无论大小均不推荐

PET-CT检查;(2)实性成分<5 mm 或 CTR<25%的 mGGN,不推荐 PET-CT;(3)实性成分≥5 mm 或 CTR≥25%的 mGGN,可推荐 PET-CT 定性;(4)伴有肺内其他实性结节,或者有肺外恶性肿瘤病史的 GGN 患者,推荐行 PET-CT 检查;(5)PET-CT 可为选择穿刺活检部位提供重要依据。

3. 人工智能技术:人工智能技术(artificial intelligence,AI)已经应用于许多医疗领域,AI 的进步可能有助于医生发现和诊断 GGN。许多深度学习算法显示出高灵敏度,在这些算法的帮助下可以提高 GGN 检测性能。一些研究表明,可以建立诊断模型来区分 GGN 的良恶性。鉴于目前 AI 深度学习算法模型和商品化软件之间差异较大,如果在同一个医疗机构、用同型号 CT 扫描、同一种处理软件包,并且持续在该医疗机构长期随访复查,AI 结果有较大的参考价值。

(二) 病理诊断

病理穿刺活检是明确 GGN 性质和决定治疗方式重要手段,经胸壁肺穿刺活检技术(image-guided percutaneous thoracic needle biopsy,PTNB)和经支气管肺活检(transbronchial lung biopsy,TBLB)是最常用的两种非手术活检技术。

1. 经胸壁肺穿刺活检术(PTNB):

(1) 适应证:①pGGN:a.最大径<8 mm 不主张活检;b.最大径 8~14 mm 在随访过程中增长 2 mm 或出现实性成分;c. 最大径≥15 mm。②mGGN:a. 最大径<8 mm,实性成分<5 mm 或 CTR<25%不主张活检;b.最大径>8 mm,实性成分<5 mm 或 CTR<25%在随访过程中增长或实性成分增多;c. 最大径>8 mm, 实性部分≥5 mm 或 CTR≥25%,PET-CT 检查高度怀疑恶性。

(2) 禁忌证:PTNB 除不可纠正的凝血功能障碍外绝对禁忌证较少。相对禁忌证有:①严重恶病质、严重的心肺功能不全;②严重慢性阻塞性肺疾病、肺气肿、肺纤维化;③严重肺动脉高压;④机械通气(呼吸机)患者。

(3) 并发症:PTNB 是一种相对安全的方法,但并非没有风险。气胸最常见,出血占第 2 位;空气栓塞极少发生但病死率高、致残率高;针道种植非常罕见。

2. PTNB 辅助技术:(1)消融后活检:PTNB 术中出现肺实质出血是影响诊断准确率的主要因素。微波消融或射频消融可以凝固肺内 2 mm 左右的小血管,短暂消融后再取活检能减少肺实质出血及出血带来的相关潜在风险如气腔内播散,提高活检的阳性率。(2)3D 模板技术:PTNB 尤其是针对下叶 GGN 的活检存在一定难度。应用 3D 模板联合固定针技术可以使 GGN 相对固定而减小呼吸运动对活检的影响,提高活检的阳性率。(3)对比剂定位:用含碘对比剂在 GGN 周围标记后再取活检可提高活检的阳性率。

3. TBLB:TBLB 作为肺结节的另外一种常见诊断方式越来越受到关注,近年来由于引导支气管镜技术的进步使传统 TBLB 技术诊断率进一步提升。这些新发展的技术包括细/超细支气管镜、径向支气管内超声探头(radial endobronchial ultrasound, R-EBUS)、虚拟支气管导航(virtual

bronchoscopic navigation，VBN)、多模态增强现实导航、电磁导航支气管镜(electromagnetic navigation bronchoscopy，ENB)、机器人辅助支气管镜(robotic-assisted bronchoscopy，RAB)，在引导支气管镜系统的辅助下支气管镜可进入到第 5~8 级支气管确认到达病灶(Tool-in-Lesion)，用于 GGN 的活检，取材工具包括活检钳、穿刺针和冷冻探头，在多种活检手段联合使用的情况下结合现场快速细胞学评估(rapid onsite cytologic evaluation，ROSE)技术有效地提高了肺结节的诊断阳性率；对没有支气管征者可采用支气管镜下经肺实质结节隧道(bronchoscopic transparenchymal nodule access，BTNA)技术。TBLB 对多个肺结节的诊断有很大潜力和应用前景，并发症发生率低于 PTNB，在设备和技术可及的情况下可作为首选之一。

4. 外科手术活检：外科手术活检对部分患者仍然是明确诊断的重要方法之一，尤其是 2010 年 Rocco 等首次报道单孔胸腔镜手术用于肺结节活检以来，这一方法受到关注。

(三) 临床诊断

目前尚无公认的多发 GGN 样肺癌诊断标准，对于肺内同时存在 2 个及 2 个以上病灶，其诊断可考虑以下几点：(1)首次发现的 pGGN≥15 mm，mGGN≥8 mm(实性成分≥5 mm 或 CTR≥25%)。(2)在随访过程中：①≥8 mm 的 pGGN 在基线基础上稳定、增长(≥2 mm)并出现实性成分；②≥8 mm 的 mGGN 稳定、增长(≥2 mm)或实性成分增加。(3)其他恶性征象，如分叶征、毛刺征、胸膜凹陷征、支气管充气征、空泡征、血管集束征或血管在结节内扭曲扩张及囊腔型等征象。(4)术后或活检病灶间无相同的驱动基因突变。具备前 3 条中的任何两项可临床诊断，3 条的任何两项加第 4 条可明确诊断。

(四) 临床分期

原则上依据第 8 版 TNM 分期，对于多发 GGN 样肺癌，T 分期按照结节的最高 T 分期标注，并用括号标注 GGN 的个数(用"m")。由于多发 GGN 样肺癌极少有淋巴结或远处转移，对 N 和 M 分期影响不大，但是仍要按照患者的具体情况进行总体评估：例如 T1a(5)N0M0。

pGGN 是局限于肺泡内的局部病灶，几乎不发生远处转移，所以一般不必做骨扫描、头颅 MRI 检查和腹部 CT 或超声等分期检查。

六、治疗手段

术前采用 MDT 工作模式和医患共同决策，讨论制订个体化治疗方案。肺多发 GGN 样肺癌的手术切除疗效肯定，其他局部治疗方式如热消融也在发展中。

(一) 外科手术

手术是处理多发 GGN 样肺癌主要和最有效的手段，手术切除的预后好，即使是亚肺叶切除也不影响预后，两项 Meta 分析也得到同样的结论。

1. 适应证：指主病灶(1)最大径≥15 mm 的持续性 pGGN，实性成分≥5 mm 或 CTR≥25%

的持续性 mGGN;(2)影像学形态如分叶征、毛刺征、胸膜凹陷征、支气管充气征、空泡征、血管集束征或血管在结节内扭曲扩张及囊腔型等恶性征象者;(3)动态随访后稳定或增长(结节最大径增长≥2 mm 或实性成分增加)者。

2. 术前辅助定位:(1)适应证:①最大径＜10 mm 的肺内周围型单发或多发 GGN,且结节到脏层胸膜最小距离＞15 mm;②影像学表现为 GGO;③术者在术前判断术中结节定位困难者。(2)定位技术:①经胸壁穿刺定位:CT 引导下经胸壁穿刺注射医用胶、亚甲蓝、靛蓝胭脂红、碘化油、吲哚菁绿(indocyanine green, ICG)和放射性核素等液体材料,或放置弹簧圈、Hook-wire 等金属材料辅助定位;②经支气管穿刺定位:a. 经磁导航或导航支气管镜:可用于两肺多个肺结节定位,材料与上同;b. 虚拟肺图定位(virtual assisted lung mapping, VAL-MAP):是利用支气管镜向多个肺结节周围注射荧光染料标记,再通过计算机 3D 构图进行标记,即绘制肺图;③3D 技术:a.3D 模板辅助定位:利用 3D 模板行经胸壁肺结节穿刺定位;b. 虚拟现实辅助定位:利用计算机软件快速准确地将患者的 CT 影像重建为 3D 图像,通过可穿戴式虚拟现实设备,向术者直观地展示血管支气管肺组织和结节的相对位置,精确测量距离,显示肺段解剖边界,辅助勾画手术切缘。(3)技术要求:①手术需要完全切除定位材料(故穿刺路径应选择从脏层胸膜到结节的最短距离);②手术在确保目标结节完全切除、切缘为阴性的同时,尽可能保留正常的肺组织,因此,穿刺路径选择从脏层胸膜到结节的最短距离。

3. 手术基本原则:外科处理没有标准模式,建议术前采用 MDT 工作模式和医患共同决策,讨论制订个体化治疗方案。手术原则是:(1)在符合肿瘤学原则、保留肺功能的前提下,尽可能通过一次麻醉同期手术切除所有病灶;但是在大多数情况下,没有必要切除所有结节,因为主病灶切除后,不管是对残留 GGN 治疗与否,还是残留 GGN 持续增长,或新发 GGN,都不会影响预后;临床实践中由于年龄心肺功能等原因,也没有条件完全切除。(2)优先处理主病灶,兼顾次要病灶。(3)治疗时机及治疗方式主要根据结节大小、实性成分、位置、数量,病理亚型、患者年龄及心肺功能,既往有无胸膜炎病史、胸部尤其是肺部手术病史等选择,术式以楔形肺切除、亚段肺切除、肺段切除或肺叶切除的各种组合为主,避免复合肺叶、双侧肺叶(右中叶除外)或全肺切除。(4)主病灶一般以肺叶切除或肺段切除为主,次要病灶采取肺段切除或楔形切除;若两侧病灶均较小且位于肺外 2/3,可采取亚肺叶切除;对同侧次要病灶,且位于肺外 2/3,可考虑同期亚肺叶切除;对位于同侧肺内 1/3,实性成分＜5 mm 或 CTR＜25% 的病灶可密切随访或热消融;对位于对侧,实性成分＜5 mm 或 CTR＜25% 的病灶,如患者高龄或心肺功能差,可密切随访或热消融。

4. 手术基本方法:(1)多发 GGN 样肺癌位于同一肺叶内,可行多处楔形肺切除、亚段肺切除、肺段切除或肺叶切除。(2)多发 GGN 样肺癌位于同侧不同肺叶内,若患者肺功能允许,可选择同期手术。(3)多发 GGN 样肺癌分别位于两侧,若患者年龄心肺功能允许,可选择同期手术,其手术原则是:①先行处理手术范围较小的一侧,以保证对侧手术安全;②两侧手术范围相当,先行右侧手术;③若术前定位后有少量血气胸,有血气胸侧先行手术,防止术中血气胸进一步加重。

(4)多发 GGN 样肺癌分别位于两侧,若患者心肺功能不允许,可选择分期手术,其手术原则是:①先期切除主病灶;②两次手术间隔一般要求在 4～6 周。

5. 淋巴结清扫:实性成分和 CTR 是淋巴结转移的重要预测因素,回顾性研究发现,实性成分<5 mm 或 CTR<50%的病灶一般没有肺门或纵隔淋巴结转移,实性成分≥5 mm 或 CTR≥50%的病灶中有 10%发生淋巴结转移。因此,术前影像学显示实性成分<5 mm 或 CTR<50%且术中冰冻为贴壁生长为主的 IAC,可选择性纵隔淋巴结采样 1～3 组。

6. 手术禁忌证:不能耐受手术切除标准要符合一个主要条件和/或两个或两个以上的次要条件。(1)主要条件:第 1 秒用力肺活量(FEV1)或一氧化碳弥散量(DCLO)≤50%;(2)次要条件:①FEV1 或 DLCO 51%～60%;②高龄≥75 岁;③肺动脉高压>40 mmHg(1 mmHg = 0.133 kPa);④左室射血分数(LVEF)≤40%;⑤休息或轻度锻炼动脉血氧分压(PaO_2)<55 mmHg 或动脉血氧饱和度(SpO_2)≤88%和动脉血二氧化碳分压($PaCO_2$)>45 mmHg。

(二)热消融

热消融是治疗肺多发 GGN 样肺癌的首选治疗方法之一或者是手术切除的重要补充。

1. IGTA:IGTA 是在影像引导下针对某一脏器中特定的一个或多个肿瘤病灶,利用热产生的生物学效应直接导致病灶组织中的肿瘤细胞发生不可逆损伤或坏死的一种治疗技术,已经成为不能手术早期肺癌的补充治疗手段之一。目前用于 GGN 治疗的主要包括射频消融(radiofrequency ablation,RFA)、微波消融(microwave ablation,MWA)和冷冻消融(cryoablation)。从 2012 年开始 NCCN 指南就推荐 IGTA 技术是治疗多原发肺癌的手段之一。2021 年 NCCN 首次将 IGTA 作为一项独立的局部治疗手段在早期肺癌、多原发肺癌治疗等方面进行了推荐。IGTA 作为一种精准的微创技术每年治疗早期肺癌、肺部 GGN 的例数迅速增加。该技术具有创伤小、疗效明确、安全性高、可重复性强、适应人群广等特点,目前也已成为了治疗多发 GGN 样肺癌主要手段之一。

(1)适应证:多发 GGN 样肺癌患者:①因心肺功能差或高龄不能耐受手术切除;②拒绝行手术切除;③外科切除后残留病灶或新发病灶;④各种原因导致的重度胸膜粘连或胸膜腔闭锁;⑤单肺(各种原因导致一侧肺缺如);⑥重度焦虑,经心理或药物治疗无法缓解。上述患者须经活检病理证实为 AAH、AIS 和 MIA,对于 IAC 患者也要排除远处转移。

临床上常遇到既拒绝穿刺活检又拒绝手术切除活检或活检风险太大或无法取到活检的特殊患者,对于这类患者建议首先通过 MDT 工作模式做出初步诊疗意见,在此基础上与患者共同决策制订最终诊疗意见。

(2)禁忌证:①血小板<$50×10^9$/L;②有严重出血倾向、短期内不能纠正的凝血功能障碍(凝血酶原时间>18 s,凝血酶原活动度<40%);③严重的肺纤维化和肺动脉高压;④抗凝治疗和/或抗血小板药物在消融前停用未超过 5～7 d,贝伐单抗末次使用间隔未超过 1 个月;⑤肝、肾、心、肺、脑功能严重不全者;⑥严重贫血、脱水及营养代谢严重紊乱,无法在短期内纠正或改善

者;⑦严重全身感染、高热(>38.5℃)者;⑧ECOG 评分>3 者;⑨合并其他肿瘤并有广泛转移者,预期生存<6 个月者。

2. 支气管镜引导下热消融:支气管镜引导下热消融是近年来出现一种新型消融技术,已应用于多发 GGN 样肺癌的治疗,并有一定的优势。支气管镜引导下热消融通常需要导航支气管镜(VBN、ENB、多模态增强现实导航)引导,消融器械可以到达有支气管通过或与支气管邻近的病灶,适用于多发病灶的消融治疗,尤其是病灶位于双侧肺及位置较深的结节,可达到一次同时治疗多个结节的目的。支气管镜引导下热消融与 IGTA 相互补充,其适应证和禁忌证与 IGTA 基本相同,虽然支气管镜引导下热消融技术受到关注,但是普及该技术可能有一定困难。

(三) 手术切除联合热消融(杂交手术)

近年来随着手术理念和设备的不断创新发展,形成了多原发早期肺癌的"一站式"诊疗模式,可在杂交手术室通过一次手术治疗多个病灶。目前手术联合热消融也已应用于多发 GGN 样肺癌的治疗,初步的结果显示是一种安全、有效的治疗手段。最近又有学者提出了"Surgery + X"治疗多发 GGN 样肺癌的模式,"X"包括消融、SBRT、靶向药物等。无论外科联合何种治疗手段,在未来仍需要大样本、前瞻性临床试验证实其治疗的安全性和有效性。

(四) SBRT

2018 年,美国临床肿瘤协会正式批准 SBRT 作为不可手术早期肺癌的标准治疗。对于不能行手术或拒绝接受手术,病理诊断的临床 GGN 患者,在满足下列条件的情况下,可考虑进行 SBRT 治疗:(1)明确的影像学诊断病灶在长期随访(>2 年)过程中增长、实性成分增加,伴有血管集束征或血管在结节内扭曲扩张及分叶毛刺等恶性征象;至少两种影像检查(如 1~3 mm 薄层胸部增强 CT 和全身 PET-CT)提示恶性;(2)经 MDT 讨论确定;(3)患者及家属充分知情同意。已有多项 SBRT 治疗单发 GGN 样肺癌的临床研究,并且也取得了较好的临床效果,但是有关 SBRT 治疗多发 GGN 样肺癌的研究极少,故 SBRT 治疗多发 GGN 样肺癌不是本共识的重点。

七、治疗后随访

(一) 手术后随访

1. 术后随访:对于行手术切除的多发 GGN 样肺癌患者,术后如无明显残留病灶,术后 2 年内每 6 个月随访 1 次胸部 CT,之后每年随访 1 次胸部 CT。若患者术后仍有残留病灶,则根据残留病灶进行随访。大量研究表明,当主病灶切除后,残留病灶不管是否处理,还是稳定增长或有新发病灶,都不会影响患者的预后。

2. 新发 GGN 随访:建议按升级随访策略随访。pGGN:(1)最大径<6~8 mm 者 6 个月随访 1 次;(2)8~14 mm 者每 3 个月随访 1 次。mGGN:(1)最大径<6 mm 者每 6 个月复查 1 次 CT;(2)最大径>6 mm、实性成分<5 mm 或 CTR<25%,每 3 个月复查 1 次 CT。新发 mGGN

实性成分≥5 mm或CTR≥25%时,建议行常规剂量增强薄层CT和/或PET-CT检查明确结节性质。

3. 新发GGN样肺癌治疗原则:(1)新发单病灶:亚肺叶切除手术治疗为主;(2)新发多病灶:全面评估患者心肺功能后,经MDT工作模式和医患共同决策制订治疗方案,主要有手术切除、热消融等方式。

(二) 热消融后随访

1. 随访:术后1个月复查胸部CT,3个月后再复查胸部CT,主要观察局部病灶是否完全消融以及并发症等。以后每6个月复查胸部CT,主要观察局部病灶是否复发、是否逐渐形成疤痕、肺内是否有新发病灶等。两年后改为年度复查胸部CT。

2. 局部疗效评估:以消融后4~6周时的病灶为基线判断疗效。(1)完全消融(出现下列表现任何一项):病灶消失、完全形成空洞、病灶纤维化(可为疤痕)、实性结节缩小或无变化或增大(但CT扫描无对比剂异常强化征象)、肺不张(肺不张内的病灶CT扫描无对比剂异常强化征象);(2)不完全消融(出现下列表现任何一项):①在形成空洞边缘、在病灶纤维化边缘仍有典型的GGN影像学表现;②病灶部分纤维化仍存有部分实性成分,且实性部分CT扫描强化和/或PET/CT肿瘤有代谢活性;③实性结节,大小无变化或增长,且伴CT扫描对比剂有异常强化征象和/或PET/CT结节有异常代谢活性;(3)局部进展:CT检查提示靶肿瘤完全消融后有以下任何一项:①病灶边缘或周围出现典型的GGN影像学表现,并≥5 mm;②CT上不规则或内部强化范围增大或PET/CT上FDG摄取明显增大;③未接受治疗的GGN出现结节最大径或实性部分增加超过2 mm或结节中出现新的实性成分;④活检发现肿瘤细胞。

3. 临床疗效评估:在判断局部疗效的基础上,定期随访评价临床疗效。(1)技术成功和安全性评价至少随访6个月;(2)初步临床疗效评价至少随访1年;(3)中期临床疗效评价至少随访3~5年;(4)长期临床疗效评价至少随访6~10年。

(三) 辅助治疗

目前的回顾性研究提示,针对残留病灶进行化疗、免疫治疗和分子靶向药物治疗的作用有限。

八、结语

总体来说,多发GGN样肺癌是多原发肺癌的一个特殊亚型,其诊断相对复杂,驱动基因突变不一致率高,预后取决于主病灶,但总体预后良好。术前应采用MDT工作模式和医患共同决策讨论制订个体化治疗方案。手术是多发GGN样肺癌的首选治疗方式,既要考虑根治性,还要考虑保护肺功能;IGTA也是多发GGN样肺癌的首选治疗方式之一,手术切除联合IGTA治疗(杂交手术)是一种新的治疗模式。

执笔：刘宝东；叶欣

专家组成员（按姓氏笔画排列）：马海涛（苏州大学附属第一医院胸外科）；王俊（山东第一医科大学第一附属医院肿瘤中心）；王鹏（复旦大学附属肿瘤医院肿瘤微创治疗中心）；王忠敏（上海交通大学医学院附属瑞金医院放射介入科）；王洪武（北京中医药大学东直门医院呼吸病中心）；王晓平（山东省公共卫生临床中心内镜中心）；支修益（首都医科大学宣武医院胸外科）；牛立志（暨南大学附属复大肿瘤医院肿瘤科）；方勇（浙江大学医学院附属邵逸夫医院肿瘤内科）；古善智（湖南省肿瘤医院介入科）；卢强（空军军医大学唐都医院胸外科）；叶欣（山东第一医科大学第一附属医院肿瘤中心）；田辉（山东第一医科大学第一附属医院胸外科）；朱玉龙（新疆维吾尔自治区中医医院呼吸内科）；乔贵宾（广东省人民医院胸外科）；仲楼（南通大学附属医院胸外科）；危志刚（山东第一医科大学第一附属医院肿瘤中心）；庄一平（江苏省肿瘤医院介入治疗科）；刘宏旭（辽宁省肿瘤医院胸外科）；刘宝东（首都医科大学宣武医院胸外科）；刘凌晓（复旦大学附属中山医院介入放射科）；刘磊（首都医科大学宣武医院胸外科）；池嘉昌（上海交通大学医学院附属仁济医院肿瘤介入科）；孙青（山东第一医科大学第一附属医院病理科）；孙加源（上海市胸科医院呼吸内镜中心和呼吸介入中心）；孙锡超（山东第一医科大学附属省立医院病理科）；阳诺（广西医科大学第一附属医院心胸外科）；牟巨伟（中国医学科学院肿瘤医院胸外科）；李玉亮（山东大学第二附属医院介入医学科）；李成利（山东第一医科大学附属省立医院影像科）；李春海（山东大学齐鲁医院放射科）；李晓光（北京医院微创治疗中心）；李康安（上海市第一人民医院放射科）；杨坡（哈尔滨医科大学附属第四医院介入血管外科）；杨霞（山东第一医科大学附属省立医院肿瘤科）；杨帆（北京大学人民医院胸外科）；杨武威（解放军总医院第五医学中心肿瘤科）；肖越勇（解放军总医院放射诊断科）；张超（云南医科大学附属曲靖医院）；张开贤（山东省滕州中心人民医院肿瘤科）；张兰军（中山大学肿瘤防治中心胸外科）；张春芳（中南大学湘雅医院胸外科）；张临友（哈尔滨医科大学附属第二医院胸外科）；张毅（首都医科大学宣武医院胸外科）；陈仕林（江苏省肿瘤医院胸外科）；陈军（天津医科大学总医院肺外科）；陈克终（北京大学人民医院胸外科）；陈炜生（福建医科大学附属肿瘤医院胸外科）；陈亮（江苏省人民医院胸外科）；陈海泉（复旦大学附属肿瘤医院胸外科）；范卫君（中山大学肿瘤防治中心微创介入科）；范江（上海市第一人民医院胸外科）；林征宇（福建医科大学附属第一医院介入科）；林殿杰（山东第一医科大学附属省立医院呼吸与危重症科）；冼磊（广西医科大学第二附属医院心胸外科）；孟志强（复旦大学附属肿瘤医院肿瘤微创治疗中心）；赵晓菁（上海交通大学医学院附属仁济医院胸外科）；胡坚（浙江大学医学院附属第一医院胸外科）；胡鸿涛（河南省肿瘤医院微创介入治疗科）；柳晨（北京肿瘤医院介入治疗科）；柳澄（山东第一医科大学附属省立医院影像科）；钟文昭（广东省肺癌研究所肺外科）；俞新爽（山东第一医科大学第一附属医院肿瘤放疗科）；姜格宁（同济大学附属上海市肺科医院胸外科）；娇文杰（青岛大学附属医院胸外科）；姚伟荣（江西省人民医院放射诊疗科）；姚烽（上海市胸科医院胸外科）；顾春东（大连医科大学附属第一医院胸外科）；徐栋（中国科学院大学附属肿瘤医院超声医学科）；徐全

(江西省人民医院胸外科);凌东进(南昌大学第一附属医院胸外科);唐喆(浙江大学医学院附属第四医院肝胆胰外科);黄勇(山东第一医科大学附属肿瘤医院影像科);黄广慧(山东第一医科大学附属省立医院肿瘤科);彭忠民(山东第一医科大学附属省立医院胸外科);董亮(山东第一医科大学第一附属医院呼吸与危重症科);蒋磊(华东疗养院放射科);蒋军红(苏州大学附属第一医院呼吸与危重症医学科);程召平(山东第一医科大学第一附属医院核医学科—PET 中心);程志刚(解放军总医院第一医学中心超声介入科);曾庆师(山东第一医科大学第一附属医院影像科);靳勇(苏州大学附属第二医院介入治疗科);雷光焰(陕西省肿瘤医院胸外科);廖永德(华中科技大学同济医学院附属协和医院胸外科);谭群友(陆军军医大学大坪医院胸外科);翟博(上海交通大学医学院附属仁济医院肿瘤介入科);黎海亮(河南省肿瘤医院微创介入治疗科)

利益冲突 所有作者声明无利益冲突

肺结节诊治中国专家共识（2024年版）

中华医学会呼吸病学分会 中国肺癌防治联盟专家组

通信作者：白春学，复旦大学附属中山医院 上海市呼吸病研究所，上海 200032，Email：bai.chunxue@zs-hospital.sh.cn

【摘要】

肺癌发病率与病死率在我国居恶性肿瘤之首，目前我国肺癌5年生存率为19.7%，肺癌Ⅰ期患者5年生存率可达77%~92%，肺癌早期诊断和治疗是提高肺癌5年生存率、改善患者预后的关键。为此中华医学会呼吸病学分会肺癌学组、中国肺癌防治联盟组织专家于2015年制定了《肺部结节诊治中国专家共识》，2018年对该共识进行了更新，形成了《肺结节诊治中国专家共识（2018年版）》，并在中国肺癌防治联盟肺结节诊治分中心推广，提出"智能救治百万早期肺癌工程"，规范和提高了我国肺结节暨早期肺癌诊治水平。在此背景下，根据近年来中国肺癌防治联盟肺结节诊治分中心的推广经验，更新现有的文献证据，对该共识进行第三次修订和更新，形成了《肺结节诊治中国专家共识（2024年版）》。本次共识更新内容主要包括以下几个方面：（1）根据我国国情界定我国肺癌高危人群筛查年龄；（2）提出难定性肺结节定义以避免延误诊断和治疗；（3）对人工智能（artificialintelligence，AI）影像辅助诊断系统评估肺结节以科学评价，并提出人机MDT以避免AI的局限性；（4）将肺结节评估分为常规和个体化评估，基于循证医学证据对于不同类型和大小肺结节管理细则给予了推荐。本共识共形成18条推荐意见指导肺结节暨肺癌早期诊治临床实践，以规范和提高我国肺结节暨早期肺癌的诊治水平，提高肺癌5年生存率、改善患者预后。

基金项目：上海市科学技术委员会课题（21DZ2200600）

2020年全球癌症新发病例约1930万例，癌症死亡近1000万例。其中肺癌新发病例约为221万例，占癌症新发病例总数的11.4%。肺癌死亡约180万例，为癌症死亡首位。该年中国肺癌新发病例数81.6万，占全球总例数37%。2022年中国最新肺癌发病例数增至106.06万，肺癌死亡例数73.3万。就肺癌患者的5年存活率而言，2018年公布的数据中国（2012—2015年）为19.7%，与《健康中国行动-癌症防治行动实施方案（2023—2030年）》中提出的至

2030年总体癌症5年生存率达到46.6%还存在较大差距。不同分期的肺癌预后截然不同，Ⅰ期肺癌5年生存率为77%～92%，ⅢA～ⅣB期肺癌5年生存率0～36%，因此实现肺癌早期诊断和治疗是提高肺癌5年生存率、改善患者预后的关键。然而大部分肺癌患者就诊时已处于肺癌晚期，错过了根治性治疗时机，究其原因主要是一、二级预防工作做得不够，需要研发先进技术，融入共识指南中广泛推广。为解决这些问题，中华医学会呼吸病学分会肺癌学组、中国肺癌防治联盟组织多学科专家，于2015年制定了《肺部结节诊治中国专家共识》，2018年对本共识进行了更新，并在中国肺癌防治联盟肺结节诊治分中心广泛推广，提出"智能救治百万早期肺癌工程"。在此背景下，根据近年来中国肺癌防治联盟肺结节诊治分中心的推广经验，更新现有的文献证据，参考"肺结节评估：亚洲临床实践指南"、及其他学科制定的相关共识和指南后，广泛征求多学科专家的意见，在《肺结节诊治中国专家共识（2018年版）》基础上进行了第三次修订和更新，形成了《肺结节诊治中国专家共识（2024年版）》。本共识更新内容主要有以下几个方面：(1)根据我国国情界定我国肺癌高危人群筛查年龄；(2)提出难定性肺结节定义以避免延误诊断和治疗；(3)对AI影像辅助诊断系统评估肺结节以科学评价，并提出人机MDT以避免AI的局限性；(4)将肺结节评估分为常规和个体化评估，便于不同人群采纳，并基于循证医学证据对于不同类型和大小肺结节管理细则给予了推荐，形成18条推荐意见指导肺结节暨肺癌早期诊治临床实践，以规范和提高我国肺结节暨早期肺癌的诊治水平，提高肺癌5年生存率改善患者预后。

共识形成方法：(1)本共识由中华医学会呼吸病学分会肺癌学组、中国肺癌防治联盟专家组共同发起，组织呼吸与危重症医学科、胸外科、肿瘤科、放射科、流行病学等相关领域的多学科专家共同完成；本共识启动时间为2023年1月，定稿时间为2024年6月；本共识在国际实践指南注册平台（http://guidelines-registry.org/）进行了注册（PREPARE-2024CN604）；(2)本共识适用人群和目标人群：本共识适用于各级医院呼吸与危重症医学科医师、胸外科医师、肿瘤科医师等使用；本共识目标人群为筛查或机会发现的肺结节及疑诊早期肺癌患者；(3)证据检索：本共识的临床问题主要来源于对一线临床医务人员的调研和相关文献，对原始问题进行了整合，并尽可能将问题解构为PICO格式（population, intervention, comparison, and outcome），以包含"患者/人群""干预措施""对照/比较"和"结局指标"的主题词，检索PubMed、Cochrane Library、中国生物医学文献服务系统、万方数据库和中国知网数据库，主要纳入了系统评价、随机对照试验、队列研究、病例对照研究等；(4)推荐意见形成过程：每项建议根据支持性证据，提出初步的推荐强度级别，并通过在线问卷调查，由来自多学科专家通过投票形成一致意见（表1）。共识初稿形成后，经过专家组多轮会议讨论，最终确定本共识。所有参与共识制定的专家组成员不存在与本共识撰写内容相关的利益冲突。

表1 本共识证据等级和推荐类型

推荐类型	证据水平
ⅠA类推荐	证据水平A;专家组一致同意
ⅠB类推荐	证据水平B;专家组一致同意
Ⅱ类推荐	证据水平C;专家组一致同意
Ⅲ类推荐	证据等级C;专家组基本一致同意

注：参考推荐分级的评估、制定与评价(GRADE)方法,本共识中关于证据等级描述,证据水平A:高等水平证据,来源于结果一致的多项随机临床试验或荟萃分析;证据水平B:中等水平证据,来源于单项随机临床试验或多项非随机对照研究;证据水平C:低等水平证据,仅为专家共识意见和(或)回顾性研究。本共识中关于专家组同意的定义:若同意票数达100%,为专家组一致同意;若同意票数≥2/3,为专家组基本一致同意。本共识中关于推荐类型描述,ⅠA类:指基于有关证据(证据水平A)明确显示干预措施利大于弊或弊大于利,专家组一致同意;ⅠB类:指基于有关证据(证据水平B)明确显示干预措施利大于弊或弊大于利,专家组一致同意;Ⅱ类:指有关证据/观点(证据水平C)尚不能被充分证明有用和(或)有效,专家组一致同意可考虑应用;Ⅲ类:指有关证据/观点(证据水平C)尚不能被充分证明有用和(或)有效,专家组基本一致同意可考虑应用

一、肺结节定义和分类、管理原则

(一) 肺结节定义

影像学表现为最大径≤3 cm的局灶性、类圆形、较肺实质密度增高的实性或亚实性阴影,可为孤立性或多发性,不伴肺不张、肺门淋巴结肿大和胸腔积液。孤立性肺结节多无明显症状,为边界清楚、密度增高、最大径≤3 cm且周围被含气肺组织包绕的软组织影。多发性肺结节常表现为单一肺结节伴有一个或多个结节;一般认为>10个的弥漫性肺结节多为恶性肿瘤转移或良性病变(感染或非感染因素导致的炎症性疾病)所致。

(二) 分类

1. 数量分类：单个病灶定义为孤立性,2个及以上的病灶定义为多发性。

2. 病灶大小分类：为便于更好地指导分级诊疗工作,对肺结节患者进行精准管理,特别将肺结节中最大径≤5 mm者定义为微小结节、最大径5~10 mm定义为小结节。结节大小与恶性概率明显相关。微小结节可在基层医院随访管理;小结节可在有诊治经验的医院,如中国肺癌防治联盟肺结节诊治分中心管理;10~30 mm的肺结节则应尽早诊治。根据实性和亚实性肺结节临床管理流程进行随访管理。

3. 密度分类：可分为实性肺结节和亚实性肺结节,后者又包含纯磨玻璃结节和部分实性结节；(1)实性肺结节(solid nodule):肺内圆形或类圆形密度增高影,病变密度足以掩盖其中走行的血管和支气管影。(2)亚实性肺结节(subsolid nodule):所有含磨玻璃密度的肺结节均称为亚实性肺结节,其中磨玻璃病变指CT显示边界清楚或不清楚的肺内密度增高影,但病变密度不足以掩盖其中走行的血管和支气管影。亚实性肺结节中包括纯磨玻璃结节(pure ground-glass nodule, pGGN)、磨玻璃密度和实性密度均有的混杂性结节(mixed ground-glassnodule, mGGN),后者也称

部分实性结节(part solid nodule)。如果磨玻璃病灶内不含有实性成分,称为pGGN;如含有实性成分,则称为mGGN。

4. 早期诊断难易程度分类:"难定性肺结节"是指无法通过非手术活检明确诊断,且高度怀疑早期肺癌的肺结节。隐藏在肺结节中的早期肺癌因为体积较小很难在术前明确病理诊断,反复随访可能延误治疗;或因鉴别诊断水平有限又引起过度治疗,为解决这些问题,需要在肺结节分类中提出"难定性肺结节"的定义,并推荐采用多学科团队(Multi-Disciplinary team,MDT)工作模式和医患共同决策。

【推荐意见1】 "难定性肺结节"是指无法通过非手术活检明确诊断,且高度怀疑早期肺癌的肺结节。该类肺结节的诊断和处理推荐采用MDT工作模式和医患共同决策(Ⅲ类推荐)。

二、肺结节发现途径

(一)肺癌高危人群定义和常规影像学筛查

2011年美国国家肺癌筛查试验(national lung screening trial,NLST)结果显示,与胸部X线相比,采用胸部低剂量CT(low-dose computed tomography,LDCT)对肺癌高危人群进行筛查,可使肺癌病死率下降20%。此后,我国也开始推荐对肺癌高危人群进行年度LDCT筛查。2013年美国预防服务工作组(United States preventative services task force,USPSTF)推荐对55~80岁、≥30包年吸烟史且目前仍在吸烟或戒烟时间不满15年的人群每年进行LDCT肺癌筛查。近期美国癌症干预和监测建模网络(cancer intervention and surveillance modeling network,CISNET)进行的模拟建模研究对筛查成本效益分析表明,确定最佳筛查人群进行LDCT肺癌筛查,可以降低肺癌死亡人数并延长其生存,并可减少按性别和种族/民族划分的筛查标准差异。对50岁或55~80岁年龄段、吸烟时间在20包年或以上的人群进行筛查,比2013年USPSTF建议的肺癌筛查标准带来更多益处。因此2021年USPSTF推荐50~80岁、≥20包年吸烟史且目前仍在吸烟或戒烟时间不满15年的人群应每年进行LDCT筛查,将最小筛查年龄从55岁降到50岁,吸烟指数从30包年降为20包年。

如何定位中国的肺癌筛查人群,需因地制宜考虑。中国肺癌5年生存率(2012—2015)为19.7%,虽然较2003—2005年16.1%有所提升,但仍低于20年前美国(20%)和日本(21%)的水平;提示简单地照搬国外的肺癌筛查经验未必能使中国人群受益,必须另辟蹊径加强中国肺癌二级预防的"早发现",特别是界定肺癌筛查的最佳年龄。与美国和欧洲相比,我国吸烟及被动吸烟人群比例较高,且有证据表明我国肺癌发病趋于年轻化,如复旦大学附属中山医院从2014—2019这6年期间,共做肺结节手术1.64万例,病理诊断和分期提示早期肺癌0.998万例,占比60.8%。手术患者平均年龄从2014年63岁降至2019年50岁,依据早期肺癌根治或10年存活率可达90%以上的研究结果推测,这必将颠覆目前5年存活率19.7%的现状。这些早期肺癌患者术前检查和手术医疗费不足8亿,但是年仅50岁左右,他们还可工作10~15年,预计可为家庭创收约 100 亿（根据 2023 中国统计年鉴 https://www.stats.gov.cn/sj/ndsj/2023/indexch.htm,50~60 岁人数 245 117 人,年均收入 39 218 元/人,估算约 100 亿）,且不需术后放化疗、靶向和免疫等辅助治疗。因此鉴于早期肺癌患者平均年龄在 50 岁左右,建议将肺癌筛查年龄降至 40 岁,且具有下述任一危险因素者：(1)吸烟指数≥400 年支(或 20 包年)；(2)环境或高危职业暴露史(如石棉、铍、铀、氡等接触者)；(3)合并慢阻肺、弥漫性肺纤维化或曾患肺结核者；(4)曾患恶性肿瘤或有肺癌家族史者,尤其一级亲属家族史。推荐每年采用胸部 LDCT 对肺癌高危人群进行筛查。上述肺癌高危人群定义能够最大限度的加强我国肺癌二级预防的"早发现",提高我国肺癌 5 年生存率。

（二）因症状发现

大多数肺结节无症状,只有恶性结节侵犯周围和其他组织器官时才产生相关的症状和体征,如渐进性咳嗽、痰血、胸痛、声音嘶哑,以及呼吸困难等,取决于疾病进程和部位。

（三）机会发现

因其他疾病做胸部 CT 检查时被发现,如结核、病毒感染等其他呼吸系统疾病,心脏疾病检查等。如一些感染性疾病胸部 CT 检查发现肺结节,一定要参考既往及治疗前后胸部 CT 影像,动态随访以确认肺结节是否与感染有关。

【推荐意见 2】 将我国肺癌高危人群定义为年龄≥40 岁（Ⅱ类推荐）,且具有下述任一危险因素者：(1)吸烟指数≥400 年支(或 20 包年)（ⅠA 类推荐）；(2)环境或高危职业暴露史(如石棉、铍、铀、氡等接触者)（ⅠB 类推荐）；(3)合并慢阻肺、弥漫性肺纤维化或曾患肺结核者（ⅠB 类推荐）；(4)曾患恶性肿瘤或有肺癌家族史者,尤其一级亲属家族史（ⅠB 类推荐）。推荐每年采用胸部 LDCT 对肺癌高危人群进行筛查（ⅠA 类推荐）。

三、肺结节常规检查及评估

（一）影像学检查

与胸部 X 线相比,胸部 CT 扫描可提供更多信息,如肺结节位置、大小、形态、密度、边缘及内部特征等,推荐肺癌高危人群进行 LDCT 肺癌筛查,LDCT 扫描参数参照《中国肺癌低剂量 CT 筛查指南(2023 年版)》。对于筛查或机会发现的肺结节,对病灶处行薄层 CT 或薄层高分辨 CT 扫描,以便更好地显示肺结节的特征。对于筛查或机会发现的肺结节,如既往已行胸部 CT 检查的,推荐与既往历史影像学资料进行对比。

（二）影像学评估

可通过外观评估(或称"以貌取人")和探查内涵(或称"注重内涵")两个角度判断肺结节的良恶性,包括结节大小、形态、边缘及瘤-肺界面、内部结构特征、及随访的动态变化。

1. 外观评估：(1)结节大小：随着肺结节体积增大,其恶性概率也随之增加；(2)结节形态：大多数良性肺结节的形态为圆形或类圆形,与恶性实性结节相比,恶性亚实性结节出现不规则形态的比例较高;(3)结节边缘:恶性肺结节多呈分叶状,或有毛刺征(或称棘状突起),胸膜凹陷征及血管集束征常提示恶性可能;良性肺结节多数无分叶,边缘可有尖角或纤维条索等,周围出现纤维条索、胸膜增厚等征象则常提示结节为良性;(4)结节-肺界面:恶性肺结节边缘多清楚但不光整,结节-肺界面毛糙甚至有毛刺;炎性肺结节边缘多模糊,而良性非炎性肺结节边缘多清楚整齐甚至光整。

2. 内涵评估:(1)密度:密度均匀的 pGGN,尤其是<5 mm 的 pGGN 常提示不典型腺瘤样增生(atypical adenomatous hyperplasia,AAH);密度不均匀的 mGGN,实性成分超过 50%常提示恶性可能性大,多为微浸润腺癌(minimally invasive adenocarcinoma,MIA)或浸润性腺癌(invasive adenocarcinoma,IA),但也有报道 MIA 或 IA 也可表现为 pGGN;持续存在的 GGN 大多数为恶性,或有向恶性发展的倾向;GGN 的平均 CT 值对鉴别诊断具有重要参考价值,密度高则恶性概率大,密度低则恶性概率低,但 pGGN 的 CT 值可能与病理浸润程度无关,需要结合结节大小及其形态变化综合判断。(2)结构:支气管截断伴局部管壁增厚,或截断的支气管管腔不规则,则恶性可能性大。为了更加准确的评估结节病灶内及周边与血管的关系,可通过 CT 增强扫描,将≤1 mm 层厚的 CT 扫描图像经图像后处理技术进行分析、重建,结节血管征的出现有助于结节的定性。

3. 动态随访:肺结节在随访中有如下变化者,多考虑为良性:(1)短期内病灶外部特征变化明显,无分叶或出现深度分叶,边缘变光整或变模糊;(2)密度均匀或变淡;(3)在密度没有增加的情况下病灶缩小或消失;(4)病灶迅速增大,倍增时间<15 d;(5)实性结节病灶 2 年以上仍然稳定,但这一特征并不适用于 GGN,因原位腺癌(adenocarcinoma in situ,AIS)和微浸润腺癌(minimally invasive adenocarcinoma,MIA)阶段的 GGN 可以长期稳定。所以这里定义的长期指需要超过 2 年或更长时间,但究竟稳定时间多长提示良性,还需要更加深入的研究。

肺结节在随访中有如下变化时,多考虑为恶性:(1)直径增大,倍增时间符合肿瘤生长规律(不同恶性结节倍增周期变异度较大,实性肺结节倍增周期约 20~400 d;亚实性结节倍增时间 400~800 d 或更长的时间);(2)病灶稳定或增大,并出现实性成分;(3)病灶缩小,但出现实性成分或其中实性成分增加;(4)血管生成符合恶性肺结节规律;(5)出现分叶、毛刺和(或)胸膜凹陷征。

(三) AI 影像辅助诊断评估

中国国家药品监督管理局(NMPA)和美国食品药品监督管理局(FDA)已批准了部分 AI 影像辅助诊断系统上市,目的是提高工作效率和性能,临床研究主要集中在影像学专家手动选择的结节检测或诊断支持上。基于胸部影像的肺结节计算机辅助诊断(computer aided diagnosis,CAD)系统有助于提高医生识别肺结节的灵敏度和良恶性判别的准确度。与常规影像学比较,应用 AI 辅助评估和管理肺结节有如下优点:(1)精准测定肺结节最长径、体积和密度;(2)更全面评估边缘和浸润状态;(3)精准评估结节内血管及其生长状态。此外,AI还具有很多无可比拟的优势:(1)三维立体重建:利于精准地发现良、恶性结节的二维平面与三维立体的差别,包括血管三维重建;(2)动态对比:自动精准地配比比较同一患者、不同时间、不同序列的同一部位病灶,包括比较三维立体密度和体积的变化,更精准地计算体积倍增时间;(3)深度学习:利于发现更多良、恶性结节的差别而辅助诊断;(4)深度挖掘:进一步发挥AI潜力,探查结节内部结构,可随着大数据的积累而逐渐尽可能多地发现良、恶性结节的特征性差别。

为进一步提高AI评估肺结节的效率,我国专家提出了人机MDT(expert-robot multi-disciplinary team),即人和计算机的MDT,其目的是由自然人专家与AI肺结节评估系统联袂互动为患者做出个体化诊断意见。人机MDT模式既能充分发挥AI具有专家无法比拟的优势,如精准评估肺结节的3D最长径、体积和密度;又能尽量避免AI识别存在假阳性和假阴性等问题。AI还不是生物学意义上的自然人,仅能被用作辅助工具,而不能直接承担临床诊疗的相关责任。这就更需要能承担相关责任的自然人专家,融合AI与其临床经验提出诊治方案,才能最大限度地避免误诊误治,使患者最大程度获益。为达到这一目的,需要一靠AI技术,二靠专家经验,三靠人机MDT交流对话。可以在对话中讨论如何应用现有手段将目前的人机分离式诊断模式,提升为人机交流互动式诊断模式,才更有利于将"复杂问题简单化、简单问题数字化、数字问题程序化、程序问题体系化",提高医生解决肺结节领域疑难问题的能力,最终做出基于循证医学、同时兼顾个体化的最佳解决方案。

(四)肿瘤标志物

虽然目前尚无公认的高敏感度和特异度的生物学标志物用于肺癌的早期诊断,但有条件者可酌情进行下列检查,为肺结节诊断和鉴别诊断提供参考依据:(1)胃泌素释放肽前体(progastrin-releasing peptide, Pro-GRP):可作为小细胞肺癌的辅助诊断、疗效评价、复发监测的首选标志物;(2)神经元特异性烯醇化酶(neuron-specific enolase, NSE):用于小细胞肺癌的辅助诊断、疗效评价、复发监测和预后评估;(3)癌胚抗原(carcino-embryonic antigen, CEA):主要用于肺腺癌辅助诊断、疗效评价、复发监测以及预后评估;(4)细胞角蛋白19片段(cytokeratin fragment, CYFRA21-1):主要用于肺鳞癌的辅助诊断、疗效评价、监测复发和预后评估;(5)鳞状细胞癌抗原(squamous cell carcinoma antigen, SCC-Ag):主要用于肺鳞癌的辅助诊断、疗效评价、监测复发和预后评估。联合使用上述肿瘤标志物,提高肺癌筛查和诊断的阳性率和准确率。复旦大学附属中山医院白春学教授牵头开发的基于中国肺癌诊断生物标志物谱(lung cancer biomarker panel, LCBP)预测模型,采用肿瘤标志物(包括Pro-GRP、CEA、SCC和CYFRA21-1)的联合指标,结合患者年龄、性别、吸烟史,以及肺结节直径及边缘毛刺征等变量因素,对肺结节进行危险分层,其敏感度为94.6%,特异度为94.2%;LCBP模型对于肺结节的恶性风险预测能力优于美国梅奥ACCP模型,提示LCBP模型较美国的ACCP模型更适合国内肺癌高危人群进行肺结节的风险评估,但基于真实世界LCBP预测模型指导肺结节随访策略还需前瞻性研究验证。

【推荐意见3】 对于筛查或机会发现的肺结节,推荐对病灶处可行薄层 CT 扫描或薄层高分辨 CT,以便更好地显示肺结节的特征(ⅠB 类推荐),并和既往历史影像学资料进行对比(ⅠB 类推荐)。

【推荐意见4】 AI 辅助影像诊断有助于恶性肿瘤风险评估和临床决策。不推荐把单一肿瘤标志物作为亚厘米的小结节和微小结节筛查和评估的指标。组合标志物(ProGRP、SCC、CEA、Cyfra21-1)在随访中不断升高,或集体升高,以及与临床信息(结节直径、毛刺)等组成 LCBP 模型,其预测肺结节恶性风险优于 ACCP 模型(Ⅱ类推荐)。

四、肺结节的个体化评估

(一)临床恶性概率的评估

采集与诊断和鉴别诊断相关的信息,如年龄、职业、吸烟史、慢性肺部疾病史、个人和家族肿瘤史、治疗经过及转归,可为鉴别诊断提供参考意见。尽管不能准确区分肺结节的良恶性,但基于临床信息和影像学特征评估肺结节的恶性概率(表1)仍具有重要意义,有助于选择合适的后续检查方法和随访模式。

表 1 恶性肿瘤的概率评估

评估标准	恶性肿瘤的概率		
	低(<5%)	中等(5%~65%)	高(>65%)
临床特征[a]	年轻、不吸烟、无恶性肿瘤史、结节小、边缘规则,和(或)非上叶	低概率和高概率特征的混合	年长、重度吸烟、有恶性肿瘤史、大结节、边缘不规则,和(或)位于上叶
FDG-PET 扫描结果	低至中度临床概率和低 FDG-PET 活性	弱或中度的 FDG-PET 扫描活性	SUV 值增高结节
非手术活检(气管镜检或 TTNA)	明确良性病变	不能明确	可疑恶性肿瘤
CT 随访[b]	完全或者趋向消散,结节进行性或持续缩小[b],或≥2 年无增长(实性结节),或≥3~5 年无增长(亚实性结节)	不适用	明确的增长证据

注:FDG 为氟脱氧葡萄糖;TTNA 为经胸针吸活检;[a]恶性肿瘤的独立危险因素包括:高龄,现在或曾吸烟,发现肺结节 5 年前有胸外肿瘤史,结节直径较大,毛刺状边缘和位于上叶;老年,现在或曾吸烟,戒烟时间短,结节直径较大,血清癌胚抗原水平高,无钙化,毛刺征和支气管征。光滑或分叶状边缘,形状不规则和实性成分综合评估的阴性预测值为 86%;[b]约 20% 肿瘤在随访期内的某些时间点体积会缩小。

ACCP 指南采用的为梅奥临床研究人员开发的应用最广泛的预测模型。该研究使用多因素 logistic 回归方法分析了 419 例非钙化、胸部影像学检查结节直径为 4~30 mm 的患者,确定了 6 种独立的预测恶性肿瘤的因素,其中包括年龄(OR 值为 1.04/年)、目前或过去吸烟史(OR 值为 2.2)、结节发现前的胸腔外恶性肿瘤史>5 年(OR 值为 3.8)、结节直径(OR 值为 1.14/mm)、毛刺征(OR 值为 2.8)和位于上叶(OR 值为 2.2)。预测模型:恶性概率 = $e^x/(1+e^x)$(方程式 1); $X = -6.8272+(0.0391×年龄)+(0.7917×吸烟史)+(1.3388×恶性肿瘤)+(0.1274×直径)+(1.0407×毛刺征)+(0.7838×位置)$(方程式 2),其中 e 是自然对数,年龄为患者的年龄(岁),如果患者目前或以前吸烟,则吸烟史 = 1(否则 = 0);如果患者有胸腔外恶性肿瘤史>5年,则恶性肿瘤 = 1(否则 = 0);直径为结节的直径(mm),如果结节边缘有毛刺征,则毛刺征 = 1(否则 = 0);如果结节位于上叶,则位置 = 1(否则 = 0)。值得注意的是,对于判断恶性肿瘤的准确性,模型预测结果和临床医生判断结果还有一定差距,故建议依据目标人群的特点、易用性以及验证的程度来选择和构建模型。此外,ACCP 指南中"位于上叶的肺结节恶性概率大"并不完全适合我国和大部分亚太地区的国家和地区,因为上叶尖后段也是肺结核的好发部位。

(二) 功能显像

诸多高危肺结节经过常规薄层 CT 扫描,需要功能显像进行个体化评估。功能显像主要包括胸部增强 CT 扫描和正电子发射计算机断层显像(positron emission tomography-computed tomography, PET-CT)。

1. 胸部增强 CT 扫描:一项多中心研究纳入 356 例 5~40 mm 肺部病变的患者,恶性率 48%;以增强阈值>15 Hounsfield(HU),恶性肺部病变判定的敏感度、特异度和诊断准确率分别为 98%、58% 和 77%。

2. PET-CT:对于不能定性的直径>8 mm 的实性肺结节可考虑采用 PET-CT 区分良恶性。PET-CT 对 pGGN 及实性成分≤8 mm 肺结节的鉴别诊断无明显优势。对于实性成分>8 mm 的肺结节,PET-CT 有助于鉴别其为良性或恶性,其原理是基于肿瘤细胞具有较高的葡萄糖摄取与代谢率,在患者体内注射 ^{18} 氟标记的脱氧葡萄糖(^{18}F-FDG)后,再测量被结节摄取的 ^{18}F-FDG,恶性结节 ^{18}F-FDG 摄取较多。标准化摄取值(standardized uptake value, SUV)值是 PET-CT 上常用到的一个重要参数,反映病灶对放射示踪剂摄取的程度;一项荟萃分析研究结果显示 PET-CT 诊断肺结节的敏感度和特异度分别为 88% 和 78%。此外 PET-CT 还可为选择穿刺活检部位提供重要依据。

有研究比较了胸部增强 CT 扫描和 PET-CT 区分良恶性肺结节的效能。该研究纳入了 380 例 8~30 mm 肺结节患者。在 312 例匹配胸部增强 CT 和 PET-CT 扫描的患者中,191 例(61%)确诊为肺癌,胸部增强 CT 增强扫描诊断敏感度和特异度分别为 95.3% 和 29.8%;PET-CT 诊断敏感度和特异度分别为 79.1 和 81.8%。胸部增强 CT 扫描和 PET-CT 的受试者工作特征曲线(ROC)下面积(AUC)分别为 0.62 和 0.80。

(三) 循环异常细胞

循环染色体异常细胞(circulating genetically abnormal cell, CAC)指外周血中带有肿瘤特异性染色体位点的细胞,包括染色体的扩增和缺失,与原发肿瘤的基因异常相似。早期和晚期

（Ⅰ/Ⅳ期）非小细胞肺癌患者血液中均存有携带染色体异常信息的 CAC，且 CAC 数量与患者复发和生存率相关。研究发现，CAC 对≤10 mm 肺结节诊断的敏感度为 70.5%，特异度为 86.4%，对Ⅰ期 NSCLC 的诊断敏感度为 67.2%，特异度为 80.8%。中国首个肺癌早诊"液体活检 CAC 检测+LDCT AI 分析"的全国多中心前瞻性队列研究中，采用荧光原位杂交（fluorescence in situ hybridization，FISH）技术对外周血中染色体 3p22.1/3q29、10q22.3/CEP10 异常的 CAC 进行检测，同时使用基于深度学习的卷积神经网络 AI 平台对 LDCT 图像（DICOM）分析，研究发现 CAC 和 AI 两种工具在肺癌早期诊断中具有良好互补价值。研究基于"临床特征、影像学特征、AI 分析和 CAC"构建多模态肺癌早诊模型，该模型敏感度为 89.53%，特异度为 81.31%，AUC 为 0.880。同时在独立验证集评估了该模型诊断效能，敏感度和特异度分别达到 82.86% 和 80.95%，验证集 AUC 为 0.895，明显优于梅奥模型（AUC 为 0.772）及美国退伍军人（VA）模型（AUC 为 0.740）。因此，在中国人群中我们更推荐使用来源于中国患者数据的模型。

（四）非手术活检

1. 支气管镜检查：包括支气管镜直视下刷检、活检或透视下经支气管肺活检（transbronchial lung biopsy，TBLB）获取细胞学和组织学诊断。自荧光气管镜（autofluorescence bronchoscopy，AFB）是近年来发展起来的对中央型肺癌早期诊断的新方法，利用良恶性细胞自发荧光特性的不同，可显著提高气管支气管黏膜的恶变前病灶（不典型增生）或早期恶变（原位癌）的检出率。超声支气管镜引导下经支气管肺活检术（endobronchial ultrasound transbronchial lung biopsy，EBUS-TBLB）采用外周型超声探头观察外周肺病变，并在超声支气管镜引导下经支气管行肺活检术，可进一步提高外周肺结节活检阳性率。一项随机对照研究显示，EBUS-TBLB 对于≤20 mm 的恶性肺外周病变的诊断敏感度为 71%，而常规支气管镜 TBLB 仅为 23%。虚拟导航支气管镜（virtual bronchoscopic navigation，VBN）利用薄层高分辨率 CT 图像重建三维图像并规划路径，由医生确定最佳路径，VBN 系统通过气管路径的动画，为到达活检区域提供完全视觉化的引导。为保证达到目标病灶，目前常采用可活检的超细支气管镜，在其引导下超细气管镜可进入到第 5～8 级支气管进行活检。电磁导航支气管镜（electromagnetic navigation bronchoscopy，ENB）由电磁定位板、定位传感接头、工作通道、计算机软件系统与监视器等部件组成，其将物理学、信息学、放射学技术和气管镜技术相融合，使传统支气管镜无法检测到的周围肺组织病变的检测成为现实。EBUS 和 VBN 或 ENB 联合应用可提高对周围型肺部病变的诊断率，且安全性高，在肺结节鉴别诊断和早期肺癌诊断方面有一定的应用前景。一项荟萃分析结果显示，使用 EBUS、ENB、VBN 等支气管镜检查技术对于周围型肺部病变（peripheral pulmonary lesions，PPL）的总体诊断率为 70.5%；其中>20 mm，存在支气管征的肺结节诊断率高。最近我国一项单中心研究结果显示，EBUS 联合 ENB 对肺结节的诊断率达到 82.5%。

2. 经胸壁肺穿刺活检术（transthoracic needle biopsy，TTNB）：可在 CT 或超声引导下进行，对周围型肺癌诊断的灵敏度和特异度均较高。病变靠近胸壁者可在超声引导下进行活检，对于未紧贴胸壁的病变,可在 CT 引导下行经皮肺穿刺活检。

目前,国内外正在研究气管镜机器人是否可应用于肺结节活检,并有研究表明可以帮助临床医生取得接近 10 mm 左右肺结节的活组织标本。但是,是否能产生"强基层广覆盖"的效果,还有待于卫生经济学的研究,以及与其他先进技术,如 AI 赋能诊断早期肺癌的技术,进行对比研究。

(五) 手术活检

建议术前经资深专家和(或)MDT 评估,以避免过度治疗,只有资深专家和(或)MDT 评估均为恶性高风险时,考虑胸腔镜检查;适用于无法经气管镜和经胸壁肺穿刺活检术(TTNB)等检查方法取得病理标本的肺结节,尤其是肺部小结节病变行胸腔镜下病灶切除及治疗,既达到检查的目的,同时也取得治疗的效果,不推荐单纯为诊断目的而对单个肺结节进行手术活检。

五、孤立性实性肺结节的个体化评估与处理原则

(一) 8~30 mm 的肺结节

建议根据图 1 的流程评估直径为 8~30 mm 的实性结节,同时考虑表 2 中列出的影响直径 8~30 mm 实性结节评估和处理的因素,按照以下推荐意见进行评估和管理。

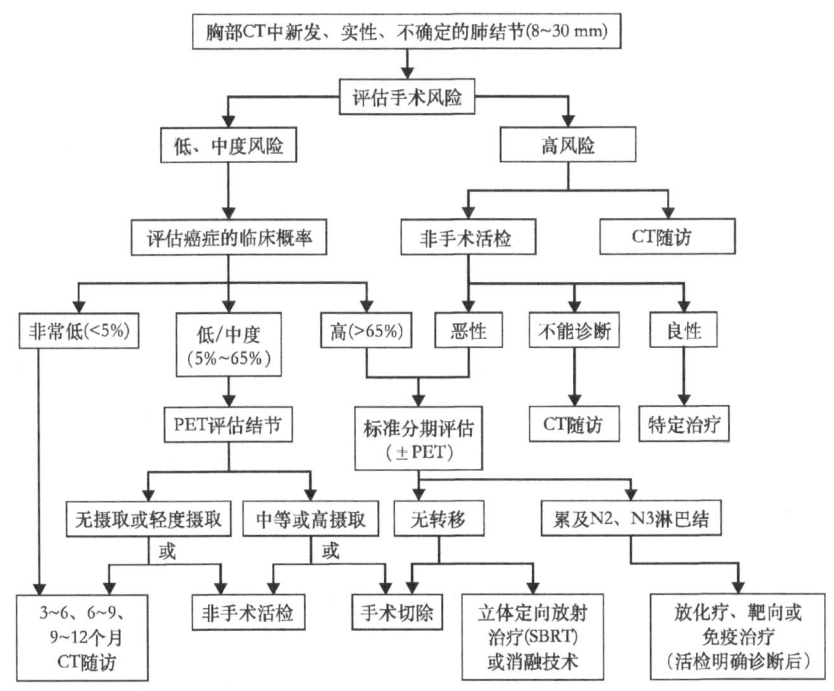

注:流程中手术活检步骤如下:手术并发症风险高的人群中,推荐 CT 扫描随访(当临床恶性肿瘤的概率是低到中等)或非手术活检(当临床恶性肿瘤的概率是中到高度)

图 1 直径 8~30 mm 实性肺结节的临床管理流程

表2 影响直径 8～30 mm 实性肺结节评估和处理的因素

影响因素	恶性风险	CT扫描随访	PET影像	非手术活检	VATS楔形切除
肺癌的临床概率	非常低(<5%)	＋＋＋＋	－	－	－
	低-中等	＋	＋＋＋	＋＋	＋
	高(<65%)	－	±	＋＋	＋＋＋＋
手术风险	低	＋＋	＋＋	＋＋	＋＋＋
	高	＋＋	＋＋	＋＋	－
活检风险	低	－	＋＋	＋＋＋	＋＋＋
	高	＋＋	＋＋	－	＋＋
高度疑似活动性感染或炎症		－	－	＋＋＋＋	＋＋
价值观和意愿	愿望明确	－	－	＋＋＋	＋＋＋＋
	反对手术并发症风险	＋＋＋＋	＋＋＋	＋＋	－
随访的依从性差		－	－	＋＋＋	＋＋＋＋

注：VATS：视频辅助胸腔镜手术；＋：推荐倾向，＋～＋＋＋＋为最低至最强；±为采不采用均可；－：不推荐

【推荐意见5】 孤立性不明原因结节直径＞8 mm 者：建议通过定性使用临床判断和(或)定量地使用验证模型评估肺结节恶性概率(Ⅱ类推荐)。(1)恶性肿瘤的预测概率为低、中度(5%～65%)者：可考虑 PET-CT，以便更好地描述结节的特征(Ⅱ类推荐)。(2)恶性肿瘤的预测概率为高度(＞65%)者：对高度怀疑肿瘤者可直接考虑 PET-CT，因其可同时进行手术前的预分期(Ⅱ类推荐)。(3)对要求个体化诊疗者，可推荐 CAC 辅助评估(Ⅲ类推荐)。

【推荐意见6】 孤立性不明原因结节直径＞8 mm 者：推荐临床医生根据肺结节恶性概率提出肺结节管理策略(影像学随访、非手术活检或手术)的风险和益处，并考虑患者意愿而决定(Ⅱ类推荐)。

【推荐意见7】 孤立性不明原因结节直径＞8 mm 者，建议基于下列情况在 3～6 个月、9～12 个月及 18～24 个月进行薄层 CT 扫描随访(Ⅱ类推荐)：(1)当临床恶性概率很低时(<5%)；(2)当临床恶性概率低(<30%～40%)且功能成像检测结果阴性(PET-CT 显示病变代谢率不高，或动态增强 CT 扫描显示增强≤15 HU)；(3)当穿刺活检结果未确诊；(4)当充分告知患者后，患者倾向选择非侵入性手段管理。

【推荐意见8】 孤立性不明原因结节直径＞8 mm 者：建议在伴有下列情况时采取非手术活检(Ⅱ类推荐)：(1)临床预测概率与影像学检查结果不一致；(2)恶性肿瘤的概率为低、中度(10%～60%)；(3)疑诊为需行特定治疗的良性疾病；(4)患者在被充分告知后，仍希望在手术前证明是恶性肿瘤，尤其是当手术的并发症风险高时。需注意的是，选择非手术活检的手段应基于：①结节大小、位置、和邻近气道的关系；②患者发生并发症的风险；③可行的技术及术者的熟

练程度。

【推荐意见9】 孤立性不明原因结节直径>8 mm者:建议在下列情况下行手术活检诊断(Ⅱ类推荐):(1)临床恶性肿瘤概率高(>65%);(2)PET-CT显示结节高代谢或增强CT扫描为明显阳性时;(3)非手术活检为可疑恶性肿瘤;(4)患者在被充分告知后,愿意接受手术来明确诊断。

(二) ≤8 mm 的肺结节

可根据图2流程评估≤8 mm的实性结节,按照以下共识进行评估和管理。

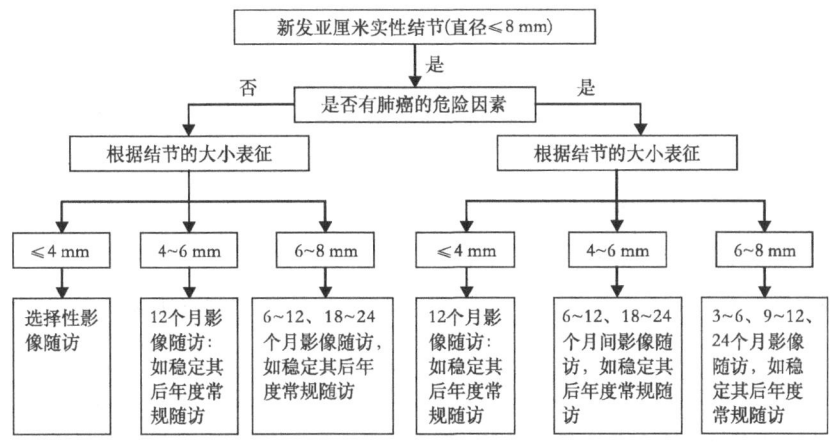

图2 直径≤8 mm实性肺结节的临床管理流程

【推荐意见10】 孤立性实性结节直径≤8 mm且无肺癌危险因素者,建议根据结节大小选择CT随访的频率与持续时间(Ⅱ类推荐):(1)结节直径≤4 mm者应该接受有经验医生的建议随访,如果不随访,应告知患者不随访的潜在危害;(2)结节直径4~6 mm者应常规年度随访;(3)结节直径6~8 mm者在2年内应在6~12个月随访,如未发生变化,则改为常规年度检查。

【推荐意见11】 存在一项或更多肺癌危险因素的直径≤8 mm的孤立性实性结节者,建议根据结节的大小选择CT随访的频率和持续时间(Ⅱ类推荐):(1)结节直径≤4 mm者应常规年度检查;(2)结节直径4~6 mm者应在6~12个月随访,如果没有变化,则在18~24个月再次随访,其后转为常规年度随访;(3)结节直径6~8 mm者应在最初的3~6个月随访,随后在9~12个月随访,其后每6个月随访,如果2年后没有变化,转为常规年度检查。

六、孤立性亚实性肺结节的个体化评估与处理原则

可参照表3列出的亚实性肺结节的随诊推荐方案和注意事项进行管理。

表 3 亚实性肺结节的临床管理流程

结节类型	处理推荐方案	注意事项
孤立性纯磨玻璃结节		
≤5 mm	6 个月影像随访,随后行胸部 CT 年度随访	1 mm 连续薄层扫描确认为纯磨玻璃结节
>5 mm	3 个月影像随访确认结节,如果无变化,则年度常规随访	如直径>10 mm,需考虑非手术活检和(或)手术切除
孤立性部分实性结节		
≤8 mm	3、6、12 和 24 个月进行影像随访,无变化者随后转为常规年度检查	随访期间结节增大或实性成分增多,通常提示为恶性,需考虑手术切除
>8 mm	3 个月影像随访。若结节持续存在,随后建议使用 PET、非手术活检和(或)手术切除进一步评估	实性成分≤8 mm 的混杂性病灶不推荐 PET-CT 评估

(一) 评估 pGGN 的细则

pGGN 以 5 mm 大小为界进行分类管理。

【推荐意见 12】 pGGN 直径≤5 mm 者:建议首次 6 个月随访胸部 CT,随后行年度胸部 CT 随访(Ⅱ类推荐)。

【推荐意见 13】 pGGN 直径 5~10 mm 者:建议首次 3 个月随访胸部 CT,随后 6 个月行胸部 CT 随访,并建议应用 AI 和人机 MDT 评估,对要求个体化诊疗者,可辅以 CAC 评估,根据评估结果,推荐非手术活检和(或)手术切除(Ⅲ类推荐)。

随访中需注意:(1)pGGN 的 CT 随访应对结节处采用薄层平扫技术;(2)如果结节增大(尤其是直径>10 mm),或出现实性成分增加,通常预示为恶性转化,需进行非手术活检和(或)考虑手术切除;(3)如果患者同时患有危及生命的合并症,而肺部结节考虑为低度恶性不会很快影响到生存,或可能为惰性肺癌而无需即刻治疗者,则可限定随访时间或减少随访频率。

(二) 评估 mGGN 的细则

对于 mGGN,除评估 mGGN 病灶大小外,其内部实性成分的比例更加重要,当 CT 扫描图像中实性成分越多,提示侵袭性越强。

【推荐意见 14】 孤立性 mGGN 直径≤8 mm 者:建议在 3、6、12 和 24 个月进行 CT 随访,并建议应用 AI 和人机 MDT 评估,对要求个体化诊疗者辅以 CAC 评估,无变化者随后转为常规年度随访(Ⅲ类推荐)。

随访中需注意:(1)混杂性结节的 CT 随访检查应对结节处采用病灶薄层平扫技术;(2)如果混杂性结节增大或实性成分增多,通常提示为恶性,需考虑切除,而不是非手术活检;(3)如果患者同时患有危及生命的合并症,而肺部结节考虑为低度恶性不会很快影响到生存,或可能为惰性肺癌而无需即刻治疗者,则可限定随访时间或减少随访频率;(4)如果发现结节的同时有症状或有细菌感染征象时,可考虑经验性抗菌治疗。尽管经验性抗生素治疗有潜在的危害,但如果患者患有如结核、真菌等其他诊断的疾病可能性较小时,可以考虑使用经验性抗生素治疗。

【推荐意见15】 孤立性mGGN直径>8 mm者:建议在3个月重复胸部CT检查,适当考虑经验性抗生素治疗。若结节持续存在,建议应用AI和人机MDT评估,对要求个体化诊疗者辅以CAC或PET-CT评估,必要者考虑非手术活检和(或)手术切除进一步评估(Ⅲ类推荐)。

随访中需注意:(1)PET-CT不推荐用于判断实性成分≤8 mm的混杂性病灶;(2)非手术活检可用于确立诊断并结合放置定位线、或注射染料等技术帮助后续手术切除的定位;(3)非手术活检后仍不能明确诊断者,不能排除恶性肿瘤的可能性;(4)mGGN直径>15 mm者可直接考虑进一步行PET-CT评估、非手术活检和(或)手术切除。

七、多发性肺结节评估与处理原则

【推荐意见16】 评估中发现有1个占主导地位的结节和(或)多个小结节者,建议单独评估每个结节,并建议应用AI和人机MDT评估,对要求个体化诊疗者辅以CAC或PET-CT评估,除非有组织病理学证实转移,否则不可否定根治性治疗(Ⅲ类推荐)。

随访中需注意:(1)对于多发性pGGN,至少1个病变直径>5 mm,但<10 mm,又没有特别突出的病灶,推荐首次检查后3个月再行CT随访;如无变化,其后至少3年内每年1次CT随访,其后也应长期随访,但间隔期可以适当放宽。如果发现病灶变化,应调整随访周期;如果结节增多、增大、增浓,应缩短随访周期,或通过评估病灶部位、大小和肺功能情况,选择性局部切除变化明显的病灶;如果结节减少、变淡或吸收则延长随访周期或终止随访。(2)尽管PET-CT较难鉴别直径≤8 mm结节的性质,但是PET-CT扫描仍有助于诊断多发肺结节是否为肿瘤转移所致,可指导进一步评估。(3)对有1个以上肺结节的肺癌患者进行分类和采取最佳治疗存在困难时,建议多学科讨论。(4)可考虑新技术,如EBUS、VBN和ENB,可在一次检查操作中对多个较小的周边病灶进行活检和组织病理学评估。(5)一般认为>10个弥漫性结节,很可能伴有症状,可由胸外恶性肿瘤转移或活动性感染导致,原发性肺癌的可能性相对较小。但单一主要结节伴有一个或多个小结节的现象越来越普遍,需要进行仔细鉴别诊断。

八、肺结节治疗原则

(一)良性肺结节

以病因治疗为主。

(二)恶性肺结节

首选治疗方式为外科手术根治性切除。对心肺等生理功能不能耐受者,可以考虑立体定向放射治疗(SBRT)或者消融治疗(射频消融、微波消融和冷冻消融),手术适应症选择、手术方式和术后随访参照《肺结节多学科微创诊疗中国专家共识》。

【推荐意见 17】 肺癌的优选局部治疗方式为外科手术根治性切除(ⅠA 类推荐)。对于心肺等生理功能不能耐受者,经 MDT 评估和医患共同决策,可以考虑 SBRT 或者消融治疗(Ⅱ类推荐)。

九、物联网技术辅助评估与管理

虽然在肺结节中发现早期肺癌(原位和ⅠA 期肺癌)后手术治疗可以使 10 年生存率或治愈率达到 92%,但目前各医院和医生之间的诊断水平处于水平高低不一,很难实现这一目标。物联网医学的出现为达到这一目的创造了新契机,可以赋能医生从多方面提高肺结节诊断和鉴别诊断水平。

1. 采集信息:物联网医学技术可方便地采集和输入鉴别诊断相关信息,甚至可以直接将病情和病历等发送给其主治的专科医生,为鉴别诊断提供重要参考意见。

2. 信息深度挖掘:精准计算结节体积,精细评估边缘和浸润,探查结节内部结构、评估密度、血管及其生长状态。对于随访者,还需与历史影像学资料比较,若结节无明显变化,注明病灶稳定时间;若结节有变化,则注明目前结节数量、大小、密度等与基线特征。应用物联网医学 PNapp 5A 肺结节鉴别诊断法发现以下参数发生变化时,需给予及时处理:(1)基线直径≤15 mm 的结节,与基线相比直径增大 2 mm;(2)基线直径>15 mm 的结节,与基线相比直径增大 15%以上;(3)原 pGGN 密度增加或其中出现实性成分,或原 mGGN 中实性成分增多;(4)新出现的肺部结节;(5)发现气管、支气管壁增厚、管腔狭窄,或管腔内结节者。肺结节患者参数发生上述变化时,可考虑行非手术活检或胸腔镜微创手术。

3. 协助管理:与常规管理比较,物联网技术辅助评估与管理具有以下优势:(1)自动精确的科学随访功能:对同一患者,自动匹配不同时间序列,自动配对相同部位病灶;(2)自动计算体积倍增时间;(3)自动提醒随访。

【推荐意见 18】 基于物联网医学平台,端口开放质控,根据本共识评估肺结节恶性概率和各种替代管理的相关风险,由包括中国肺癌防治联盟肺结节(早期肺癌)诊治分中心在内的各级医院根据肺结节大小,按照分级诊疗的原则对肺结节患者进行管理(Ⅲ类推荐):(1)基层医院:肺结节≤5 mm 者在基层医院管理,或根据患者意愿管理;(2)肺结节诊治分中心:肺结节在 5~10 mm 且未明确诊断者建议转肺结节分中心管理;(3)肺癌防治联盟:肺结节>10 mm,肺结节分中心未明确诊断者,可由联盟协助指导管理。

十、小结

为改善中国肺癌患者的长期存活率,急需与时俱进地更新共识指南,以便融合目前的先进技术,产生"强基层、广覆盖"的效果。本共识制定的专家根据国情界定了肺癌高危人群的筛查年龄,以便通过端口前移策略,及早发现肺结节。在本共识中新增加了"难定性肺结节"分类,以提高对早期肺癌诊断的警惕性。鉴于肺结节患病率较高,但其中恶性结节占比不足10%,临床实践中既要避免漏诊和误诊,又要避免过度诊治,所以急需做好严谨科学的鉴别诊断,不但需要依据常规检查评估手段,也需要个体化检查评估技术,以便及时发现隐藏在肺结节中的早期肺癌。本共识对于不同大小和密度的肺结节随访管理给了详细的推荐意见,确保临床实践的可操作性,利于个体化管理。随着AI技术的发展,现在已陆续采用AI技术辅助识别肺结节以及鉴别诊断,AI具有更加精准的评估肺结节的长径、体积和密度优于自然人的优势。但其也有相应限制,所以有必要通过有实践经验的专家取长补短,即人机MDT给出最终诊疗方案,未来还需要更多的研究开发评估肺结节的无创性、非病理诊断方法,助力精准识别早期肺癌,提高肺结节诊治水平,改善我国肺癌患者的预后。

执笔人: 陈良安、白莉、杨达伟、李为民、张晓菊、金发光、白春学

专家组成员: 白春学、杨达伟、洪群英(复旦大学附属中山医院 上海呼吸病研究所);胡洁(上海市老年医学中心 复旦大学附属中山医院)、白莉、陈佳(陆军军医大学附属新桥医院);陈良安、赵微(解放军总医院);段国辰(河北省人民医院);董春玲、张捷(吉林大学第二医院);樊绮诗、陈克敏、项轶(上海交通大学附属瑞金医院);费广鹤、孙耕耘(安徽医科大学第一附属医院);葛棣、冯明祥、卢韶华(复旦大学附属中山医院);金发光、谢永宏(空军军医大学第二附属医院);李圣青(复旦大学附属华山医院);李时悦、孙宝清、周承志、秦茵茵(广州医科大学附属第一医院广州呼吸健康研究院);李为民(四川大学附属华西医院);陈海泉(复旦大学附属肿瘤医院);余祖滨(重庆松山医院);陈公平、林其昌(福建医科大学第一附属医院);刘伟、孙增涛、张硕(天津中医药大学第二附属医院);施敏骅(苏州大学附属第二医院核工业总医院);宋勇(东部战区总医院);唐华平(青岛市市立医院);刘红(郑州大学第一附属医院);郭述良、杨丽(重庆医科大学第一附属医院);曹立明、胡成平(中南大学湘雅医院);黄建安(苏州大学附属第一医院);黄云超(云南省肿瘤医院 昆明医科大学第三附属医院);王凯(浙江大学医学院附属第四医院);王琪(大连医科大学第二附属医院);王晓萍(山东省公共卫生临床中心);陈宏(哈尔滨医科大学第二医院);肖湘生(海军军医大学附属长征医院);徐兴祥(苏北人民医院);于化鹏(南方医科大学附属珠江医院);曾奕明(福建医科大学第二附属医院);李铭、张国祯(复旦大学附属华东医院);张艰(空军军医大学第一附属医院);张晓菊(河南省人民医院);徐涛、赵培革(青岛大学附属医院);赵苏(武汉市中心医院);周彩存(同济大学附属肺科医院);王悦虹、周建英(浙江大学医学院附属第一医院);李亚斐(陆军军医大学军队流行病学教研室);周向东(陆军军医大学附属西南医院);朱晓莉(东南大学附属中大医院);魏益平(南昌大学附属二院);孔凤鸣(香港大学深圳医院);金阳(华中科技大学同济医学院附属协和医院);杨拴盈(西安交通大学附属第二医院);肖奎(中南大学湘雅第二医院);孙加源(上海胸科医院);吴楠(北京大学肿瘤医院);朱煜(华东理工大学);魏雪梅(新疆维

吾尔自治区人民医院);薛新颖(北京世纪坛医院);钟文昭(广东省人民医院);余慧青(重庆大学附属肿瘤医院);王孟昭、张力(北京协和医院);朱广迎(中日友好医院);王平(河北医科大学第四医院);王赞峰(中国医科大学附属一院);李玉(山东大学齐鲁医院);李硕(天津医科大学总医院);何勇、徐瑜(陆军军医大学陆军特色医学中心);罗旭明(上海市普陀区中心医院);周玮(宁夏回族自治区人民医院);周燕斌(中山大学附属第一医院);党晓敏(西安交通大学第一附属医院);熊维宁(上海交通大学医学院附属第九人民医院);林殿杰(山东省立医院);蔡志刚(河北医科大学第二医院)

利益冲突 所有作者声明不存在利益冲突

附录：上海市肺科医院GGN腺癌诊疗共识及其他指南

The 2023 American Association for Thoracic Surgery (AATS) Expert Consensus Document: Management of subsolid lung nodules

Haiquan Chen, MD, PhD,[a] Anthony W. Kim, MD,[b] Michael Hsin, MD,[c] Joseph B. Shrager, MD,[d] Ashley E. Prosper, MD,[e] Momen M. Wahidi, MD, MBA,[f] Dennis A. Wigle, MD, PhD,[g] Carol C. Wu, MD,[h] James Huang, MD,[i] Kazuhiro Yasufuku, MD, PhD,[j] Claudia I. Henschke, MD,[k] Kenji Suzuki, MD,[l] Tina D. Tailor, MD,[m] David R. Jones, MD,[i] and Jane Yanagawa, MD[n]

ABSTRACT

Objective: Lung cancers that present as radiographic subsolid nodules represent a subtype with distinct biological behavior and outcomes. The objective of this document is to review the existing literature and report consensus among a group of multidisciplinary experts, providing specific recommendations for the clinical management of subsolid nodules.

Methods: The American Association for Thoracic Surgery Clinical Practice Standards Committee assembled an international, multidisciplinary expert panel composed of radiologists, pulmonologists, and thoracic surgeons with established expertise in the management of subsolid nodules. A focused literature review was performed with the assistance of a medical librarian. Expert consensus statements were developed with class of recommendation and level of evidence for each of 4 main topics: (1) definitions of subsolid nodules (radiology and pathology), (2) surveillance and diagnosis, (3) surgical interventions, and (4) management of multiple subsolid nodules. Using a modified Delphi method, the statements were evaluated and refined by the entire panel.

Results: Consensus was reached on 17 recommendations. These consensus statements reflect updated insights on subsolid nodule management based on the latest literature and current clinical experience, focusing on the correlation between radiologic findings and pathological classifications, individualized subsolid nodule surveillance and surgical strategies, and multimodality therapies for multiple subsolid lung nodules.

Conclusions: Despite the complex nature of the decision-making process in the management of subsolid nodules, consensus on several key recommendations was achieved by this American Association for Thoracic Surgery expert panel. These recommendations, based on evidence and a modified Delphi method, provide guidance for thoracic surgeons and other medical professionals who care for patients with subsolid nodules. (J Thorac Cardiovasc Surg 2024;168:631-47)

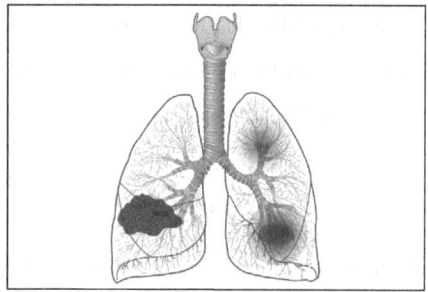

The complexity of managing lung cancers presenting as subsolid lung nodules.

CENTRAL MESSAGE

The diagnosis, staging, surgical management, and surveillance of lung cancers presenting as radiographic subsolid nodules must be tailored to the unique biology of the disease.

PERSPECTIVE

Lung cancers that present as radiographic subsolid nodules represent a subtype with distinct biological behavior and outcomes. The management of subsolid nodules is critically important considering the increasing incidence and the lack of clinical consensus regarding this topic.

From the [a]Division of Thoracic Surgery, Department of Surgery, Fudan University Shanghai Cancer Center, Shanghai, China; [b]Division of Thoracic Surgery, Department of Surgery, University of Southern California, Los Angeles, Calif; [c]Department of Cardiothoracic Surgery,

Queen Mary Hospital, Hong Kong Special Administrative Region, China; [d]Division of Thoracic Surgery, Department of Cardiothoracic Surgery, Stanford University School of Medicine, Stanford, Calif; [e]Division of Cardiothoracic Imaging, Department of Radiological Sciences, University of California at Los Angeles, Los Angeles, Calif; [f]Section of Interventional Pulmnology, Division of Pulmonology and Critical Care, Department of Medicine, Northwestern University Feinberg School of Medicine, Chicago, Ill; [g]Division of Thoracic Surgery, Department of Surgery, Mayo Clinic, Rochester, Minn; [h]Division of Diagnostic Imaging, Department of Thoracic Imaging, MD Anderson Cancer Center, Houston, Tex; [i]Division of Thoracic Surgery, Department of Surgery, Memorial Sloan Kettering Cancer Center, New York, NY; [j]Division of Thoracic Surgery, Department of Surgery, Toronto General Hospital, University Health Network, Toronto, Ontario, Canada; [k]Department of Radiology, Icahn School of Medicine at Mount Sinai, New York, NY; [l]Department of General Thoracic Surgery, Juntendo University Hospital, Tokyo, Japan; [m]Division of Cardiothoracic Imaging, Department of Radiology, Duke Health, Durham, NC; and [n]Division of Thoracic Surgery, Department of Surgery, David Geffen School of Medicine at the University of California at Los Angeles, Los Angeles, Calif.

Abbreviations and Acronyms

AAH	=	atypical adenomatous hyperplasia
AATS	=	American Association for Thoracic Surgery
AIS	=	adenocarcinoma in situ
CAD	=	computer-aided detection
COR	=	classification of recommendation
CT	=	computed tomography
CTR	=	consolidation-to-tumor ratio
DFS	=	disease-free survival
EO	=	expert opinion
EGFR	=	epidermal growth factor receptor
FDG	=	fluorodeoxyglucose
GGO	=	ground-glass opacity
hGGN	=	heterogeneous ground-glass nodule
LOE	=	level of evidence
MIA	=	minimally invasive adenocarcinoma
MPLC	=	multiple primary lung cancer

MRI	=	magnetic resonance imaging
MWA	=	microwave ablation
NCCN	=	National Comprehensive Cancer Network
NLST	=	National Lung Screening Trial
NR	=	nonrandomized
NSCLC	=	non-small cell lung cancer
OS	=	overall survival
PET	=	position emission tomography
PFS	=	progression-free survival
PICO	=	patient intervention comparison outcome
PSN	=	part-solid nodule
RFA	=	radiofrequency ablation
RFS	=	recurrence-free survival
rPSN	=	real part-solid lung nodule
SBRT	=	stereotactic body radiation therapy

The ever-expanding application of computed tomography (CT) imaging of the chest, both in indication and frequency, has increased the identification of incidental lung nodules, including indeterminate subsolid nodules. As a nonspecific radiologic finding, subsolid nodules can either represent benign disease or malignancy. Lung adenocarcinoma manifesting as subsolid lesions is generally considered to be more indolent and correlated with better long-term survival. Therefore, the primary course for most screen-detected subsolid nodules is CT surveillance. However, details of surveillance strategies—including the optimal interval between scans, the total duration of surveillance, as well as the potential role of preresection biopsy for diagnosis—remain controversial. In addition, concerns have been raised regarding the limitations of relying on only 2 main factors for determining the management of subsolid nodules in most guidelines: size and the presence of a solid component. Moreover, the precise role of surgery in the management of subsolid nodules is relatively less well-defined. Another major concern is the overdiagnosis of nonsolid (ie, pure ground-glass) lung adenocarcinomas; because of their slow-growing course, overdiagnosis may also lead to overtreatment. Despite recent developments and ongoing debate concerning pertinent clinical questions, there is still a lack of consensus regarding the optimal management strategies for patients with subsolid nodules. This American Association for Thoracic Surgery (AATS) expert consensus document provides recommendations for surveillance and surgical intervention for subsolid nodules while also identifying opportunities for future research.

METHODS

Assembly of an International Expert Writing Group

The AATS Clinical Practice Standards Committee brought together an international, multidisciplinary writing group composed of radiologists, pulmonologists, and thoracic surgeons with expertise in the identification and treatment of subsolid nodules, and appointed 2 co-chairs (H. C. and J. Y.). All members of this expert panel completed conflict of interest disclosures (Appendix E1).

Formulation of Clinical Topics and PICO (Population, Intervention, Comparison, and Outcome) Questions

After selecting the writing group, the co-chairs generated an outline resulting in 4 topics addressing the spectrum of management of subsolid nodules: (1) the definition of subsolid nodules—radiology and pathology, (2) surveillance and diagnosis, (3) surgical intervention, and (4) managing multiple subsolid nodules. Panel members were divided into corresponding subgroups covering each topic. With the assistance of a medical librarian, we conducted PubMed searches that combined key words andMedical Subject Headings for ground-glass opacity (GGO), ground-glass nodule, groundglass, part-solid, subsolid, and nonsolid; lung; lung, radiology, and pathology; surgery, surveillance; wedge resection, segmentectomy, and lobectomy; postsurgical period; and radiation, ablation, and stereotactic body radiation therapy (SBRT). The searches were restricted to human studies in English and published since 1990. The searches produced 619 results, and other individual papers were also added to the body of literature by the group members as appropriate. In total, 167 papers met the inclusion criteria for the project. Each subgroup created recommendations using the patient intervention comparison outcome (PICO) format, assigned classification of recommendation (COR), and determined the level of evidence (LOE) according to guidance from AATS and Grading of Recommendations Assessment, Development and Evaluation approaches (Figure 1). Each statement was critically examined and revised by the entire group.

Development of an Expert Consensus Document

The expert consensus panel was then asked to evaluate each statement on a 5-point Likert scale (graded as 1 = strongly disagree; 2 = disagree; 3 = neither agree nor disagree; 4 = agree; 5 = strongly agree). According to the modified Delphi method process, at least 80% participation was required to achieve a 75% consensus rate ("agree" or "strongly agree"). A second or third round of

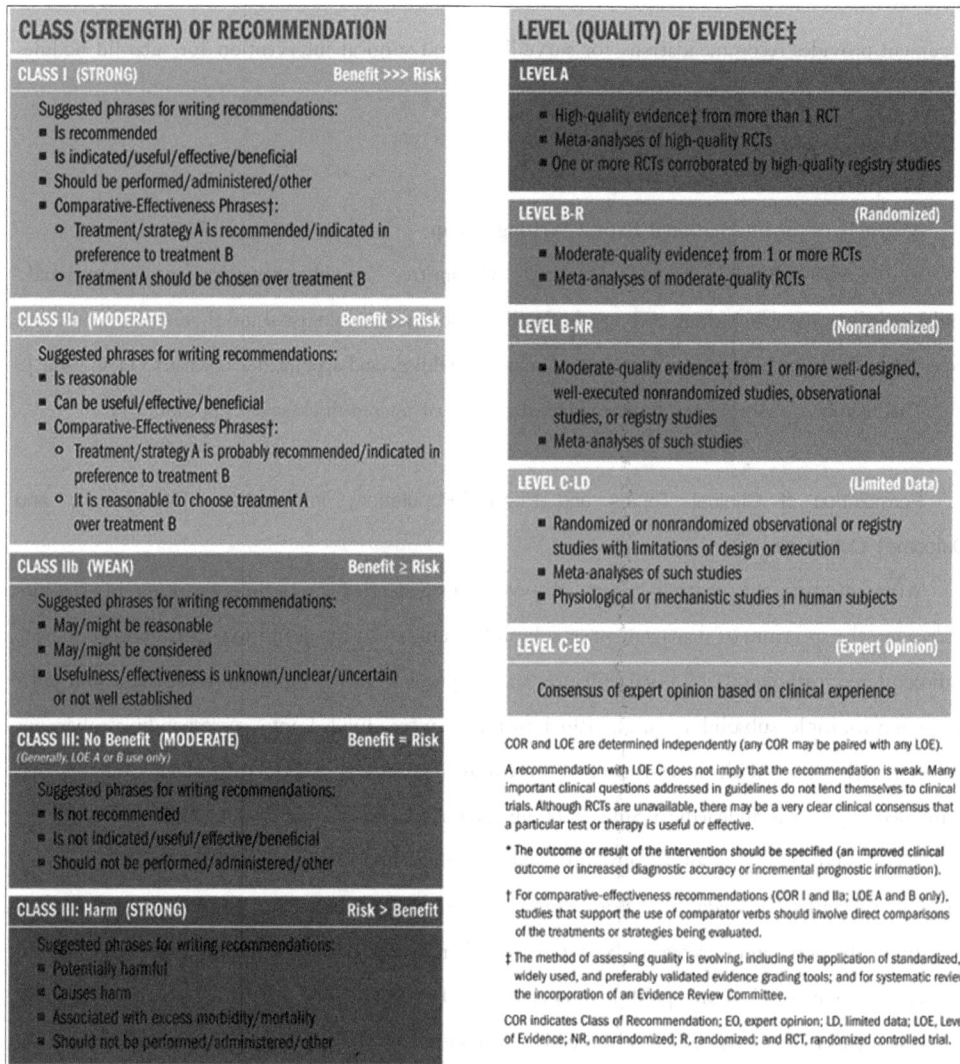

FIGURE 1 Class of recommendation and level of evidence guidelines. American College of Cardiology/American Heart Association recommendation system: applying Class of Recommendation and Level of Evidence to clinical strategies, interventions, treatments, or diagnostic testing in patient care (updated May 2019). Reprinted with permission, 2016 American Heart Association, Inc. https://cpr.heart.org/en/resuscitation-science/cpr-and-ecc-guidelines/tables/applying-class-of-recommendation-and-level-of-evidence and Halperin and colleagues.

voting after proper revision was used if the threshold was not achieved. Once the consensus statements and their COR and LOE were determined, each expert member from the subgroups contributed substantially to the writing of sections. The document was finalized by the co-chairs. Before the document was finally approved by the AATS Clinical Practice Standards Committee, the writing group and a group of external reviewers were required to review, and revise the document.

RESULTS

Section 1: Definition of Subsolid Lung Nodules-Radiology and Pathology

This section establishes radiology and pathology terminology used throughout the document; therefore, no COE or LOE are assigned to these statements (Table 1).

Statement 1. A subsolid lung nodule is defined as a CTidentified focal GGO with variable solid components within which the presence of underlying pulmonary vessels or bronchial structures remain visible.

Statement 2. Subsolid lung nodules are divided into 2 categories: nonsolid (ie, pure GGO without any solid component) and part-solid nodule (PSN) with both solid and nonsolid components.

The most widely accepted definitions of pulmonary subsolid nodules were proposed by the Fleischner society in 2008. The current consensus classification divides subsolid nodules into 2 main categories: PSNs, characterized by nodules with both GGO and solid components, and nonsolid nodules (also known as pure GGO), corresponding to nodules without any solid component. Recent studies have introduced the concept of a heterogeneous groundglass nodule (hGGN) as a nodular entity that displays a GGO component and a solid portion exclusively in the lung window. In addition, the term "real part-solid nodule" (rPSN) has been used to describe GGO nodules with a solid component present in both the lung and mediastinal windows.

Statement 3. For subsolid nodules pathologically diagnosed as malignant diseases, nonsolid (ie, ground-glass) components tend to correspond to atypical adenomatous hyperplasia (AAH) and adenocarcinoma in situ (AIS) versus solid components, which tend to correspond with invasive patterns. Minimally invasive adenocarcinoma (MIA), defined as a lepidic tumor with <5 mm of stromal invasion, may be associated with a radiologically visualized solid component, but not always. For subsolid nodules, increasing CT attenuation, increasing solid component, or a solid portion measurable in the mediastinal window raise the suspicion of invasive adenocarcinoma.

Statement 4. For nonsolid nodules (ie, pure GGOs), nodule growth is defined as an absolute increase in mean diameter >1.5 mm (average of longest and shortest diameters) or the appearance of a solid component. For PSNs, the nodule growth is defined as an absolute increase in mean nodule or solid component diameter >1.5 mm.

For subsolid nodules pathologically diagnosed as malignant diseases, a pure GGO component is likely to represent a preinvasive lesion such as AAH and AIS, according to the International Association for the Study of Lung Cancer, American Thoracic Society, and European Respiratory Society lung adenocarcinoma classification. Multiple studies have reported that the nonsolid component tended to correspond to lepidic histology and the solid component tended to correspond to invasive patterns. In the eighth edition of the TNM classification, MIA has been clinically defined as a subsolid nodule with a solid component < 5 mm and pathologically defined as a lepidic adenocarcinoma with an invasive pattern <5 mm. A 10-year follow-up study of pure GGO showed that approximately 38% of CT-detected pure GGO were pathologically diagnosed as AIS, 40% were MIA, and 12% were lepidic-predominant invasive adenocarcinoma. Okubo and colleagues have reported that the proportion of lepidic components on pathologic diagnosis tended to be smaller than that of the nonsolid components on radiologic images in cT1N0M0 lung cancer, suggesting that some invasive components also present as radiological ground-glass components. These findings indicate that the nonsolid component generally corresponds to preinvasive histology, but not entirely. Moreover, recent studies found that rPSN exhibit greater invasiveness than hGGN. Ongoing controversies still remains regarding whether rPSN represents invasive adenocarcinoma without lepidic component.

TABLE 1 Terminology summary for subsolid lung nodules

Statement	Terminology	Definition	Ref.
1	Subsolid nodule	A focal ground-glass opacity identified on computed tomography with variable solid components within which the presence of underlying pulmonary vessels or bronchial structures remain visible	12
2	Nonsolid nodule	Nodule without any solid component	5, 13 – 15
2	Part-solid nodule	Nodule with both ground-glass and solid components	
2	Heterogeneous ground-glass nodule	Nodule with ground-glass component and a solid portion that is exclusively in the lung window	16, 17
2	Real part-solid nodule	Nodule with ground-glass component and a solid component present in both the lung and mediastinal windows	18
3	Minimally invasive adenocarcinoma	A lepidic adenocarcinoma with an invasive pattern < 5 mm	19, 27
4	Nodule growth (for nonsolid nodule)	An absolute increase in mean diameter >1.5 mm or the appearance of a solid component	35
4	Nodule growth (for part-solid nodule)	An absolute increase in mean nodule or solid component diameter >1.5 mm	

Despite being considered as an indolent subtype, approximately 20% of nonsolid nodules are found to be associated with the new appearance of a solid component on surveillance. Lee and colleagues performed long-term follow-up of subsolid nodules that had already been shown to be stable over 5 years of surveillance. They found that despite 5 years of stability, 13% of these subsolid nodules showed growth in size during continued follow-up of up to 136 months. Kakinuma and colleagues reported that the probability of a 2-mm growth in 5 years was 14%, 24%, and 48% for nonsolid, hGGN and rPSN, respectively. Furthermore, 5% of nonsolid nodules and 20% of hGGN developed into rPSN. Bak and colleagues demonstrated that CT scanning attenuation value could predict growth and development of a solid component for nonsolid nodule. Taken together, increasing CT attenuation, new appearance of a solid component, and a solid component measurable in the mediastinal window might raise the suspicion of invasive adenocarcinoma.

In 2008, Hiramatsu and colleagues established the criteria for the "growth of GGO" as an increase in the greatest dimension of >2 mm, an increase in the size of the solid part >2 mm, or the emergence of a new solid part of any size. In the National Lung Screening Trial (NLST), nodules with a diameter of at least 4 mm or an increase in diameter of at least 10% were considered screen positive. For small nodules, a 10% increase falls within the range of the 95% confidence interval. To reduce the high false-positive rate of the NLST, the Lung-RADS protocol defined nodule growth as an increase >1.5 mm mean diameter (average of each dimension). Pinsky and colleagues found that the Lung-RADS protocol showed a greater specificity (87.2% vs 73.4%) but lower sensitivity (84.9% vs 93.5%) when compared with the NLST protocol. In the Dutch-Belgian lung cancer screening trial (Nederlands-Leuvens Longkanker Screenings Onderzoek [NELSON]), nodules with a relative growth of more than 25% in volume and a volume doubling time of less than 400 days were defined as positive. However, accumulating evidence suggests that volumetric measurement for evaluating lung nodule growth exhibits greater sensitivity but lower specificity compared with diametric measurements. Considering the clinical feasibility and potential heterogeneity of volume measuring software, it is recommended in this document to evaluate nodule growth by measuring mean diameter (average of longest and shortest) but not volumetric or all dimensional change in clinical practice. A measurement of 1.5 mm was chosen to maintain enough equilibrium between sensitivity and specificity of nodule growth measurement. From a clinical standpoint, inter-and intraobserver nodule measurements can be improved by comparing the thin-slice images of the current CT and the oldest comparison CT, as the longer interval of time may make changes more apparent. In addition, comparison of the edge of the nodule relative to the adjacent structures, such as vessels and airways, may also help to resolve whether growth is indeed present. Further prospective trials comparing different thresholds and measurement dimensions are still warranted.

Section 2: Recommendations for the Surveillance and Diagnosis of Subsolid Lung Nodules

Statement 5. CT of the chest performed for the evaluation of nonsolid nodules (pure GGO) and PSNs should be reconstructed with thin axial reformats (ideally 1 mm) to allow for accurate nodule characterization (COR: I, LOE: B-nonrandomized [NR]).

CT of the chest is the primary method by which indeterminate pulmonary nodules are evaluated and surveilled. Reconstruction of a CT of the chest with thin sections has been widely accepted as best practice for the characterization of pulmonary nodules. Thicker CT reconstructions suffer from greater volume averaging of the nodule with surrounding lung parenchyma and diminish readers' ability to accurately identify and characterize nodules.

Fischbach and colleagues evaluated radiologists' ability to detect pulmonary nodules on 1.25-mm slice reconstructions as compared with 5 mm with thin-section CT resulting in greater rates of nodule detection and improved interobserver agreement among readers ($k = 0.753$ at 1.25 mm; $k = 0.562$ for 5 mm). Even when presented with the aid of a computer-aided detection (CAD) tool, thin-section CT remains beneficial for nodule detection. In a study assessing the effect of CAD on radiologists' ability to identify subsolid and solid nodules on thin-and thicksection CT, Godoy and colleagues demonstrated that CAD results in the greatest improvement on nodule detection when CAD marks were viewed on thin-section CT ($0.67 \sim 1.0$ mm) as opposed to thick-section CT (5 mm). As methods of lung nodule detection and characterization improve, platforms such as artificial intelligence-based radiomics may play a role in the future evaluation and management of subsolid lung nodules.

In the evaluation by Lee and colleagues of correlation between size of solid components of subsolid nodules on CT and invasive components of lung adenocarcinomas at histologic evaluation, CTs with reconstructions >1.25-mm reconstructions were deemed insufficient for nodule analysis. Noting a preponderance of studies, either within randomized controlled trials or prospective case series employing the use of thin-section CT, the British Thoracic Society has recommended the use of thin-section (1.5 mm) CT for reassessment of subsolid nodules. Recognizing the effect of slice thickness on the radiologist's ability to compare nodule characteristics across timepoints, the Fleischner Society has recommended the routine use of contiguous thin-section reconstruction ($\leqslant 1.5$ mm, typically 1.0 mm) when interpreting imaging as well as archiving data for future use. In the absence of thin-section CT at baseline, the Fleischner Society additionally recommends short-term follow-up with thin-section CT to provide baseline characteristics for future comparison.

Statement 6. In patients with nonsolid nodules (pure GGOs) that are $\geqslant 6$ mm in size, an initial repeat CT of the chest (with thin axial reformats) at a 6-month interval is reasonable to confirm persistence of the nodule. For more concerning PSNs (such as those that are >50% solid or with a solid component ≥6 mm), this initial interval may be shortened (COR: IIa, LOE: B-NR).

Subsolid nodules are estimated to occur in 1.8% to 2.6% of individuals undergoing CT of the chest with prevalence as high as 9% among those undergoing lung cancer screening. The majority of subsolid nodules detected at CT are transient. In the review from Lee and colleagues of 16,777 individuals receiving low-dose CT to evaluate for lung cancer, as many as 70% of detected part solid nodules were transient. These transient subsolid nodules are attributed to infectious and inflammatory pulmonary processes and may be an even more frequent finding in the era of COVID-19. Histologic comparison with CT findings of the chest provides evidence that solid components of nodules detected at CT are closely associated with the invasive components of adenocarcinomas, with nonsolid nodules more likely to represent as AAH or AIS. However, nonsolid consistency does not preclude invasiveness, with larger size (>10.5 mm), greater and heterogeneous attenuation, irregular shape, spiculated and lobulated margins, and architectural distortion increasing the probability of an invasive component. Balancing the high prevalence of subsolid nodules with the potential risk of lung cancer, a tiered approach to follow-up is recommended. An initial followup at 6 months is suggested to confirm the persistence of a nonsolid nodule, precluding longer-term follow-up for patients with nodules caused by a fleeting infectious or inflammatory process. Recognizing the increased risk for an invasive component in PSNs, this initial follow-up may be shortened to 3-6 months based on level of concern for PSNs.

Statement 7. In patients with persistent nonsolid nodules (pure GGOs) that are ≥6 mm in size, radiographic surveillance in a stepwise approach with initial follow-up CT of the chest in 6 months, then 12 to 24 months for at least 5 years, may be reasonable provided the nodule remains stable in size and density. Persistent PSNs that are ≥6 mm in total size are likely appropriate to follow-up more frequently at 12-month intervals or shorter (COR: class IIb, LOE: B-NR).

After the initial follow-up CT of the chest at 6 months for pure GGOs as discussed in Statement 6, radiographic surveillance should take place every 12 to 24 months for at least 5 years. This is based on knowledge of the natural history of nonsolid nodules and evidence showing that the average period of growth for nonsolid is 3-4 years. Kobayashi and colleagues followed the course of 108 subsolid lesions (76% pure GGOs) and found that 29 lesions became larger at a median observation time of 4.2 years; all growing nodules exhibited growth within 3 years from their initial detection. Lee and colleagues observed 175 nonsolid lesions with serial CTs of the chest; the median follow-up duration was 45 months, with 26.3% of GGO lesions showing significant size increases (≥2 mm in the longest diameter) and a mean doubling time of 1,041 days (2.85 years).

PSNs tend to show a greater percentage of growth as compared with nonsolid and may warrant closer observation at intervals of 12 months or shorter. This was shown in a study by Matsuguma and colleagues, where they observed 174 subsolid nodules with CTs of the chest and showed that the 2-year and 5-year cumulative percentage of growing nodules were 13% and 23% in pure GGO nodules and 38% and 55% in part solid nodules, respectively.

Statement 8. Strong consideration should be made for continued follow-up of subsolid nodules that have not changed even after 5 years. Beyond 5 years, reimaging every 2 to 4 years should be considered for at least 10 years if medically fit (COR: IIa, LOE: C-expert opinion [EO]).

There are limited data available on whether and when surveillance of subsolid nodules can be discontinued after no change in size or density has been seen after a certain period of monitoring. Although traditionally it has been considered safe to deem solid nodules benign after monitoring for 2 years without change, this is certainly too short a surveillance duration with slower-changing subsolid nodules.

Although Fleischner guidelines recommend ceasing follow-up if a subsolid nodule has been stable for 5 years, the available data cast doubt on this. Cho and colleagues noted growth in 7% of 218 mostly PSNs that had been stable on imaging for 3 years. More concerningly, Lee and colleagues reported on 208 primarily nonsolid nodules that had been stable for 5 years but then continued to be followed for a median of 8.2 years: 13% of the nodules grew >2 mm after the 5 years of stability, and 16% developed a solid component. Although lymph node and distant metastases are uncommon in subsolid lung cancers, increasing solid component and size contribute to worse survival outcomes compared with subsolid lesions that are resected at the AIS/MIA stage, where recurrence-free survival approaches 100% with resection. Therefore, long-term surveillance aims to avoid overtreatment while increasing chances of offering resection within a curative time window.

Because of the scarcity of data on the optimal duration of surveillance, decisions on when to discontinue surveillance should ultimately be made in the context of clinical factors, such as comorbidities, life expectancy, and patient preference. An 80-year-old patient with major comorbidities would be highly unlikely to die of a subcentimeter subsolid nodule that has demonstrated slow growth trajectory over 5 years. In contrast, a 50-year-old patient likely to otherwise live another 30 years should probably have any subsolid nodule followed well beyond 10 years. It is likely that a surveillance interval of 2 years or more is reasonable in these individuals, given the risks of the radiation exposure with multiple CTs over many years. The lowest-dose CT protocols that allow evaluation of solid components should be used.

Statement 9. In patients with subsolid nodules ≥8 mm in size and morphologic features of lobulated or spiculated nodule margins, ≥6 mm solid component, air bronchograms, or adjacent pleural or vascular changes, suspicion for invasive adenocarcinoma should be high with a resulting decrease in the surveillance interval and/or tissue sampling versus resection based on patient factors (COR: I, LOE: B-NR).

While observing subsolid nodules, the clinician needs to stay vigilant about size and morphologic changes that may point toward the development of invasive adenocarcinoma and prompt either a more aggressive surveillance strategy, tissue sampling or resection. Multiple studies have compared the morphologic features of subsolid nodules on thin-section CTs of the chest with their histopathologic results to identify predictors of invasiveness. Zhang and colleagues studied the radiographic characteristics of 237 subsolid lung nodules confirmed by surgical resection to be either AIS and MIA (n = 139) or invasive adenocarcinoma (n = 98). Compared with the AIS/MIA group, the invasive adenocarcinoma group exhibited larger size nodules (15.2 mm vs 11.1 mm, P = .005) with larger solid components (10.3 mm vs 6.1 mm, P = .044), greater frequency of lobulated shape and spiculated margin, abnormal pulmonary artery or vein, presence of air bronchogram, and pleural indentation.

The decision to proceed with either additional short-term surveillance, biopsy, or surgical resection should be made on the basis of a multidisciplinary discussion of best approach and the patient's overall functional status and personal preferences.

Statement 10. In patients with a PSN ≥8 mm in total size with evidence of growth on surveillance studies, biopsy or limited resection (if feasible) is suggested (COR: IIa, LOE: B-NR).

Subsolid nodules <8 mm are low risk for advancing in stage beyond a highly curable lesion while under surveillance and thus surveillance is justified based on the 8-mm threshold. In addition, the smaller the nodule, the lower the reliability of any diagnostic procedure and localization during surgery. Growing, nonsolid nodules can almost certainly be safely monitored well beyond 1 cm, without advancing in stage/curability, and likely up to 2 cm. In contrast, growing PSNs begin to develop some (low) risk of lymph node metastasis when the solid component reaches 6 mm. One study, for example, showed the rate of nodal involvement for PSNs to be 3% when >1 cm in diameter and 14% when >2 cm. Pathologically, 5 mm of histologic invasion has been selected as the dividing line between "invasive" and "minimally invasive" adenocarcinoma because there begins to be some risk of metastasis >5 mm. In addition to the aforementioned, there are at least 3 other reasons that 8 mm is a reasonable size threshold at which to consider nonurgent diagnosis and/or intervention in a lesion that has proven it will grow: (1) the high incidence of adenocarcinoma-spectrum lesions in growing PSNs; (2) the likelihood that growing PSNs (even nonsolid nodules) 8 mm and greater are not "pseudo-tumors" that will never require treatment; and (3) the fact that as even a nonsolid nodule approaches 2 cm, the likelihood that complete resection can be achieved by a simple video-assisted thoracic surgery wedge falls. Eight millimeters is typically large enough to allow digital palpation of a peripheral nodule during video-assisted thoracic surgery—certainly of a PSN—and although resection is not an urgent matter at 8 mm, there is, in contrast, no obvious advantage to further delay when a nodule is growing, except perhaps when there are multiple nodules.

Although advancements in the reliability of needle-based diagnostic techniques for small pulmonary nodules have been considerable, there will still be only modest diagnostic success rates with 8 - to 10 - mm nodules. A meta-analysis of studies measuring the diagnostic accuracy of percutaneous transthoracic needle biopsy for subsolid lung lesions revealed a pooled sensitivity and specificity of 90% and 99%, respectively. However, a retrospective study demonstrated lower sensitivity for making a diagnosis of malignancy in subsolid lesions smaller than 2 cm compared to larger lesions (88.6% vs 95.6%). A recent prospective study showed the following performance characteristics of electromagnetic navigational bronchoscopic biopsy of nodules with mean 2.0 cm diameter: sensitivity, specificity, positive predictive value, and negative predictive values of 69%, 100%, 100%, and 56%, respectively. A retrospective study of similarly sized lung nodules suggested that adding cone beam CT and a robotic bronchoscopy platform improves sensitivity to 87.3% and negative predictive value to of 81.3%. These numbers, however, would clearly be substantially lower for smaller nodules and subsolid nodules, for which expecting negative predictive values $>60\%$ seems optimistic.

Most subsolid nodules that grow will prove to be on the adenocarcinoma spectrum. The high rate of adenocarcinoma in such suspicious lesions and the modest reliability of needle-based biopsy techniques have important implications for the most efficient and effective approach to diagnosis and management. A patient with a near - 100% chance that a growing, $\geqslant 8$ mm lesion is on the adenocarcinoma spectrum(eg, a nonsmoking woman of Asian descent, or with morphologic features, as mentioned in Statement 8), in whom the lesion is positioned peripherally enough to allow wedge resection with near-certainty, should very likely undergo wedge resection without preliminary needle biopsy when that lesion becomes threatening. Segmentectomy may also be reasonable for a lesion nearing 100% diagnostic certainty on pretest probability that it is a cancer. A preliminary attempt at biopsy in such a patient merely increases cost and inconvenience, causes delay, and a falsenegative biopsy may be misinterpreted as a true-negative. In contrast, a patient who is not in a group that is at high risk for malignant subsolid nodules, and/or a lesion that would require anatomic resection of multiple segments or a lobectomy, should likely undergo an attempt at bronchoscopic or transthoracic needle biopsy in order try to establish a diagnosis preresection. In these patients, the occasional identification of a specific benign diagnosis by needle biopsy will avert the need for an anatomic resection that does engender some morbidity and even rare deaths. However, the risk of a false-negative in any nonspecific "negative" biopsy result needs to be kept closely in mind; and, in that situation, resection or continued radiographic surveillance is required.

Statement 11. Magnetic resonance imaging (MRI) of the brain, bone scan, and positron emission tomography (PET)/CT are not indicated for preoperative evaluation of nonsolid nodules (pure GGOs) <3 cm (COR: IIa, LOE: B-NR).

Guideline-recommended preoperative work-up for lung cancers may include fluorodeoxyglucose (FDG) PET/CT, bone scanning, and MRI of the brain for staging purposes. However, in early-stage lung cancer (particularly in stage IA), the prevalence of extrathoracic metastasis at initial diagnosis varies among different studies. Subsolid earlystage lung cancer has been well defined as a clinically indolent subtype with fewer local recurrences and metastases. To be noted, recent studies have shown bone scanning and MRI of the brain had no yields for patients with subsolidfeatured lung adenocarcinoma and should therefore be omitted for these patients. Zhuge and colleagues retrospectively enrolled 3392 patients with pathologically proven primary lung cancer who underwent an MRI at initial diagnosis. Brain metastasis was detected in 0.7% patients with clinical stage IA lung cancer, all of whom radiologically featured solid lesions. A prospective multicenter study investigated the necessity of preoperative bone scan for patients with cT1N0 subsolid lung cancer, and none of the 691 patients had positive bone scan results. In addition, PET/CT has limited value in discriminating between benign and malignant lesions as well as for staging in nonsolid lung nodules. In a retrospective study by Cho and colleagues, they found that in 164 cases of lung adenocarcinomas presenting as nonsolid lung nodules, PET/CT identified abnormal lymph node FDG uptake in 2 cases (1.5%), both of which were found to be benign on final pathology. These findings suggest that MRI of the brain, bone scan, and PET/CT may be low yield for nonsolid nodules (pure GGOs) <3 cm and could be omitted for these patients. Until more detailed evidence is available, PET/CT is still recommended for part-solid lung cancers per existing guidelines due to the likelihood of invasive carcinoma.

Section 3: Surgical Intervention

Statement 12. In patients medically suitable for and amenable to surgery, sublobar resection (wedge resection or segmentectomy) may be considered for peripheral subsolid lesions <2 cm

(COR: IIa, LOE: B-randomized).

On the basis of lower recurrence rates and improved survival of patients who undergo lobectomy in the randomized controlled trial conducted by the Lung Cancer Study Group, limited resections have been reserved for patients with non-small cell lung cancer (NSCLC) with prohibitive medical comorbidities such as marginal pulmonary functions that preclude lobectomy. The recent publication of 2 randomized, controlled trials supporting the role of limited resections through showing a noninferiority of limited resections has changed the surgical approach for nodules ≤2 cm.

In the first of these 2 trials (JCOG0802/WJOG4607L) comparing segmentectomy to lobectomy for peripheral NSCLC ≤2 cm, the 5-year overall survival (OS) was 94.3% for segmentectomy and 91.1% for lobectomy. For OS, their Cox regression model demonstrated noninferiority and superiority for segmentectomy (hazard ratio, 0.663; 95% confidence interval, 0·474-0·927; one-sided $P<.0001$ for noninferiority). The 5-year relapse-free survival was 88.0% for segmentectomy and 87.9% for lobectomy. Importantly, the trial specified a radiographic consolidation-to-tumor ratio (CTR) >0.5 in the inclusion criteria. The CTR stratifies subsolid lesions from predominately nonsolid (CTR<0.5) to predominantly solid (CTR>0.5) to reflect the spectrum of subsolid lesions.

In the second of these 2 trials, Altorki and colleagues in the Cancer and Leukemia Group B 140503 trial similarly randomized patients with peripheral NSCLC ≤2 cm to undergo sublobar resections versus lobectomy. This study included wedge resections as well as segmentectomies. The 5-year OS was 80.3% for sublobar resection and 78.9% for lobectomy. For OS, their Cox proportional-hazards model demonstrated noninferiority for sublobar resection. The 5-year disease-free survival(DFS) was 63.6% after sublobar resection and 64.1% after lobar resection. The DFS after sublobar resection also demonstrated noninferiority. Ultimately both studies independently concluded that their limited resections were acceptable alternatives to lobectomy for peripheral, pathologically node-negative, NSCLCs ≤2 cm.

Relevant to the discussion centering on subsolid nodules, JCOG0802/WJOG4607L trial was among a portfolio of trials that evaluated permutations of different tumor sizes and CTRs. The Cancer and Leukemia Group B 140503 study did not specify CTR in their inclusion criteria; however, from their discussion, it was possible to infer that lesions with subsolid nodules typically were not included and their results pertained more to pure solid lesions. The applicability of this study to the domain of subsolid nodules resides in the fact that pure solid lesions correlate with more aggressive lesions than those that are nonsolid or PSNs.

Among prospective single-arm and retrospective studies simply reporting outcomes associated with either wedge resections or segmentectomies for subsolid nodules, 5-year OS and recurrence-free survival (RFS) or DFS have been observed to be between 90% and 100% and 85% and 100%, respectively. For example, in the prospective single-arm study of sublobar resection for peripheral subsolid lesions with CTR<0.25 published by Suzuki and colleagues, 5-year relapse-free survival was 99.7%. Of the 314 patients included in the study, 82% had undergone wedge resection. In studies comparing limited resections with each other or with lobectomies for subsolid nodules, the reported ranges of 5-year OS and RFS for exclusively limited resections appears to range from 86% to 100% and 75% to 100%, respectively. The 5-year OS and RFS for lobectomies in these same studies have been slightly greater, although not to statistical significance ranging between 93% and 100% and 90% and 100%, respectively. Other metrics of favorable outcomes associated with resections for subsolid nodules also include lung cancer-specific survivals that range from 95% to 100% when reported. Longer-term outcomes for subsolid nodule resections offer a 10-year OS and RFS in the ranges of 70% and 90% and 61% and 97%, respectively.

In general terms, outcomes associated with resections for subsolid nodules have been more favorable, with nonsolid nodules faring the best, regardless of the resection type or other features. In the studies that have evaluated subsolid nodules along the spectrum of pure, part-solid, and solid, a common theme is that the purer the GGO, or alternatively, the less solid component that is present, the more favorable is the survival. In this regard, the refinement of CT scanner technology has led to more objective measures of subsolid nodules in predicting tumor invasiveness. In 2011, the first of several key publications arising from a prospective clinical collaboration in Japan across a number of institutions yielded the impactful observation that for tumors ⩽2 cm and with a CTR⩽0.25, discriminating noninvasive from more invasive NSCLCs was possible. Subsequent to these findings, many have employed the CTR of either 0.25 or 0.5 for their inclusion or exclusion criteria into studies evaluating the role of sublobar resections.

Most of the contemporary scientific evidence shows that the histopathologic correlates of radiographically solid lesions are associated with more aggressive potential than the histopathologic correlates of subsolid nodules. On the basis of this knowledge, as well as data from the past 2 decades demonstrating the adequacy or equivalence of limited resections to lobectomy for subsolid nodules ⩽ 2 cm in terms of survival, limited resections are a reasonable option. Furthermore, the data from 2 recent randomized, controlled trials that would have encompassed subsolid nodules ⩽2 cm, if they were eligible to be included, strongly endorseslimited resections. Therefore, when feasible limited resections are the preferred parenchymal sparing approach for subsolid nodules ⩽2 cm (Table 2).

肺部磨玻璃结节诊疗决策矩阵：
从影像特征到精准干预的临床路径

TABLE 2 Selected studies evaluating sublobar resections

Study	Publication year	Study type	N*	Resection type	Tumor Classification or CTR	Size†	Survival (5-y)	
Nakao et al	2012	Prospective	40	W+S|L: 26|14	Nog	≤2.0 cm	OS: 100%	RFS: 100%
Cho et al	2015	Retrospective	97	W: 71	≤0.25	≤3.0 cm	OS: 98.6%	RFS: 100%
				W: 26	>0.25	>3.0 cm	OS: 95.5%	RFS: 85.0%
Yano et al	2015	Retro	1737	W|S: 643|1094	≤0.25	≤2.0 cm	OS: 96.7%	DFS: 96.5%
Nishio et al	2016	Retrospective	190	S: 118	>0.25	≤2.0 cm	OS: 92.7%	DFS: 88.2%
				L: 72	>0.5	≤2.0 cm	OS: 86.4%	RFS: 75.4%
Sagawa et al	2017	Retrospective	53	W: 39	≤0.2		OS: 93.0%	RFS: 90.3%
				S: 14			OS: 98.1%	DFS: 98.1%
Ha et al	2018	Retrospective	128	W: 40	≤0.25	≤2.0 cm	OS: 100%	DFS: 100%
				S: 20			OS: 100%	DFS: 100%
				L: 66			OS: 100%	DFS: 92.77%
Ye et al	2018	Retrospective	831‖ (736)	W|S|L: 474|89|278	0	<3.0 cm	OS: 99.8%	RFS: 99.4%
					0<and≤0.5		OS: 97.8%	RFS: 94.3%
					0.5<and≤1.0		OS: 98.2%	RFS: 90.0%
Suzuki et al JCOG0804 WJOG4507L	2022	Prospective	333	W|S|L: 264|58|1	≤0.25	≤2.0 cm	OS: 99.4%	RFS: 99.7%
Li et al	2022	Retrospective	125	W|S|L: 78|1|46	AIS/MIA	≤3.0 cm	OS: 97.5%‡	RFS: 100%
Saji et al JCOG0802 WJOG4607L	2022	RCT	1106	S: 552	NAS	≤2.0 cm	OS: 94.3%	RFS: 88.0%
				L: 554			OS: 91.1%	RFS: 87.9%
Altorki et al CALGB140503	2023	RCT	697	W|S: 201|129	NAS ‖	≤2.0 cm	OS: 80.3%	DFS: 63.6%
				L: 357			OS: 78.9%	DFS: 64.1%

CTR, Consolidation-to-tumor ratio; W, wedge resection; S, segmentectomy; L, lobectomy; Nog, Noguchi A and B types at study enrollment but included C type pathologically (correlating with bronchoalveolar carcinoma); OS, overall survival; RFS, recurrence- or relapse-free survival; DFS, disease-free survival; JCOG, Japan Clinical Oncology Group; AIS, adenocarcinoma in situ; MIA, minimally invasive adenocarcinoma; RCT, randomized controlled trial; NAS, not available or specified; CALGB, Cancer and Leukemia Group B. * Resected patients from larger eligible cohort. † Size based on eligibility criteria. ‡ Number of nodules; number in parentheses reflects actual number of patients. § Value represents weighted average as survival reported for AIS and MIA individually. ‖ Methods indicate "pure ground-glass opacities" not eligible.

Statement 13. In patients medically suitable for and amenable to surgery, lobectomies may be considered for subsolid cancers that are: nonperipheral (central), >2 cm with a CTR>0.5, or for which adequate surgical margins cannot be obtained with a lesser resection (COR: IIb, LOE: B-NR).

Although there is substantial data supporting the use of limited resections for lesions that are ≤2 cm, the evidence supporting limited resections for lesions >2 cm is somewhat mixed. More specifically, when performed for lesions >2 cm, the role of sublobar resections may also be called into question owing to the data that may show worse outcomes associated with this subset. Using the lobectomy cohort from the Japan Clinical Oncology Group 0201 study, Asamura and colleagues reported that among patients who had adenocarcinomas >2 cm and ≤3 cm, the 5-year OS and RFSs were 87.8% and 79.9%, respectively. On the basis of size alone, this survival was inferior to the 5-year OS and relapse-free survival reported among adenocarcinomas ≤2 cm, which were 93.0% and 88.9%, respectively. In another prospective multicenter study evaluating lobectomies and limited resections of subsolid cancers inclusive of nodules ≤3 cm, larger nodule size emerged as a strong variable for recurrence.

Reports of increased recurrences and decreased RFS have suggested that for subsolid cancers ≥2 cm, a lobectomy should be considered because of a greater chance of recurrence. Other studies have shown that an increasing T descriptor, a surrogate for size, has been associated with lower OS and RFS. The need to dissect the hilar lymph nodes due to the elevated risk of their involvement with subsolid cancers >2 cm and ≤3 cm, also has been the rationale for recommending segmentectomy over wedge resection. CTR>0.5 has been shown to be associated strongly with either greater recurrence rates and/or worse RFS for limited resections compared to lobectomies. Given that these studies have found inferior outcomes in subsolid nodules ≤2 cm, it is very reasonable to conclude that subsolid cancers >2 cm and with a CTR>0.5 carry a worse prognosis. Therefore, in the absence of stronger data to support the role of limited resections in subsolid cancers >2 cm and with a CTR>0.5, as well as the accumulation of data showing that a higher T descriptor is a proxy of advancing disease, lobectomy appears to be the most prudent approach over limited resection.

Statement 14. When a frozen section of the margin is positive after a sublobar resection for a subsolid cancer, a completion segmentectomy or lobectomy should be considered (COR: IIa, LOE: C-limited data).

The promising results associated with sublobar resections for subsolid cancers may be predicated on the fact that many studies either have mandated or recommended a specific margin at the time of resection. Interestingly, the use of frozen sections in achieving this margin at the time of operation is less well described, and so it may be inferred that the margin appreciated is that which is found at the time of final pathology. There are studies that have relied on frozen section analysis that have commented on the difficulty in rendering a diagnosis or assessing the margin because of the well-differentiated nature of the adenocarcinomas that present as subsolid nodules.

No clear standard for surgical margins has been established for subsolid cancer resections. Some have reported striving for a specific distance whereas other have simply reported achieving a clear margin. Suzuki and colleagues mandated frozen section analysis for most of their patients to achieve histologic confirmation of their disease to confirm the attainment of a minimum 5-mm margin. If the frozen section confirmed a NSCLC diagnosis or revealed an insufficient margin, then it warranted conversion of a diagnostic wide wedge resection to either a segmentectomy or lobectomy. In this paradigm, 1.5% underwent a conversion to a segmentectomy and 3% patients underwent a conversion to a lobectomy. For other studies in which positive margins or close margins are observed, the recommendation or practice to achieve a better margin has been variable and has included a wedge to additional wedge, segmentectomy, or lobectomy as well as a wedge or segmentectomy to a lobectomy.

The favorable outcome associated without an additional resection may reflect the indolent biology of some subsolid cancers. There are investigations that have demonstrated that among patients with subsolid nodules with a CTR$\leqslant$0.5, that margin distance is not predictive for recurrences. Moon and colleagues observed, however, that among patients who had a CTR$>$0.5 5-year RFS was 79.6% in the group with a $>$5 mm surgical margin but 24.2% in the group with a $\leqslant$5 mm surgical margin, which was significantly different than the 100% survival noted among subsolid nodules with a CTR$\leqslant$0.5.

Cumulatively, these types of findings imply that frozen section analysis may inform the thoracic surgeon how to proceed but these data are yet to be definitive. If the frozen section is performed and does show a positive margin, adhering to routine surgical oncology principles in resecting this margin is the best maneuver. In the absence of data indicating the preferred resection, a completion anatomic resection is recommended. This presumes that the patient is physiologically fit to undergo an extended resection, and does not apply to patients who are limited to sublobar resections due to poor lung function.

Statement 15. When the final pathology of the resected subsolid cancer demonstrates AIS or minimally invasive adenocarcinoma, surveillance may occur annually (COR: IIb, LOE: C-EO).

Whether in the isolated or multifocal subsolid nodule setting, the overall recurrence rates of adenocarcinoma in the context of previously resected subsolid nodules have been reported to range from 1.4% to 26.7%. There is 10-year follow-up data showing that the secondary primary lung cancer rate is 6.4% occurring in patients who have had previous resections for what was ultimately found to be AIS and minimally invasive adenocarcinomas.

Recurrence appears to have a relationship with CTR with greater CTRs being associated with increased rates of recurrence, decreased RFS, and faster time to recurrence. In general, it appears that when AIS, minimally invasive adenocarcinomas, or lepidic predominant adenocarcinomas recur, they do so over a longer period of time and, thus, a 5-year window may not serve as the appropriate timeframe in which surveillance should cease. The paucity of data on postoperative surveillance pertaining to isolated subsolid nodules that are resected may be limited and possibly driven by the narrative that at 5 years a patient is deemed surgically "cured" and, thus, additional follow-up is no longer required.

Presently, there is no universally accepted protocol for the postoperative surveillance associated with the resection of subsolid cancers specifically. In studies describing their follow-up, the ones that were conducted in a prospective fashion and a few retrospective ones employed institutionally modified versions of accepted guideline concordant follow-up. Ultimately, the entirety of these various protocols has appeared adequate. Resected subsolid lesions that are proven to be invasive on final pathology should follow pre-existing general guidelines for lung cancer surveillance that recommend CT of the chest every 6 months for at least the first 2 years after surgery, followed by annual imaging. Because of the low incidence of recurrence associated with adenocarcinomas in situ and minimally invasive adenocarcinomas as well as the indolent and slow-growing nature of such lesions, starting with a longer initial interval of annual scans—instead of every 6 months—may be considered when final pathology confirms the diagnosis. For patients with multifocal subsolid lesions, the postoperative surveillance strategy should include the surveillance requirements of the remaining nodules, per recommendations in Section 2 of this document.

Section 4: Managing Multiple Subsolid Lung Nodules

Statement 16. When biopsy is indicated in patients with multiple subsolid nodules, the biopsy should target the dominant lesion (COR: IIa, LOE: C-EO).

Multiple subsolid nodules are an increasingly frequent finding as a result of CT screening for lung cancer, as incidental findings from other imaging, or as part of the presentation with a solid lung nodule or proven lung cancer. The NELSON trial showed that 51.5% of participants had 1 nodule, 23.6% had 2 nodules, 10.4% had 3 nodules, 5.6% had 4 nodules, and 8.9% had more than 4 nodules. In 20% to 30% of subsolid nodules that were resected, they were found to be accompanied by multiple other smaller intrapulmonary subsolid nodules.

Multiple subsolid nodules, or synchronous subsolid nodules, are defined as 2 or more nodules that are present in the same patient at the same time. It is important to rule out infection or other benign causes, such as inflammatory granulomas. The National Comprehensive Cancer Network (NCCN) suggests that many nonsolid nodules discovered incidentally may resolve. In the context of lung cancer, synchronous lung nodules have been reported to occur in 3.7% to 8% of patients.

Kim and colleagues reported that in 23 patients who had multiple pure GGOs, after resection of the dominant lung cancer, postoperative surveillance CT showed that at a median follow up of 40.3 months, the remaining unresected GGOs did not change in size or radiologic features. Sato and colleagues showed that for patients with multiple subsolid nodules, at a median follow-up of 45.5 months, progression of the nodules was observed in only 32% of patients up to 36 months. These findings suggest that many cases of multiple subsolid nodules are indolent in their behavior.

The Fleischner Society recommends for multiple subsolid nodules, where there is at least 1 nodule that is larger than 6 mm, management decisions should be based on the most suspicious lesion. If the nodules persist on repeat CT after 3 to 6 months, then the possibility of multiple primary adenocarcinomas should be considered. Where there are multiple subsolid lesions 6 mm or larger, the dominant lesion—defined as the most suspicious nodule by radiographic features (which may not necessarily be the largest in size)—should guide management.

For the 8th edition of the lung cancer TNM classification, the International Association for the Study of Lung Cancer subcommittee made recommendations on lung cancer presenting as multiple subsolid nodules. Multifocal subsolid/lepidic lung adenocarcinoma should be classified by the T category of the lesion with the highest T. Nodule size is determined by the largest diameter of the solid component (by CT) or the invasive component (under the microscope). The authors also suggest that pure GGOs smaller than 5 mm not be taken into account, and that tumors that are almost completely solid or invasive (ie, have a ground glass or lepidic component of $<10\%$) not be classified under this rubric.

More recently, Hattori and colleagues showed that in patients with "multifocal GGOs," defined as lesions showing a GGO component for all tumors, they had significantly better 5-year OS than patients with nonmultifocal GGOs. They suggested that the presence of a GGO component has the ability to distinguish the survival even for multiple lung cancers, and proposed further investigations to address the revision of T variable of multiple lung cancers considering a presence of GGO component.

Statement 17. In patients with multiple subsolid nodules, combinations of local therapies may be considered. In cases in which multiple lesions require treatment and it is not feasible to treat all with a surgical approach, resection may be performed for the dominant lesions(s) and/or for lesion (s) amenable to sublobar resection, while nonsurgical treatment may be offered to the remaining subsolid nodules (COR: IIb, LOE: C-EO).

Practical challenges regarding combined treatment strategies for multiple subsolid nodules include (1) the difficulty in determining whether one is dealing with multiple primary lung cancers or intrapulmonary metastases before surgery, especially when the lesions have similar histology; and (2) information on the risks of recurrence and factors influencing survival are limited.

Distinguishing between intrapulmonary metastasis and synchronous multiple cancers is important for management. Traditionally, clinicians have used the Martini and Melamed criteria. However, advances in modern pathology and molecular techniques have greatly improved our understanding of the clonal origin of multiple primary lung cancer (MPLC) beyond these empirical criteria.

Liu and colleagues investigated the epidermal growth factor receptor (EGFR) mutational profiles in 159 multiple subsolid lesions from 78 patients and demonstrated great variety. Of the 38 paired lesions in patients harboring EGFR mutation, the discordance rate of EGFR mutation was 92.1%, suggesting different clonal origin of the lesions. Earlier studies such as this one which utilize gene panels containing a few oncogenic/tumor-suppressor genes (usually 1 to 5 genes) and chromosome alterations in MPLC as the focus, were far from enough for profiling the MPLC genome. The precise differentiation between MPLC and IPM is one of the driving forces of the genomic exploration of MPLC. With the widespread use of next-generation sequencing, more precise determination of the clonal relationship between multiple primary lung cancer can be made. Li and colleagues reported a series in which 154 subsolid nodule samples from 120 treatment-naïve Chinese patients were submitted to whole-exome sequencing. The authors showed that multicentric origin was predominant, although they also detected early metastatic events among multifocal subsolid nodules. Genomic profiling information has superseded the traditional clinicopathologic criteria of MPLC.

The NCCN guidelines recommend patients with multiple nodules be evaluated in a multidisciplinary setting including pathologists, radiologists, pulmonologists, surgeons, radiation oncologists and medical oncologists. Depending on the individual cases, these discussions may rely on radiographic data with or without genomic data (which may not be available preoperatively for each nodule) to interpret the nature of multiple lesions and make recommendations for the management of multiple synchronous cancers. Lesions at low risk of becoming symptomatic can be observed (eg, small subsolid nodules with slow growth). However, for lesions that show accelerating growth, increasing solid component or increasing FDG uptake, even while small, should be considered for treatment. Lung-sparing resection is preferred, but the number of target lesions, their distribution and institutional expertise should guide individual treatment planning.

Surgery for Multiple Subsolid Nodules

Surgical strategies including resection extent and nodule selection should comprehensively integrate several factors such as radiologic nodule features, nodule location, intraoperative frozen section diagnosis, and patients' pulmonary function. Zhang and colleagues proposed that surgical resection for synchronous multiple lung adenocarcinoma should be considered for all solid and subsolid nodules suspected to be malignant, easily accessible ipsilateral pure GGO, and contralateral subsolid nodules with increasing size or solid component during the follow-up period. Even for patients for whom only a dominant nodule can be resected, they should not be denied resection because of the remaining unresected subsolid nodules. Gao and colleagues reported that 15.7% of patients with unresected subsolid nodules after resection of a pN0 dominant tumor underwent subsequent intervention for a progressing subsolid nodule. However, neither growth of subsolid nodules, nor the need for an intervention, negatively influenced survival.

For patients with synchronous multiple primary lung cancers that were not within the same lobe, lobectomy combined with a limited resection (wedge resection or segmentectomy) might be sufficient for survival benefit and lung parenchyma and lung function preservation.

Nonsurgical Treatment for Multiple Subsolid
Nodules

Some patients—with single or multiple subsolid nodules—may not be suitable to undergo surgical resection because of poor cardiopulmonary reserve, other medical comorbidities, advanced age, previous lung resection, or because the patient refuses to undergo surgery. In the specific scenario of multiple nodules requiring treatment, some cases may involve more nodules than can be treated with surgery alone, and alternative local therapies may be considered in addition to surgery as part of a complete treatment plan. Just as for surgical planning, integrating factors such as nodule size and location, as well as patients' pulmonary function, is critical with nonsurgical treatment approaches to multiple nodules and requires the input of multidisciplinary expertise.

SBRT is a commonly used alternative for local treatment of medically inoperable early-stage NSCLC. Eriguchi and colleagues reported that 24 patients were treated with SBRT for operable early-stage NSCLC with subsolid nodules. With a median follow-up time of 40 months, causespecific survival and OS rates at 3 years were 100% and 100%, respectively. No grade 4 or 5 radiation pneumonitis occurred. Tomita and colleagues undertook a metaanalysis of surgery versus SBRT in patients with clinical stage I NSCLC and performed propensity score matching including a balanced ratio of subsolid nodules between surgery and SBRT groups, with 120 patients in each arm. The median follow-up time of the surgery and SBRT groups were 58 months and 75 months, respectively. The results showed that the OS and progression-free survival (PFS) of the surgery group were slightly better than those of the SBRT group, but there was no significant difference in survival rates between them.

Thermal ablation has been used to treat early-stage lung cancer. Most clinical reports focus on radiofrequency ablation (RFA), microwave ablation (MWA), and cryoablation. The published literature on the use of thermal ablation on subsolid nodules is limited and consists of a small number of clinical series. Kodama and colleagues reported that lung RFA was performed on 33 patients with 42 subsolid lung tumors with >50% GGO components. The OS and cancer-specific survival rates were 96.4% and 100% at 3 years and 96.4% and 100% at 5 years. Yang and colleagues reported a pilot study in which 51 patients with lung adenocarcinoma subsolid lesions received a total of 52 percutaneous CT-guided MWA sessions. The 3-year local, PFS, cancer-specific survival, and OS were 98%, 100%, and 96%, and technical success rate was 100%. There were no deaths. Liu and colleagues reported cryoablation of 19 subsolid nodules in 14 patients, and all nodules were completely ablated within the 24 months median follow-up period. Technical success rate was 100%, without cryoablation procedure-related death.

Huang and colleagues reported one of the largest ablation series, where 33 patients with 103 subsolid nodules underwent a total of 66 percutaneous CT-guided MWA sessions. The median follow-up period of all patients was 18.1 months. The rates of 3-year local PFS and OS were 100% and 100%, respectively. The technical success rate was 100%, without MWA procedure-related death.

Liu and colleagues reported a case series of 87 subsolid pulmonary adenocarcinomas in 48 patients, in whom there were 8 cases of surgery combined with thermal ablation. These were done either as a 1-stage operation (2 cases of wedge resection plus thermal ablation and 1 case of thermal ablation plus lobectomy); or as 2-stage (3 cases of lobectomy then thermal ablation, 1 case of wedge resection plus wedge resection then thermal ablation, and 1 case of wedge resection then thermal ablation using either RFA or microwave ablation). The authors found that combining surgery and thermal ablation is a safe and effective treatment option for multifocal subsolid adenocarcinoma. Thermal ablation may expand the indications for hybrid surgery. However, further studies on how to combine these 2 methods are required.

DISCUSSION

The diagnosis and treatment paradigms for patients with subsolid lung nodules have changed considerably over the past decades. A substantial amount of literature underscores that lung cancer presenting as subsolid nodules define a special clinical subtype with excellent long-term prognosis and a unique natural course for some patients. Resection of early-stage lung adenocarcinoma can truly improve patients' life expectancy, which is not lead-time bias. Previous studies have demonstrated that the 5-year, and even 10-year, RFS associated with surgically resected lung adenocarcinoma featured as radiological pure-GGO or pathologic AIS/MIA was 100%. In addition, sublobar resection may be sufficient for GGO-predominant lung adenocarcinomas. Thus, early detection followed by resection for small ground-glass-dominant nodules can be considered an efficient and effective curative-intent treatment approach. Despite this perspective, the overdiagnosis and/or overtreatment of subsolid nodules remains a major concern. This writing group sought to create a set of evidence-based recommendations aimed at striking a balance between meaningful therapy and overdiagnosis/overtreatment for subsolid lung nodules.

The topics covered in this document were developed on the basis of the literature search results and the expertise of the authors. However, there are important aspects of care for subsolid lung cancers that were not included but certainly deserve attention and require further research. One example is whether nonsurgical local treatment strategies, such as stereotactic radiotherapy or image-guided ablation therapy, can be considered equivalent treatments for subsolid lung cancers for patients with a single nodule who would otherwise be considered surgical candidates. The results of prospective randomized trials such as the Veterans Affairs Lung Cancer Surgery or Stereotactic Radiotherapy (VALOR) may help to answer this question for stage I lung cancers in general. Another important clinical question is whether the extent of lymph node dissection should be modified depending on the subsolid nature of a lung cancer. The NCCN guidelines as well as the American College of Surgeons Committee on Cancer state that all early-stage lung cancers undergoing resection should also undergo lymph node dissection that samples at least three N2 stations, as well as one N1 station. Although subsolid lung cancers are associated with less risk of lymph node metastases, there is a need for quality data to clarify whether there should be specific recommendations for a selective lymph node dissection or even omission of lymph node dissection in certain cases (for example, AIS/MIA). Clinical trials are underway to answer these important questions. In addition, the expanding roles for neoadjuvant and adjuvant therapies will require future elucidation of the role of biomarker testing in the early spectrum of lung adenocarcinoma commonly associated with subsolid lung lesions.

Our work provides a basic framework for the approach to a majority of patients with subsolid nodules. Future clinical and translational research will need to identify novel, noninvasive methods of discriminating benign from malignant subsolid nodules and predicting aggressive pathologic features. In addition, international, multicenter clinical trials will be important to further evaluate the applicability of current management strategies in clinical practice worldwide. However, it is difficult to conduct randomized controlled trials, given the excellent prognosis of lung adenocarcinoma manifesting as subsolid nodules, which ironically contributes to the relatively low LOE required to achieve consensus. Nevertheless, by improving our understanding of subsolid nodules with unremitting efforts, we hope to prioritize the well-being and quality of life of patients with subsolid nodules.

Conflict of Interest Statement

A full list of author's disclosures is provided in Appendix E1.

The *Journal* policy requires editors and reviewers to disclose conflicts of interest and to decline handling or reviewing manuscripts for which they may have a conflict of interest. The editors and reviewers of this article have no conflicts of interest.

Key Words: non-small cell lung cancer, subsolid, groundglass opacity, lung nodule, surveillance, surgical strategy

参 考 文 献

[1] Hill W, Lim E L, Weeden C E, et al. Lung adenocarcinoma promotion by air pollutants[J]. Nature,2023,616(7955):159-167.

[2] Chen Q, Gao J, Yu H, et al. An emerging role of microplastics in the etiology of lung ground glass nodules[J]. Environmental Sciences Europe,2022,34(1):25.

[3] Saji H, Okada M, Tsuboi M, et al. Segmentectomy versus lobectomy in small-sized peripheral non-small-cell lung cancer (JCOG0802/WJOG4607L):a multicentre, open-label, phase 3, randomised, controlled, non-inferiority trial[J]. Lancet, 2022(399):1607-1617.

[4] Saji H, Okada M, Tsuboi M, et al. Segmentectomy versus lobectomy in small-sized peripheral non-small-cell lung cancer (JCOG0802/WJOG4607L):a multicentre, open-label, phase 3, randomised, controlled, non-inferiority trial[J]. Lancet (London, England), 2022, 399(10335):1607-1617.

[5] Zhang, Y., et al., Excellent Prognosis of Patients With Invasive Lung Adenocarcinomas During Surgery Misdiagnosed as Atypical Adenomatous Hyperplasia, Adenocarcinoma In Situ, or Minimally Invasive Adenocarcinoma by Frozen Section[J]. Chest, 2021, 159(3):1265-1272.

[6] 郑向鹏,李铭,张国桢.微小肺癌影像诊断与应对策略[M].修订版.北京:中国科学技术出版社,2021.

[7] Xi J, Yin J, Liang J, et al. Prognostic Impact of Radiological Consolidation Tumor Ratio in Clinical Stage IA Pulmonary Ground Glass Opacities[J]. Front Oncol, 2021(11):616149.

[8] Schneider B J, Ismaila N, Aerts J, et al. Lung Cancer Surveillance After Definitive Curative-Intent Therapy:ASCO Guideline[J]. Journal of clinical oncology, 2020, 38(7):753-766.

[9] Jimbo M, Gorin S S, Kelly-Blake K. Shared Decision Making's Consequences[J]. Health Aff (Millwood), 2020(39):537.

[10] Chu Z G, Li W J, Fu B J, et al. CT Characteristics for Predicting Invasiveness in Pulmonary Pure Ground-Glass Nodules[J]. AJR Am J Roentgenol, 2020(215):351-358.

[11] Qi L L, Wu B T, Tang W, et al. Long-term follow-up of persistent pulmonary pure ground-glass nodules with deep learning-assisted nodule segmentation[J]. Eur Radiol, 2020(30):744-755.

[12] Frauenknecht J, Kirkham K R, Jacot-Guillarmod A, Albrecht E. Analgesic impact of intra-operative opioids vs. opioid-free anaesthesia:a systematic review and meta-analysis[J]. Anaesthesia, 2019,74

(5):651-662.

[13] Mao R, She Y, Zhu E, et al. A Proposal for Restaging of Invasive Lung Adenocarcinoma Manifesting as Pure Ground Glass Opacity[J]. The Annals of thoracic surgery, 2019,107(5):1523-1531.

[14] 蒋磊,徐国厚,王丁要,等.健康女性低剂量胸部CT检查结果及磨玻璃结节状况的调查[J].医学理论与实践,2019(32):800-802.

[15] Lee H W, Jin K N, Lee J K, et al. Long-Term Follow-Up of Ground-Glass Nodules After 5 Years of Stability. J Thorac Oncol, 2019(14):1370-1377.

[16] 周清华,范亚光,王颖等.中国肺癌低剂量螺旋CT筛查指南(2018年版)[J].中国肺癌杂志,2018,21(2):67-75.

[17] 张国桢,蔡庆,张伟强.早期微小肺腺癌CT影像与病理的相关性[J].诊断学理论与实践,2018,17(5):490-492.

[18] Sheard S, Moser F, Sayer C, et al. Lung cancers associated with cystic airspaces: underrecognized features of early disease[J]. RadioGraphics, 2018, 38(3):704-717.

[19] 张国桢.论CT影像在识别早期肺癌中的重要性[J].重庆医学,2017,46(21):695-696.

[20] Macmahon H, Naidich D P, Goo J M, et al. Guidelines for management of incidental pulmonary nodules detected on CT images: from the Fleischner society 2017[J]. Radiology, 2017, 284(1):228-243.

[21] 张杰.早期肺腺癌病理诊断若干问题[J].中华病理学杂志,2016,45(9):593-597.

[22] Kawaguchi T, Koh Y, Ando M, et al. Prospective Analysis of Oncogenic Driver Mutations and Environmental Factors: Japan Molecular Epidemiology for Lung Cancer Study[J]. J Clin Oncol, 2016,34(19):2247-2257.

[23] Hobbs G A, Wittinghofer A, Der C J. Selective Targeting of the KRAS G12C Mutant: Kicking KRAS When It's Down[J]. Cancer Cell, 2016, 29(3):251-253.

[24] Malhotra J, Malvezzi M, Negri E, et al. Risk factors for lung cancer worldwide[J]. Eur Respir J, 2016,48(3):889-902.

[25] Gilham C, Rake C, Burdett G, et al. Pleural mesothelioma and lung cancer risks in relation to occupational history and asbestos lung burden[J]. Occup Environ Med, 2016, 73(5):290-299.